AF558151

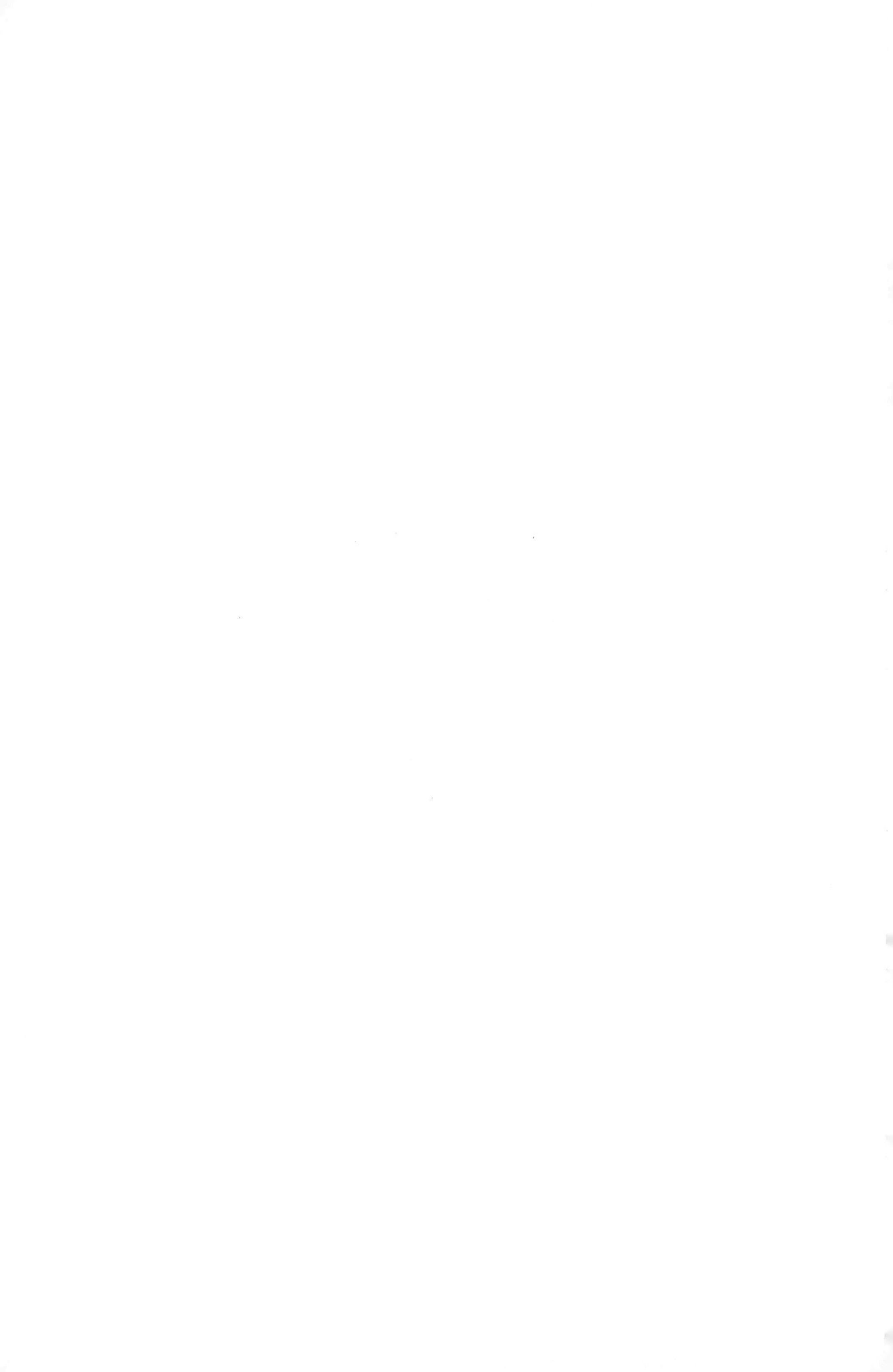

Wasserstoff-Medizin

1. Auflage Januar 2024

Titel der amerikanischen Originalausgabe: *Hydrogen Medicine*

Übersetzung aus dem Amerikanischen: Linde Wiesner
Lektorat: Alain Estermann
Satz und Layout: Mohn Media Mohndruck GmbH, Gütersloh
Umschlaggestaltung: Lilly Stühle

ISBN: 978-3-86445-977-1

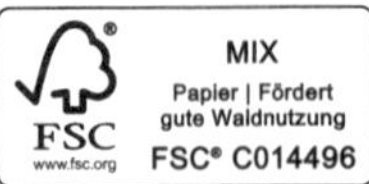

Gerne senden wir Ihnen unser Verlagsverzeichnis
Kopp Verlag
Bertha-Benz-Straße 10
72108 Rottenburg
E-Mail: info@kopp-verlag.de
Tel.: (0 74 72) 98 06-10
Fax: (0 74 72) 98 06-11

Unser Buchprogramm finden Sie auch im Internet unter:
www.kopp-verlag.de

Dr. Mark Sircus

Wasserstoff-Medizin

Sauerstoff, Wasserstoff und Kohlendioxid in Kombination

KOPP VERLAG

Inhalt

Vorwort

Dieses Buch befasst sich mit Wasserstoffgas, wasserstoffhaltigem Wasser, Sauerstoff (O_2) und Kohlendioxid (CO_2). Die Kombination dieser Gase wird eine neue Ära in der Medizin einläuten, in der das Unmögliche möglich wird. Jedes Behandlungsprotokoll wird besser wirken, wenn die Level dieser natürlichen Gase optimiert werden. Auf der Suche nach dem Jungbrunnen (Anti-Aging-Wirkstoffen) wirkt nichts so stark wie diese Gase. Und alles, was auf Intensivstationen getan wird, ist sicherer, wenn diese Gase involviert sind.

Die für meine Krebsforschung grundlegende Forschung über Sauerstoff und CO_2 werde ich in diesem Buch präsentieren. Für die meisten Ärzte, Krankenschwestern und Patienten ist dies wohl der erste umfassende Einblick in die Wasserstoff-Medizin. Die Sonne wie auch Wasser lieben Wasserstoff, und die Ärzte werden ihn auch lieben, weil er eine ungewöhnlich sichere Methode in der Patientenbehandlung darstellt. Wasserstoff ist das häufigste Element im Universum, und als Arznei steht das kleinere Wasserstoffmolekül erhobenen Hauptes neben dem Sauerstoff.

Vor Kurzem erfuhr ich von einem ganz außergewöhnlichen Fall eines Patienten mit Multisystematrophie (MSA), einer sehr seltenen neurodegenerativen, tödlich verlaufenden Erkrankung, die in vielerlei Hinsicht der Motoneuronerkrankung ALS ähnelt. Die Krankheit war bei diesem Patienten schon seit 8 Jahren fortgeschritten. In der Regel verschlechtert sich der Zustand solcher Patienten schnell bis zu dem Punkt, an dem eine Rund-um-die-Uhr-Pflege nötig ist und der baldige Tod droht. Dann begann dieser Patient mit der

Wasserstoff-Inhalationstherapie. Nach 8 Monaten mit einer der sichersten medizinischen Behandlungsmethoden hatte das Wasserstoffgas diesen Patienten statt aufs Sterbebett zurück in ein gesundes, mobiles und aktives Leben gebracht.

Es ist bekannt, dass Wasserstoff auf Intensiv- und Notfallstationen Leben retten kann. In China haben Ärzte Wasserstoffgas bereits zur schnellen Behandlung schwerer Lungenprobleme bei Covid-19 angewandt. Einige Geschichten in diesem Buch lassen einen denken, dass Wasserstoff umso besser wirkt, je schlechter der Zustand des Patienten ist. Wenn jemand unter enormem Druck steht, wirkt Wasserstoff wie ein Wundergas. In bis zu 600 Metern Tiefe kann ein Tiefseetaucher überleben, wenn er 96 Prozent Wasserstoff und nur 4 Prozent Sauerstoff einatmet. Er wird auch eingesetzt, um einen Druckabfall und die Dekompressionskrankheit zu vermeiden.

Wasserstoff (H_2) hat in vielen klinischen Versuchen entzündungshemmende und antioxidative Eigenschaften gezeigt, und sein Einsatz in den Behandlungsrichtlinien der letzten neuartigen Coronavirus-Pneumonie (NCP) in China wirkte sich positiv aus. Klinische Experimente haben überraschenderweise ergeben, dass H_2-Gas die Lunge und extrapulmonale Organe von NCP-Patienten vor pathologischen Stimuli schützt.

Die siebte Auflage der *Chinese Clinical Guidance for Covid-19 Pneumonia Diagnosis and Treatment*, herausgegeben von Chinas Nationaler Gesundheitskommission, empfahl die Inhalation einer Kombination aus Sauerstoff- und Wasserstoffgas (33,3 Prozent O_2 und 66,6 Prozent H_2) und brachte damit H_2 in die erste Reihe der modernen medizinischen Gasforschung.

Molekulares Wasserstoffgas reguliert die entzündungshemmende und antioxidative Aktivität, den mitochondrialen Energiestoffwechsel, den Stress des endoplasmatischen Retikulums, das Immunsystem und den Zelltod (Apoptose, Autophagie, Pyroptose, Ferroptose, den zirkadianen Rhythmus und anderes) und zeigt bei vielen systemischen Erkrankungen therapeutisches Potenzial.

Molekularer Wasserstoff dringt tief in jede Zelle des Körpers ein, bekämpft freie Radikale und schädliches Entzündungsgeschehen auf zellulärer Ebene. H_2 ist das leichteste chemische Element in der Erdatmosphäre.

Einige der wissenschaftlich bestätigten Vorzüge von molekularem Wasserstoff:

- Er unterstützt die kognitive Gesundheit.
- Er stärkt eine gesunde Immunfunktion.
- Er fördert gesunde Energielevel.

Über 1400 Peer-Review-Studien auf der ganzen Welt haben gezeigt, dass molekularer Wasserstoff ein einzigartiges Antioxidans darstellt. Einige der wichtigsten Eigenschaften des Wasserstoffs sind:

Selektivität - H_2 ist ein sehr stabiles Molekül, das nur mit den allerschlimmsten freien Radikalen reagiert: mit Hydroxylradikal und Peroxynitrit. Nützliche Radikale, die für Zellsignalisierung und Immunfunktion nötig sind, lässt es unangetastet und zielt nur auf die »bösen Kerle«.

Größe - Da Wasserstoff das kleinste Element ist, kann es sich sehr gut verbreiten, und die Wasserstoffmoleküle, die die freien Radikale bekämpfen, gelangen an Orte, an die die meisten anderen Antioxidantien nicht gelangen. Wasserstoff kann die Blut-Hirn-Schranke und Zellmembranen überwinden sowie in den Zellkern und die Mitochondrien vordringen.

Zellsignalisierung - Die meisten Vorzüge verdankt Wasserstoff seiner Wirkung auf die Signalübertragung in Zellen. Auf genetischer Ebene wirkt Wasserstoff innerhalb einer Zelle, indem er jene Gene »anschaltet«, die für unser natürliches antioxidatives Verteidigungssystem zuständig sind. H_2 befiehlt unseren Zellen, mehr unserer natürlichen Antioxidantien wie Glutathionperoxidase und Superoxiddismutase auszustoßen.

»Dank Wasserstoff konnte ich das Bett verlassen«

Lieber Dr. Sircus,

eine Zeit lang habe ich AquaCure® nicht mehr angewandt und dabei nicht bemerkt, wie schlecht mein Zustand wurde, bis es schwierig wurde, aus dem Bett zu steigen.

Tags darauf war ich völlig bettlägerig. Beim Beten wurde ich daran erinnert, das Gerät anzuwenden, das ich weggeräumt hatte. Ich inhalierte 20 Minuten lang Hydrox und trank das mit Wasserstoff angereicherte Wasser. Eine Stunde später konnte ich aufstehen und meine wichtigsten Pflichten erledigen.

Den ganzen Tag lang war ich dankbar für diese lebenswichtige Unterstützung.

Ich möchte Ihnen so sehr danken, Dr. Sircus, weil ich mit Ihnen einen profunden, wichtigen und dringend benötigten Lehrer und Heiler in meinem Leben habe.

Mit tiefster Dankbarkeit, Respekt und Hochachtung.
Josef

Solche Zuschriften sind wunderbar. Zu wissen, dass man anderen hilft, sich besser zu fühlen, macht das Leben lebenswert. Meine eigene Erfahrung hat mehr mit Anti-Aging zu tun. Seit ich die Wasserstoff-Inhalationstherapie durchführe, fühle ich mich mehr als 10 Jahre jünger und sehe auch so aus. Wasserstoff ist das Einzige, was die Neuropathie in meinen Füßen fast komplett geheilt hat.

Wasserstoff ist das Rückgrat des Universums

Aus nichts entsteht etwas. Dieses Etwas ist Wasserstoff. Den unendlichen Weltraum nehmen riesige Wolken aus Wasserstoff ein. Er füllt jeden einzelnen Kubikmeter des Universums. Beim Prozess des Lebens, der Fotosynthese, geht es einzig darum, dass sich Wasserstoff an Kohlenhydrate, Fette und Proteine bindet.

H_2 ist ein entflammbares, farb- und geruchloses Gas. Früher dachte man, es sei in Säugetierzellen inaktiv und würde in biologischen Systemen nicht mit aktiven Substanzen reagieren. Inzwischen gilt H_2 als neuartiges medizinisches Gas mit vielerlei Anwendungsgebieten.

Das wichtigste Anliegen dieses Buchs ist es, die Wasserstoff-Therapie zu propagieren. Jeder, der an einer lebensbedrohlichen Krankheit leidet, braucht die Wasserstoff-Inhalationstherapie, damit seine Sicherheit gewährleistet wird und andere Behandlungen anschlagen. In diesem Buch geht es darum, mit den drei wichtigsten medizinisch wirksamen Gasen hohe medizinische Gebäude in einem einzigen Sprung zu überwinden.

Die Wasserstoff-Medizin ist revolutionär

—

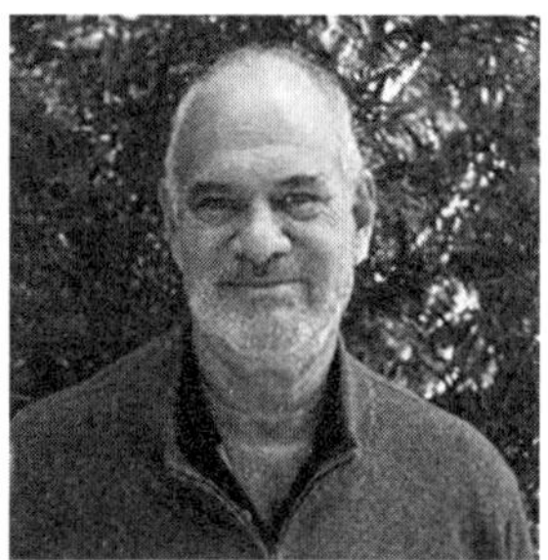

Die Lektüre dieses Buchs führt die Leser auf eine medizinische Reise durch die Grundlagen des Lebens. Wie der Untertitel schon sagt, kann man mit der Anwendung dieser drei lebenswichtigen Gase auf medizinischem Gebiet alles erreichen, wenn sie mit essenziellen Mineralstoffen, Entgiftungsmaßnahmen, biologischer Ernährung und Intervallfasten kombiniert werden.

Wasserstoff-Medizin ist revolutionär. In der Zukunft, die in diesem Buch vorgestellt wird, wird Sauerstoff nicht mehr allein verabreicht, sondern immer in Kombination mit Wasserstoff.

Es ist an der Zeit, dass Wasserstoff als sauberer Energieträger erkannt wird, der uns vor dem Albtraum der Umweltverschmutzung schützt, der jedes urbane Zentrum in der Welt betrifft. Und es wird auch Zeit, dass die moderne Medizin die Kraft und Reinheit von Wasserstoff als Medizin erkennt. Wasserstoff produziert keinerlei toxische Emissionen, wenn er zur Stromerzeugung verwendet wird, und hat keinerlei Nebenwirkungen, wenn er als Arznei eingesetzt wird.

Heilende Kraft, wenn wir sie brauchen

Wenn wir unter großem Stress stehen, krank sind oder gar im Sterben liegen, sollte ein Inhalationsgerät neben unserem Bett und/oder unter unserem Schreibtisch im Büro stehen. Stellen Sie sich einen Taucher in 600 Metern Tiefe vor. Unvorstellbarer Stress und Druck. Um dort unten zu überleben, atmen manche Taucher 96 Prozent Wasserstoff und nur 4 Prozent Sauerstoff ein.

Da kurz vor dem Tod die Auswirkungen von Wasserstoff am deutlichsten zu spüren sind, gehört er in alle Ambulanzen, Notfallzentren und Intensivstationen – genauso wie Sauerstoff, der ohne Wasserstoff nicht so gut wirkt.

Wasserstoffmoleküle und -ionen sind das Rückgrat des Universums; noch in 1000 Jahren werden die Sonne und jeder andere Stern im Weltall von Wasserstoff abhängig sein. Es ist zu hoffen, dass die Wasserstoff-Therapie schon bald Einzug hält – sowohl bei Operationen, in Kliniken und Spas als auch in allen Haushalten.

Molekularer Wasserstoff ist das perfekte Mittel bei oxidativem Stress

Von den Strömen freier Radikale verursachter oxidativer Stress ist eine Plage des modernen Menschen. Die Giftstoffe in der Luft, der Kontakt mit Chemikalien und Schwermetallen, die Strahlung durch die willkürliche Anwendung medizinischer Bildgebungsverfahren, pharmazeutische Medikamente, Chemotherapien, das Mobiltelefon – all das erhöht den oxidativen Stress.

Aus der Sicht einer Zelle ist die Wasserstoff-Inhalation, als stünde sie unter einem belebenden, kühlenden Wasserfall. Das Inhalieren von Wasserstoffgas (gemischt mit Sauerstoff) löscht oxidativen Stress und Entzündungen, wie die Feuerwehr Brände löscht.

Die Wasserstoff-Therapie empfiehlt sich somit als eine neue, innovative klinische Behandlungsmethode mit zahlreichen Einsatzgebieten wie zum Beispiel chirurgische Eingriffe, Gewebeschäden und -dysfunktion, Diabetes, Herzerkrankungen und Krebs. Und Wasserstoff ist der langersehnte Jungbrunnen, weil seine raketengleiche Kraft direkt in die Mitochondrien gelangt. Jeder profitiert von Wasserstoff, weil es ohne ihn kein Leben gäbe.

Die Wasserstoff-Inhalation ist eine Behandlungsform und gleichzeitig ein gesundes Ritual. Für einige Anwender gehört die H_2-Inhalation schon so fest zum Leben wie Essen, Trinken und Sport. Mehr Wasserstoff im Tank zu haben, ist einfach immer hilfreich.

In fortgeschrittenen Krebsstadien entspricht die Wasserstoff-Inhalation zwei oder noch mehr Vitamin-C-Infusionen am Tag, allerdings ohne jede Toxizität. In der Intensivmedizin kann sie rund um die Uhr angewandt werden, bis der Patient das Bett verlassen kann. Einige Ärzte wissen bereits, was Antioxidantien wie Vitamin C für Sepsispatienten tun können, aber Wasserstoff kann den Todkranken noch mehr bieten.

Wasserstoffgas und mit Wasserstoff angereichertes Wasser bieten Ärzten wie Patienten therapeutische Strategien, die in der klinischen Umgebung die Gesundheit und die Lebensqualität steigern. Wasserstoff wird auch zu Schönheitszwecken eingesetzt, denn er hat eine starke Wirkung auf die Haut. Möchten Sie nicht auch jünger aussehen?

Ein höherer Wasserstoffspiegel schützt die DNA nachweislich vor oxidativen Schäden, indem er von reaktiven Sauerstoffspezies beziehungsweise freien Radikalen verursachte Brüche einzelner DNA-Stränge verhindert. Zudem schützt Wasserstoff vor oxidativen Schäden an RNA-Proteinen. Und da er sogar in die Zehen gelangt, profitiert jeder mit einem diabetischen Fuß oder anderen Neuropathien schon nach wenigen Monaten von der Wasserstoffgas-Inhalation. Wie Kohlendioxid kann Wasserstoff in einen verbundenen Arm oder ein verbundenes Bein gepumpt werden, um Krankheiten wie Gangrän oder Hautkrebs äußerlich zu behandeln.

Meine Schriften über Wasserstoff sind enthusiastisch, und damit bin ich nicht allein. »Es ist keine Übertreibung, zu sagen, dass in der Zukunft der Einfluss von Wasserstoff in der therapeutischen wie präventiven Medizin enorm sein könnte«, schreiben Medizinwissenschaftler.[1]

Wenn es nach mir ginge, stünde Wasserstoff gleichberechtigt neben Sauerstoff. In lebensbedrohlichen Situationen kann Wasserstoff dramatische (sogar wundersame) Auswirkungen haben, aber am Anfang der Therapie muss man dem Wasserstoff Zeit geben. Auf lange Sicht arbeitet er wie ein Sonnenwind, bläht unsere Segel auf und bläst unser Lebensschiff weg von den felsigen Untiefen von Krankheit und Tod.

Wasserstoff ist kein sofort wirkender Zauberstab. Wenn sich jemand dramatische Effekte erhofft, muss er dramatisch lange Wasserstoffgas inhalieren. Wenn das Leben auf dem Spiel steht, sollte eine kontinuierliche Inhalation in Erwägung gezogen werden, auch während des Schlafens. Wer offensiv gegen das Altern vorgehen möchte, sollte 2 Stunden täglich inhalieren, um sich wieder jung zu fühlen.

Wasserstoff ist keine Wundermedizin, kann aber viele kleine Wunder bewirken. Als ich zu Tyler LeBaron vom Molecular Hydrogen Institute sagte: »Schade, dass die Wasserstoff-Therapie keine Erleuchtung bringt, aber für sehr kranke Menschen kann es eventuell so erscheinen«, entgegnete er: »Ja, für Kranke bietet er Erleuchtung, und sogar bei nicht kranken Menschen kann er die kognitiven Funktionen stärken.«

Wasserstoff ist bei Weitem die sauberste Energieform und die sicherste Arznei; er hat keine schädlichen Nebenwirkungen, sondern ausschließlich gute. Das Leben und Krankheiten sind leichter zu ertragen, wenn wir unseren Körper und unsere Zellen mit Wasserstoff füllen und gleichzeitig den Sauerstoff- und den CO_2-Spiegel im Auge behalten.

Wasserstoff ist die ultimative Medizin – für die Leistungsfähigsten genauso wie für chronisch Kranke. Es ist nahezu unmöglich, an einer Grippe zu sterben, wenn man Sauer- und Wasserstoff zusammen einatmet. Wasserstoffgas hilft jedem, länger zu leben, unabhängig von seiner gesundheitlichen Situation.

Einführung in die Wasserstoff-Medizin

—

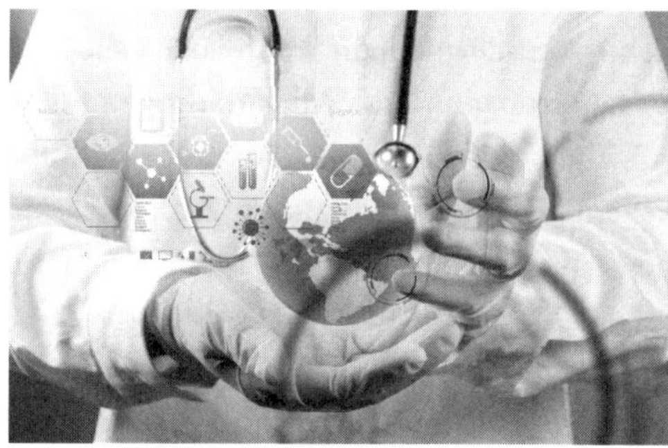

Die moderne Medizin entdeckt gerade, wie brillant, sicher und effektiv Wasserstoff sein kann. Molekularer Wasserstoff revolutioniert die Therapiemöglichkeiten. Die wissenschaftlichen Belege sind bestechend, und immer mehr klinische Erfahrungswerte weisen darauf hin, dass Wasserstoff die unkomplizierteste und sicherste Arznei ist, die es gibt. Nach Experimenten mit giftigen Pharmazeutika, Schwermetallen und Bestrahlungen im letzten Jahrhundert halten jetzt Wasserstoff und wasserstoffhaltiges Wasser Einzug in die Medizin und retten Leben.

Wasserstoff als Rettung

Was ist das Erste, was die Feuerwehr tut, wenn sie zu einem Brand kommt? Die Männer ziehen die Schläuche raus, schließen sie an die Hydranten an und schütten kubikmeterweise Wasser auf die schlimmsten Brandherde. Die Entsprechung in der medizinischen Welt ist Wasserstoff, mit dem ein sterbender Körper überflutet wird, um die schlimmsten Flammen von Entzündungen und oxidativem Stress zu löschen.

Wie in diesem Buch immer wieder zu lesen sein wird, schützt molekularer Wasserstoff (H_2) vor oxidativem Stress, Entzündungen und allergischen Reaktionen.[2] Molekularer Wasserstoff hat sich dort, wo oxidativer Stress zu Zellschäden führt, als neuartiges Antioxidans und als Modifikator der Genexpression erwiesen.

> Ein Mann mit Diabetes Typ 2 sprach auf Wasserstoff-Inhalationen nicht an. Auf die Frage, wie er die Wasserstoff-Therapie denn durchführe, sagte er, er inhaliere das Gas, trinke aber kaum Wasser. Er wurde angewiesen, regelmäßiger das Wasser zu trinken. Er kaufte sich drei 500-ml-Thermosflaschen für sein wasserstoffangereichertes Wasser und trank sie jeden Tag aus. Vorher war sein Blutzucker außer Kontrolle geraten, und die Ärzte hatten die Insulinzufuhr erhöht. Aber als er zusätzlich zur H_2-Inhalation täglich reichlich Wasserstoffwasser trank, sank sein Blutzuckerspiegel, und nach etwa einer Woche hatte er Normalwerte.

Wasserstoff kann die Blut-Hirn-Schranke überwinden, in die Mitochondrien eindringen und »unter bestimmten Umständen sogar in den Zellkern gelangen«, berichtet Dr. Brandon J. Dixon in *Medical Gas Research*. Aufgrund seiner geringen Größe kann molekularer Wasserstoff vieles, was größere Antioxidantien nicht können. Studien haben gezeigt, dass Wasserstoff zudem antiapoptotische und zytoprotektive Eigenschaften besitzt, die für Zellen von Vorteil sind.

Es gibt auch keine Sicherheitsbedenken hinsichtlich Wasserstoff. Seit Jahren wird er in Gasmischungen für Tiefseetaucher und in zahlreichen klinischen Tests eingesetzt – völlig ohne Nebenwirkungen. In der Literatur gibt es keinerlei Warnungen vor einer eventuellen Toxizität oder vor Nebenwirkungen bei langzeitiger Anwendung.

Wasserstoff verändert den Istzustand einer Person, und deswegen nehmen die Ärzte davon Notiz. Durch seine systemischen Eigenschaften und die Fähigkeit, Gewebe zu durchdringen, ist Wasserstoff hilfreich bei schlechter Durchblutung und in anderen Situationen, bei denen viele systemische Behandlungen nur eingeschränkt wirksam sind.

Wasserstoff schützt uns vor Schäden

Der erste Bericht darüber, wie Patienten, die sich wegen bösartiger Tumore einer Bestrahlung unterziehen müssen, vom Trinken von Wasserstoffwasser profitieren, bestätigt, wie hilfreich Wasserstoff bei Strahlenexposition ist. Diese Erkenntnis liefert die Grundlage für eine klinisch geeignete, effektive, sichere Strategie für die Verabreichung von Wasserstoffgas, um strahleninduzierte Zellschäden abzuschwächen.[3]

Wasserstoff trägt dazu bei, uns vor den Zellschäden zu bewahren, die Mobiltelefone, WLAN und all die EMF-Belastung um uns herum – die uns zunehmend quält und mit der Einführung von 5G noch einmal verschlimmert wird – verursachen.

In einer Welt voller Strahlungen

Chronischer oxidativer Stress ist die Hauptursache für die Spätfolgen einer Strahlenbelastung, einschließlich Krebs.[4] Werden Zellen ionisierender Strahlung ausgesetzt, führt das zu Oxidationsereignissen, die die atomare Struktur durch direkte Strahlungsinteraktionen mit Zielmakromolekülen verändern. Zudem kann sich der oxidative Schaden von den angezielten auf benachbarte, nicht angezielte »Bystander-Zellen« ausbreiten. In bestrahlten Zellen kann der Level dieser reaktiven Spezies aufgrund von Störungen im oxidativen Stoffwechsel und chronischen Entzündungsreaktionen erhöht sein. Und dies trägt zu den langfristigen Auswirkungen der ionisierten Strahlung auf die genomische Stabilität bei.[5]

Wir haben es ständig mit oxidativem Stress zu tun, und ihn zu reduzieren, ist mit das Wichtigste, was wir für unsere Gesundheit tun können. Weil die Hintergrundstrahlung zunimmt, nimmt unser Level an oxidativem Stress zu.

Kosmische Strahlung führt zu DNA- und Lipidschäden, die mit erhöhtem oxidativem Stress einhergehen, und ist in der Raumfahrt nach wie vor ein großes Problem.

Heute befinden wir uns am Anfang eines *Grand Solar Minimum*, und das Fliegen ist wegen dieser steigenden kosmischen Strahlung, die in unsere Atmosphäre eindringt, gefährlicher geworden. Für Astronauten kann Wasserstoff möglicherweise eine neuartige und leicht durchzuführende Präventiv- und Behandlungsmethode strahlungsinduzierter Vorkommnisse darstellen, entweder durch Inhalieren oder durch das Trinken von wasserstoffangereichertem Wasser.

Das Feuer des Leben

So wie jede Sonne jede Minute ganze Gebirge von Wasserstoff benötigt, um sich selbst zu versorgen, so braucht auch der Mensch Wasserstoff. Die Mehrzufuhr in Form von molekularem Wasserstoffgas und mit Wasserstoff angereichertem Wasser entfacht ein Feuer in uns. Laut Medizinwissenschaftlern wirkt sich ein heilsames Feuer selbst auf schwer heilbare Erkrankungen wie Muskeldystrophie und viele andere, auf die die moderne Medizin noch keine Antworten gefunden hat, positiv aus.

Dieses Buch enthält ein Kapitel über Wasserstoff als Treibstoff. Das Feuer des Lebens wird genau dorthin dirigiert, wo es am nötigsten ist. Eine perfekte Wasserstoffflamme erreichen wir, indem wir die drei Gase so ausbalancieren, dass die Mitochondrien die ATP-Produktion in Gang bringen. Mit ausreichend Wasser- und Sauerstoff brennen die Mitochondrien ohne jegliche oxidative Schäden. Der Wasserstoff schwächt die Brände von oxidativem Stress, obwohl er der Brennstoff ist, der diese angezündet hat.

Wasserstoff ist eines der Ursprungselemente, die die Entstehung allen Lebens auf der Erde angefacht haben. Menschen können ohne Wasserstoff nicht leben.

Die Wissenschaft bezeichnet uns zwar als eine auf Kohlenstoff basierende Lebensform, wir basieren aber genauso auf Wasserstoff. Wenn Pflanzen Sonnenlicht absorbieren, speichern sie im Prozess der Fotosynthese negativ aufgeladene Wasserstoffionen. Und wenn wir unverarbeitete Pflanzen essen, verwerten die Zellen unseres Körpers die Nährstoffe der Pflanzen mit der elektrischen Ladung der Wasserstoffionen. Und indem unser Körper Wasser- und Sauerstoff verbrennt, produziert er die Energie, die wir zum Leben brauchen.

Alle Lebewesen sind zum Überleben auf Wasserstoff angewiesen. Der menschliche Körper muss atmen, um Sauerstoff aufzunehmen, und er muss essen und trinken, um Wasserstoff aufzunehmen. Die wichtigsten Wasserstoffionenquellen für den menschlichen Körper sind frische rohe Pflanzen, Obst, Gemüse und Wasser. Und inzwischen können wir molekulares Wasserstoffgas direkt inhalieren. In Wasser aufgelöst können wir Wasserstoff trinken, und Ärzte können ihn injizieren.

Ich möchte aber auch erwähnen, was Wasserstoff nicht kann: Er kann keinen Knochenbruch heilen. Er wird keinen Blinddarmdurchbruch heilen, sollte aber während und nach der Operation verabreicht werden. Er wird die von persönlichen Problemen ausgelösten Konflikte und Anspannungen nicht lösen. Und er kann zwar die Sexualität eines Menschen unterstützen, aber keine negativen Verhaltensmuster ändern.

Wasserstoff allein kann auch die drei Doshas (Regelkräfte) der ayurvedischen Medizin, Vata, Pitta und Kapha, nicht ins Gleichgewicht bringen. Wasserstoff balanciert weder die Meridianenergien aus, noch beeinflusst er die Chakren in irgendeiner bedeutsamen Weise.

Obwohl Wasserstoff bei allen Notfällen hilfreich ist, kann er bei einem Herzinfarkt Magnesium nicht ersetzen. Magnesium wirkt in solchen Situationen nahezu sofort, während Wasserstoff Zeit braucht.

Wasserstoffgas und -wasser sind Gehilfen – sie sind kein Heilmittel für irgendetwas, können aber bei allem hilfreich sein.

Wasserstoff bei allen Krankheiten

Bei der Krebsbehandlung mit Wasserstoff, Sauerstoff und Kohlendioxid werden die grundlegenden Ursachen für die Entstehung und die Aggressivität von Krebszellen angegangen. Krebs sollte nicht als genetische Erkrankung behandelt werden, denn er ist eher eine Stoffwechselstörung.

Wasserstoff eignet sich bei jeder bekannten Krankheit, so wie er auch für jeden Stern im Universum essenziell ist. Je kränker ein Mensch ist, umso mehr wird er von den Vorzügen des Wasserstoffs profitieren. Mit Wasserstoff kann man den Körper überfluten, um die schlimmsten Flammen von Entzündungen und oxidativem Stress auszuspülen. In der Wasserstoff-Medizin überfluten wir den Körper in allen ernsten medizinischen Situationen als erste Maßnahme mit den drei wichtigsten Gasen – Wasserstoff, Sauerstoff und Kohlendioxid. Dasselbe gilt für chronische oder akute Erkrankungen wie etwa Grippe. Je länger jemand leben möchte, umso größere Mengen dieser wichtigen Gase sollte er sich zuführen. Das wirksamste Heil- und Anti-Aging-Gerät überhaupt ist ein Wasserstoff-Sauerstoff-Inhalator.

Die Wasserstoffgas-Therapie ist eine vielversprechende neuartige Behandlungsmethode in der Notfall- und Intensivmedizin. Sie hat bei zahlreichen Krankheiten therapeutische Wirkung: von akuten Erkrankungen wie Ischämie-Reperfusionsschäden und Schocks bis hin zu chronischen Problemen wie dem metabolischen Syndrom, rheumatoider Arthritis und neurodegenerativen Erkrankungen. Hinsichtlich verschiedener Notfall- und intensivmedizinischer Aspekte schreiben Forscher dem Wasserstoff positive Wirkung bei akutem Herzinfarkt, Herzstillstand, Sepsis, kontrastmittelbedingter akuter Nierenschädigung und hämorrhagischem Schock zu. Sogar an einem Rattenmodell mit Subarachnoidalblutung wurde Wasserstoffgas verwendet, um den oxidativen Stress zu reduzieren.

Wenn Sie unter großem Stress stehen und weiterhin Leistung erbringen müssen, sollte medizinischer Wasserstoff stets griffbereit sein.

Mit einem Inhalationsgerät Wasserstoffgas (zusammen mit Sauerstoff) zu inhalieren, ist aus Sicht der Zellen so, als stünde man unter einem Wasserfall, der stärkt, auch wenn er kühlt. Wasserstoff hilft jedem, länger zu leben, egal, in welcher Situation man sich befindet.

Wasserstoff gehört in alle Ambulanzen, Notfallzentren und Intensivstationen – genauso wie Sauerstoff, der ohne ausreichend Wasserstoff nicht so gut wirkt. Stellen Sie sich Wasser ohne Wasserstoff vor, und Sie erkennen, wie wichtig die Kombination von Sauerstoff und Wasserstoffgas als ultimative Methode zur Stabilisierung kritisch kranker Patienten ist.

Mit Wasserstoff kann man kaum verlieren. H_2 hemmt die Funktionsfähigkeit, die Migration und Invasion von Krebszellen und beschleunigt die Zellapoptose. Wasserstoff hilft uns, Krebs direkt zu bekämpfen und seine Streuung zu minimieren. Er ist eine effektive Ergänzung zu Bestrahlung und Chemotherapie, weil er deren toxische Auswirkungen lindert, indem er den oxidativen Stress reduziert.

Die Wasserstoff-Medizin ist revolutionär. Sie hat das Potenzial, Leben zu retten, Leiden zu mindern und dank seiner Anti-Aging-Effekte Menschen wieder schön und jung zu machen. Angesichts der vom Menschen verursachten ansteigenden nuklearen Strahlung (denken wir nur an Fukushima), der Verwendung von Strahlung in medizinischen Untersuchungen, des deutlichen Anstiegs kosmischer Strahlung (verursacht durch das *Grand Solar Minimum*) und der neuen 5G-Telekommunikation, deren Sicherheit noch nicht getestet wurde, wird die Wasserstoffgas-Therapie immer wichtiger, um den stärker werdenden oxidativen Stress zu mildern.

Eine Wasserstoff-/Sauerstoffgas-Maschine ist wahrscheinlich das erste medizinische Utensil, in das man investieren sollte, weil damit nahezu alle Erkrankungen behandelt werden können. Es handelt sich um kein alleiniges Heilmittel und sollte immer im Rahmen eines umfassenden Therapieplans eingesetzt werden, mit besonderem Augenmerk auf die steigenden CO_2-Level durch Natrium- und Kaliumbicarbonat und auf langsames Atmen.

Neue Fortschritte in der Gastherapie

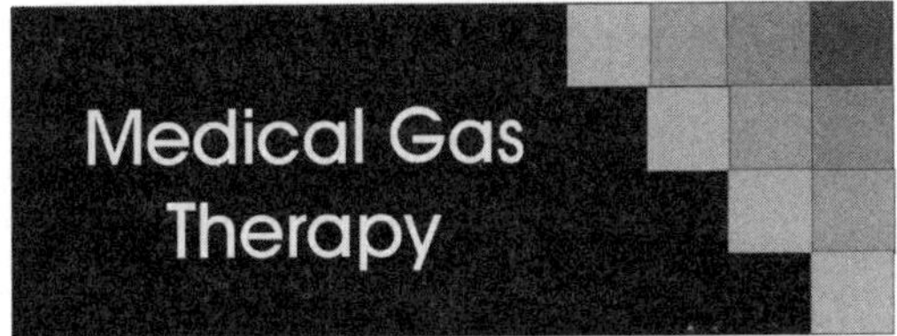

Für viele Sanitäter ist Sauerstoff eine Art Wundermittel. Sauerstoff rettete schon immer Leben, und inzwischen können Ärzte und Patienten ihn mit Wasserstoff kombinieren, um noch mehr zu erreichen. Dieses Paar wird die Medizin erheblich beeinflussen.

Es ist der Wasserstoff, der den Körper unter Stress funktionieren und atmen lässt! Die US-Marine hat Methoden entwickelt, die Tauchgänge zwischen 500 und 700 Metern Tiefe erlauben, bei denen auf Wasserstoff basierende Gasmischungen namens Hydroxy (aus *hydrogen*, Wasserstoff, und *oxygen*, Sauerstoff) oder Hydreliox (*hydrogen*, Helium und *oxygen*) eingeatmet werden.

Der erste Bericht über die Verwendung von Wasserstoff stammt zwar von Antoine de Lavoisier (1743–1794), der Meerschweinchen Wasserstoff einatmen ließ, aber der erste Einsatz dieses Gases im Tiefseetauchen wird dem schwedischen Ingenieur Arne Zetterström zugeschrieben: 1945 konnte er dank einer Mischung aus 96 Prozent Wasserstoff und 4 Prozent Sauerstoff länger und tiefer tauchen als irgendjemand zuvor.

Hydreliox ist ein Atemgasgemisch aus Helium, Sauerstoff und Wasserstoff. Für das »Hydra-VIII«-Programm bei 50 Atmosphären Umgebungsdruck bestand das Gasgemisch aus 49 Prozent Wasserstoff, 50,2 Prozent Helium und 0,8 Prozent Sauerstoff.

Man kann sich kaum eine stressigere Situation vorstellen, als sich tief unter Wasser aufzuhalten. Wenn uns Wasserstoff unter so großer Anspannung in knochenberstender Tiefe am Leben erhalten kann, was kann er dann erst bewirken, wenn man im Sterben liegt oder an einer chronischen Krankheit leidet?

Medizinische Gase

Heliox, ein Atemgasgemisch aus Helium (He) und Sauerstoff (O_2), wird bei Patienten mit Atembeschwerden eingesetzt. Die Mischung erzeugt beim Durchströmen der Atemwege in der Lunge weniger Widerstand als atmosphärische Luft, sodass das Atmen weniger beschwerlich ist. Heliox wird seit den 1930er-Jahren in der Medizin verwendet. Anfangs setzten Mediziner es zur Symptomlinderung bei Obstruktionen der oberen Atemwege ein, inzwischen hat sich aufgrund der geringen Dichte des Gases das Spektrum der Anwendungsgebiete erweitert.

Aufgrund des Bohr-Effekts[6] weiß die medizinische Wissenschaft um die Bedeutung von Kohlendioxid (CO_2). Doch Wasserstoff sorgt für eine raschere Heilung und Genesung als O_2 und CO_2.

Medizinische Gase kurbeln natürlich ablaufende physiologische Reaktionen an und unterstützen die Präventiv- und Selbstheilungskräfte des menschlichen Körpers. Zu den medizinisch angewandten Gasen gehören Kohlendioxid, Sauerstoff, Stickstoff, Stickstoffmonoxid, Helium und nun auch Wasserstoff. Sie werden allein oder kombiniert zur Therapie oder zur Insufflation bei chirurgischen Eingriffen eingesetzt.

Inhaliertes Stickstoffmonoxid entspannt die glatte Muskulatur und erweitert so die Blutgefäße, insbesondere in der Lunge. Mit Stickstoffmonoxid und einem mechanischen Ventilator werden Frühgeborene mit Atemversagen behandelt. Auch ein höherer CO_2-Spiegel weitet die Blutgefäße und wirkt sich positiv auf die Sauerstoff-Dissoziationskurve aus. Molekularer Wasserstoff (H_2) gilt als ein natürliches, funktionsloses Gas in unserem Körper, aber das stimmt so nicht. H_2 reagiert mit starken Oxidantien wie Hydroxylradikalen in den Zellen.

Eine ganze Reihe von physiologischen Problemen bei pädiatrischen und neonatalen Patienten können die Zufuhr von Inhalationsgasen erfordern. Inhaliertes Stickstoffmonoxid, Helium-Sauerstoff-Mischungen, inhalierte Anästhetika, Hyperkarbie- und Hypoxiemixturen sowie Wasserstoff werden eingesetzt, um die Physiologie zu beeinflussen und den Zustand der Patienten zu verbessern.[7]

Xenon ist ein weiteres medizinisches Gas, das neuroprotektiv wirkt, zur Anästhesie und in der modernen Lasertechnik und Nuklearmedizin als Kontrastmittel eingesetzt wird. Trotz seines hohen Preises kommt es in Kliniken bevorzugt zur Anwendung, weil es keine Nebenwirkungen hat, sicher für das Herz-Kreislauf-System und andere Organe ist und sich nach hypoxisch-ischämischer Schädigung (HI) neuroprotektiv auswirkt.

Wasserstoff ist ein seriöses Krebsmedikament

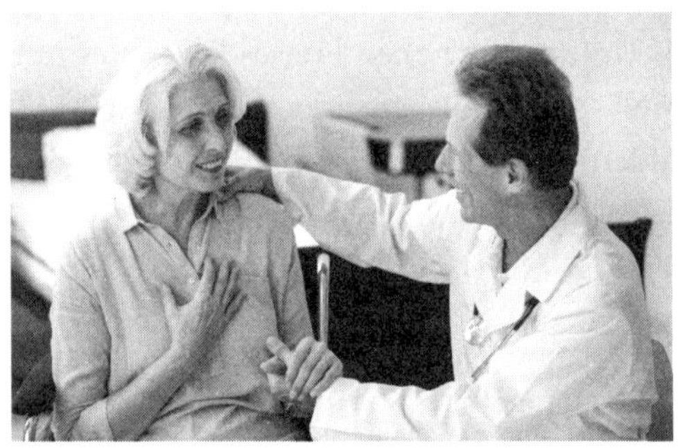

Neue Forschungsergebnisse aus China deuten darauf hin, dass sich molekularer Wasserstoff bei Eierstockkrebs tumorhemmend auswirken kann, indem er die Vermehrung von kanzerösen Stammzellen und die Angiogenese hemmt. In Tierstudien hat eine 6-wöchige Wasserstoff-Inhalation das Tumorwachstum deutlich gemindert und das Volumen des größten Tumors um 32,3 Prozent schrumpfen lassen. Die Wasserstoff-Behandlung reduzierte die Expression von CD34[8] um 74 Prozent, was seine Anti-Angiogenese-Wirkung unter Beweis stellte.[9] Die In-vitro-Studie zeigte, dass die Wasserstoff-Behandlung Proliferation, Invasion, Migration und Koloniebildung von Krebszellen deutlich reduziert.

1975 demonstrierte eine eindrucksvolle Studie, dass die Therapie mit hyperbarem molekularem Wasserstoff sich potenziell als Krebsbehandlung eignet. In der Studie zeigten die Forscher, dass bei Mäusen mit Hautkrebs die Tumore deutlich zurückgingen, wenn die Tiere 2,5 Prozent Sauerstoff und 97,5 Prozent

Wasserstoff ausgesetzt wurden. »Nachdem die Mäuse 10 Tage mit der Wasserstoff-Sauerstoff-Therapie behandelt worden waren, hatten sich die Tumore schwarz gefärbt, einige waren abgefallen, andere waren anscheinend an der Basis geschrumpft und befanden sich im Prozess der ›Abschnürung‹. Und die Mäuse schienen unter keinen schädlichen Folgen zu leiden.«[10]

1978 wurde über eine ähnliche Wirkung von hyperbarem Wasserstoff bei Leukämie berichtet.[11] Und 2001 konnte an einem Mausmodell mit chronischer Leberentzündung ein entzündungshemmender Effekt von hyperbarem Wasserstoff festgestellt werden.[12]

Wasserstoff - eine neue Behandlungsmethode bei Lungenkrebs

»H_2 hemmte die Funktionsfähigkeit, Migration und Invasion von Zellen und beschleunigte die Zellapoptose. Der experimentelle Tierversuch zeigte, dass H_2 das Fortschreiten von Lungenkrebs durch die Herunterregulierung von SMC3, einem Regulator der Chromosomenkondensation, hemmt. Das stellt eine neue Methode für die Behandlung von Lungenkrebs dar.«[13]

Oxidativer Stress in der Zelle resultiert aus einem Überschuss an reaktiven Sauerstoffspezies (*reactive oxygen species*, ROS). Akuter oxidativer Stress kann unter verschiedenen Bedingungen entstehen, etwa bei starker körperlicher Anstrengung, Entzündungen, Ischämie-Reperfusionsschäden (I/R-Schäden), Blutungen bei Operationen und bei Gewebetransplantationen. Chronischer/dauerhafter oxidativer Stress steht in engem Zusammenhang mit der Pathogenese vieler lebensstilbedingter Krankheiten, dem Altern und Krebs.

Die Geschichte des Wasserstoffs in der Medizin begann im Jahr 2007, als Ohsawa et al. entdeckten, dass H_2 antioxidative Eigenschaften hat, die das Gehirn vor I/R-Schäden und Schlaganfall schützen, indem er selektiv Hydroxylradikale neutralisiert.[14] Wenn H_2 oxidativen Stress mindern kann, schützt er auch die DNA, denn oxidativer Stress beschädigt die zelluläre DNA und führt zu Mutationen. ROS verursachen oxidative DNA- und Proteinschäden sowie Schäden an

Tumorsuppressorgenen. Im Gegensatz zu anderen Antioxidantien können die winzigen H_2-Moleküle Biomembranen durchdringen, in die Mitochondrien und Zellkerne gelangen und so die nukleare DNA und Mitochondrien schützen.

ROS beschädigen durch oxidativen Stress die Zellstrukturen. Ein Krebsmedikament wie Cisplatin tötet zwar effektiv Krebszellen, es beschädigt aber durch den oxidativen Stress auch andere Zellen im Körper. Wie kann man also vermeiden, dass gute Zellen getötet werden, während das Medikament seine Aufgabe – Tötung der Krebszellen – erledigt? Die Antwort ist Wasserstoffgas, denn es sorgt für einen anhaltenden antioxidativen Schutz, der den oxidativen Stress für die nicht kanzerösen Zellen reduziert. Und wie wir im Buch *Vanquishing Cancer and Other Diseases* sehen werden, sollten bei allen Krebserkrankungen Natrium, Kalium und Magnesiumbicarbonate eingesetzt werden, um eine sofortige Kontrolle über den CO_2-Spiegel im Blut zu bekommen und um die Sauerstoffversorgung der Zellen zu erhöhen.

Humane Tumorzellen produzieren mehr ROS als nicht transformierte Zelllinien. Erhöhter oxidativer Stress kurbelt die Zellvermehrung, die DNA-Synthese, die zelluläre Migration und Invasion, die Tumormetastasierung und die Angiogenese an.[15] Alles, was ROS dauerhaft reduziert, ist für die Krebsbehandlung ideal geeignet.

Wasserstoff unterdrückt den VEGF *(Vascular Endothelial Growth Factor)*, einen wichtigen Vermittler der Tumorangiogenese (Entstehung neuer Blutgefäße), indem er übermäßig produzierte ROS (oxidativen Stress) reduziert und ERK (einen für die Zellteilung benötigten wichtigen Wachstumsfaktor) herunterreguliert.[16]

Weitere Studien über Wasserstoff und Krebs

»Molekularer Wasserstoff reduziert das Wachstum von humanen Zungenkrebszellen HSC-4 und menschlichen Fibrosarkomzellen HAT-1080, beeinträchtigt aber die Entwicklung normaler menschlicher, epithelähnlicher Zungenzellen nicht. H_2 reduziert nachweislich die übermäßige Expression von MMP-Genen

(MMP-Proteine sind an vielen zellulären Funktionen beteiligt wie zum Beispiel Zellproliferation, Knorpelsynthese, Apoptose und Angiogenese). Es ist bekannt, dass kanzeröse Zellen eine höhere MMP-Genexpression haben, die zu Tumorinvasion und Tumorangiogenese führt.«[17,18]

»ERW (Wasserstoffwasser) führt zur Telomerverkürzung in Krebszellen und unterdrückt die Tumorangiogenese, indem es intrazelluläre ROS entfernt und die Genexpression und Sekretion des vaskulären endothelialen Wachstumsfaktors hemmt. Zudem induziert ERW zusammen mit Glutathion die Apoptose in menschlichen Leukämiezellen HL60.[19] In Dickdarm-26-Zellen erhöhte die Behandlung mit H_2-Wasser die Expression von p-AMPK, AIF und Caspase 3 (Signalwege der Zellapoptose). So führte das H_2-Wasser durch Vermittlung des AMPK-Signalwegs zur Apoptose von Dickdarm-26-Zellen.«[20]

Molekularer Wasserstoff kann in Mäusen die Entwicklung von Thymuslymphomen verhindern oder verzögern. »Die Rate der strahlungsinduzierten Thymuslymphome war in einer H_2-Gruppe deutlich niedriger als in der Kontrollgruppe. Die H_2-Behandlung verlängerte die Latenzzeit der Lymphomentwicklung nach der Split-Dose-Bestrahlung deutlich. Diese Daten wiesen darauf hin, dass H_2 BALB/c-Mäuse vor strahlungsinduzierten Thymuslymphomen schützt.«[21]

Wasserstoff bei Strahlen- und Chemotherapie

Molekularer Wasserstoff schützt gesundes Gewebe und gesunde Zellen vor Antikrebsmedikamenten und Wirkstoffen der Chemotherapie. Wasserstoff kann während der Chemotherapie die Lebensqualität steigern, indem er die Nebenwirkungen von Cisplatin effektiv mildert.[22] Bei Mäusen lindert Wasserstoff die durch Cisplatin verursachte Nephrotoxizität, ohne die Anti-Tumor-Wirkung des Medikaments zu beeinträchtigen.

Nahezu die Hälfte aller Krebspatienten wird einer Strahlentherapie unterzogen. Diese zerstört maligne Zellen, greift aber auch normale Zellen in der

Umgebung an. Zu den akuten Nebenwirkungen der Bestrahlung gehören Müdigkeit, Übelkeit, Diarrhö, Mundtrockenheit, Appetitmangel, Haarausfall, Hautentzündungen und Depressionen. Sie gehen auf den erhöhten oxidativen Stress und durch die ROS-Bildung ausgelöste Entzündungen zurück. Eine 6-wöchige Zufuhr wasserstoffreichen Wassers reduzierte die Abbauprodukte der reaktiven Sauerstoffspezies im Blut und erhielt das Oxidationspotenzial des Blutes aufrecht. Bei Patienten, die während der Strahlentherapie mit wasserstoffreichem Wasser behandelt wurden, war die Lebensqualität signifikant höher als bei jenen, die Placebowasser bekamen.[23]

Wasserstoff-Inhalation gegen Gehirnkrebs

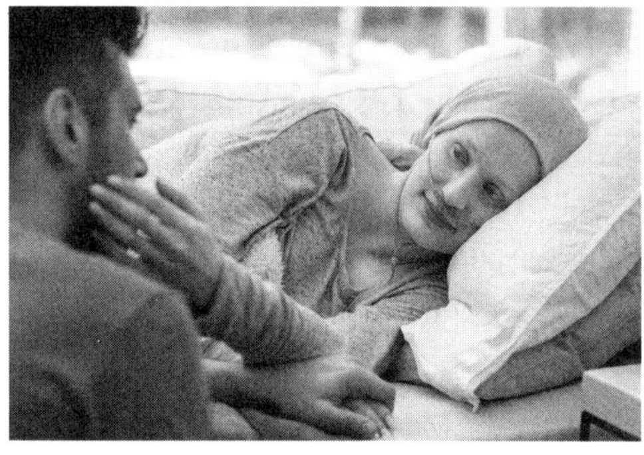

Die Fallstudie einer 47-jährigen Frau mit mehreren Gehirntumoren zeigte, wie wichtig künftig Wasserstoff in der Medizin und Onkologie sein könnte. Eine weitere Studie befasste sich mit einer 44 Jahre alten Frau, bei der im November 2015 Lungenkrebs mit multiplen Metastasen diagnostiziert wurde. Nach der Entfernung der Metastasen im Gehirn wurden ihr oral zielgerichtete Medikamente verabreicht. Die meisten Läsionen blieben 28 Monate lang stabil. Im März 2018 stellte man multiple intrakranielle Metastasen, eine Hydrocephalus-Ansammlung im dritten Ventrikel und in den Seitenventrikeln sowie Metastasen in Knochen, Nebenniere und Leber fest. Einen Monat später begann die Wasserstoffgas-Monotherapie zur Tumorkontrolle. Nach 4 Monaten waren mehrere Gehirntumore und der Hydrocephalus im dritten Ventrikel und in den Seitenventrikeln deutlich geschrumpft. Nach einem Jahr waren alle Gehirntumore verschwunden, die Metastasen in Leber und Lunge waren jedoch unverändert. Diese Daten zeigen, dass die Wasserstoffgas-Monotherapie eine effektive Kontrolle der Tumore (insbesondere im Gehirn) und eine Verlängerung der Lebensdauer bewirkte, nachdem Standardtherapien versagt hatten.

Nicht kleinzellige Lungenkarzinome (*non-small-cell lung cancer*, NSCLC) sind die weltweit zweithäufigste Tumorart und häufigste Ursache krebsbedingter Todesfälle. Orthodox onkologisch behandelt liegt die 5-Jahres-Überlebensrate bei 3,6 Prozent. In den letzten 30 Jahren änderte sich diese Rate bei Patienten mit NSCLC-Metastasen im Gehirn nicht signifikant.

Das verabreichte Gasgemisch besteht aus 67 Prozent Wasserstoff und 33 Prozent Sauerstoff. Mit einer speziellen Maske inhalierte die Patientin in Ruhestellung 3–6 Stunden täglich, ohne Unterbrechung, auch wenn die Symptome zurückgingen. Nach 4 Monaten waren die meisten Metastasen im Gehirn verschwunden.

»Insgesamt reduziert H_2 das Risiko von lebensstilbedingtem oxidativem Stress, indem er mit starken reaktiven Sauerstoff-/Stickstoffspezies in azellulären Reaktionen reagiert. Es ist leicht, H_2 bei oxidativem Stress, Entzündungen und Tumoren anzuwenden. Weil sie keine unerwünschten Nebenwirkungen haben und bei den meisten pathologischen Zuständen sehr effektiv sind, werden H_2-Gas und -Wasser und HS zunehmend als vielversprechende Kandidaten für den therapeutischen Einsatz akzeptiert. Wir nehmen an, dass das Inhalieren von H_2-Gas und das Trinken von H_2-Wasser bei durch oxidativen Stress verursachtem Krebs vor Entzündungen schützen und somit die Anti-Tumor-Wirkung der klinischen Krebsbehandlung verbessern kann.

Hier der Fall einer 72-jährigen Patientin mit Gallenblasenkrebs (GBC), die 9 Monate nach einer irreversiblen Elektroporationsablation und einer oral verabreichten Chemotherapie, die das Fortschreiten der Krankheit nicht aufhalten konnte, ein In-situ-Rezidiv und Lebermetastasen entwickelte. Außerdem bekam sie Metastasen in den Lymphknoten am Bauchspeicheldrüsenkopf. Die Patientin hatte eine schwere Anämie, die wöchentliche Bluttransfusionen erforderlich machte. Der Gallenblasentumor war in den absteigenden Teil des Zwölffingerdarms eingedrungen und hatte zu einem Darmdurchbruch und einer hepatischen Dickdarmadhäsion geführt. Die Patientin lehnte andere Behandlungen ab und begann mit der täglichen Wasserstoff-Inhalation. Nach einem Monat wuchsen die Tumore in der Gallenblase und der Leber noch immer, und es kam zu einem Darmverschluss. Mit kontinuierlicher Wasserstoff-Therapie und einer symptomatischen Behandlung mit gastrointestinaler Dekompression und intravenöser Ernährung konnte der Darmverschluss nach und nach behoben werden. 3 Monate nach der Wasserstoff-Therapie schrumpften die Metastasen im Bauchraum allmählich. Ihre Anämie und Hypalbuminämie verschwanden, Lymphozyten und Tumormarker gingen auf Normalwerte zurück, und die Patientin konnte wieder ein normales Leben führen. Zusammenfassung: Dies ist der erste Bericht über eine Wirksamkeits- und Sicherheitsstudie über die Wasserstoff-Therapie bei einer Patientin mit metastasierendem GBC und einer kritischen Allgemeinverfassung, deren Zustand mehr als 4 Monate stabil blieb.«

Behandlung von Lungenkrebs mit Wasserstoff, Bicarbonaten, Glutathion und Jod

Wie man die Statistiken auch dreht und wendet: Mehr als 50 Prozent aller Lungenkrebspatienten sterben an ihrer Krankheit oder an der onkologischen Behandlung. Die Schätzungen der American Cancer Society für das Jahr 2021:

- etwa 235 760 neue Fälle von Lungenkrebs (119 100 bei Männern, 116 660 bei Frauen)
- etwa 131 880 Todesfälle durch Lungenkrebs (69 410 bei Männern, 62 470 bei Frauen)

Laut der National Foundation for Cancer Research wird Lungenkrebs in nur 16 Prozent aller Fälle in Frühstadien diagnostiziert, was die Behandlung und das Überleben erschwert. Jedes Jahr bekommen Hunderttausende Amerikaner die Diagnose Lungenkrebs. Tragischerweise gehört Lungenkrebs zu den tödlichsten Krebsarten und fordert jedes Jahr mehr Menschenleben als Brust-, Prostata- und Darmkrebs zusammen.

Da Lungenkrebs meist in der metastatischen Phase diagnostiziert wird, ist die Chemotherapie die Standardtherapie. Leider ist sie jedoch nicht sehr effektiv. Einige Lungenkrebszellen sind an sich resistent gegen Chemotherapie, andere entwickeln eine Resistenz und multiplizieren sich dann.

Die National Foundation for Cancer Research sagt: »Dass andere Behandlungsoptionen fehlen, trägt zur schockierenden Zahl der Lungenkrebs-Todesopfer bei.« Das stimmt nicht beziehungsweise wird falsch dargestellt. Tatsächlich ist es die engstirnige Verbohrtheit der Onkologen, keine anderen, durchaus existierende Optionen in Betracht zu ziehen, was die schockierende Zahl der Todesopfer verursacht. In der modernen Medizin allgemein und insbesondere unter Onkologen gilt: Wenn man alternative Behandlungsmethoden nicht kennt, existieren sie nicht – das ist nackte Selbstüberschätzung und in Bezug auf Krebs todbringende Arroganz.

Am besten behandelt man Lungenkrebs, indem die Lunge selbst behandelt wird, aber weil die meisten Lungenkrebspatienten Metastasen haben, sind auch systemische Therapien erforderlich. Direkte Behandlungen der Lunge können als topische/transdermale Behandlung bezeichnet werden, weil die Lunge die innere Haut darstellt, die den Körper von der Umwelt trennt.

Das Hauptaugenmerk dieses Kapitels wird einerseits auf Wasserstoff- und Sauerstoffgas liegen, die in den Spätstadien viele Stunden täglich oder sogar kontinuierlich verabreicht werden können, und andererseits auf der Vernebelung (durch die Medikamente direkt ins Lungengewebe gelangen) unter Verwendung von Natriumbicarbonat, Glutathion, Jod und Magnesiumchlorid. Es ist noch zu früh für Statistiken, aber eine solche kombinierte Behandlung wird von der medizinischen Wissenschaft gestützt. Deshalb kann man damit nichts falsch machen.

Die revolutionärste Art, Lungenkrebs zu behandeln, ist Wasserstoffgas. Chinesische Wissenschaftler haben herausgefunden, dass die Wasserstoff-Therapie bei Patienten mit fortgeschrittenem nicht kleinzelligem Lungenkrebs das Tumorwachstum kontrollieren und die Nebenwirkungen von Medikamenten lindern kann.

Dr. Ji-Bing Chen und seine Kollegen vom Fuda Cancer Hospital der Jinan-Universität verabreichten 4–5 Stunden täglich H_2-Inhalationen. »In den ersten 5 Monaten der Behandlung stieg die Prävalenz in der Kontrollgruppe allmählich an, während sie in den vier behandelten Gruppen allmählich zurückging. Nach 16 Monaten der Nachbeobachtung war das progressionsfreie Überleben in der

Kontrollgruppe niedriger als in der Gruppe, die nur H_2 erhielt, und deutlich niedriger als in den Gruppen mit H_2 plus Chemotherapie, H_2 plus zielgerichtete Therapie beziehungsweise H_2 plus Immuntherapie. In den Gruppen mit Behandlungskombinationen ließen die Nebenwirkungen der Medikamente allmählich nach oder verschwanden ganz. Mit der H_2-Inhalation kann bei Patienten mit fortgeschrittenem nicht kleinzelligem Lungenkrebs das Tumorwachstum kontrolliert werden und ist es möglich, die Nebenwirkungen von Medikamenten zu lindern.«[24]

Dr. Jinghong Meng et al. fanden heraus, dass Wasserstoffgas das Fortschreiten von Lungenkrebs hemmen kann. In ihrer Studie kamen sie zu dem Schluss, dass H_2 das Fortschreiten des Krebses verhindert, indem er das Molekül CD47 herunterreguliert. Das könnte eine vielversprechende Möglichkeit der Lungenkrebsbehandlung darstellen.[25]

Dr. Dongchang Wang et al. wiesen nach, dass H_2 die Funktionsfähigkeit, die Migration und Invasion von Krebszellen hemmt und die Zellapoptose beschleunigt. »Alle Daten wiesen darauf hin, dass H_2 das Fortschreiten von Lungenkrebs durch die Herunterregulierung von SMC3, einem Regulator der Chromosomenkondensation, hemmt. Das stellt *eine neue Methode für die Behandlung von Lungenkrebs* dar.«[26]

»Zudem kam es bei der Verabreichung von Wasserstoffgas zur Hemmung der Proliferation, Migration und Invasion und zur Förderung der Apoptose von Krebszellen. Der experimentelle Tierversuch zeigte, dass das Tumorgewicht in der H_2-Gruppe signifikant niedriger war als in der Kontrollgruppe.«

Dr. Sai Li et al. fanden heraus, dass Wasserstoff mehrere bioaktive Eigenschaften besitzt, darunter Entzündungshemmung, Hemmung reaktiver Sauerstoffspezies und Anti-Krebs-Wirkung. Außerdem weist immer mehr darauf hin, dass Wasserstoffgas die Nebenwirkungen konventioneller Chemotherapeutika lindern und das Wachstum von Krebszellen und Xenotransplantat-Tumoren supprimieren kann – dadurch wäre eine breit gefächerte Anwendung in der klinischen Therapie möglich.[27]

Als das leichteste natürlich vorkommende Molekül kann Wasserstoffgas die Zellmembranen leicht durchdringen. Obwohl man bereits 1975 Wasserstoffgas in einer Studie an einem Mausmodell mit Plattenepithelkarzinom der Haut untersuchte,[28] wurde sein Potenzial in der medizinischen Anwendung erst 2007 erforscht. Die Wasserstoff-Medizin ist neu, aber das entschuldigt nicht, dass Wasserstoff nicht als ideales und essenzielles grundlegendes Mittel bei Lungenkrebs anerkannt wird.

Bereits 1975 wurden Mäuse mit Plattenepithelkarzinom für bis zu 2 Wochen Wasserstoff ausgesetzt, um zu sehen, ob dieser Katalysator des Zerfalls freier Radikale eine Rückbildung der Hauttumore bewirken würde. »Nach der ersten 10-tägigen Anwendung der Wasserstoff-Sauerstoff-Therapie stellte man fest, dass sich die Tumore schwarz gefärbt hatten, einige waren abgefallen, andere waren anscheinend an der Basis geschrumpft und befanden sich im Prozess der ›Abschnürung‹. Und die Mäuse schienen unter keinen schädlichen Folgen zu leiden.« Wenn die Mäuse anderen Gasen wie Helium oder Sauerstoff ausgesetzt waren, waren diese Effekte nicht zu beobachten. Am Ende ihres Artikels schrieben die Autoren, dass diese Anti-Krebs-Wirkung möglicherweise auf die Reaktion von Wasserstoff mit dem stärksten bekannten Oxidans, dem OH-Radikal, zurückgehe.

Es ist hart, darüber zu sprechen, was einen bei Lungenkrebs am Lebensende erwartet. Aber viele möchten wenigstens eine vage Vorstellung davon haben, was ihre Lieben oder sie selbst am Ende ihrer Reise zu erwarten haben. Wie jemand sein Ende erlebt, wird anders aussehen, wenn Wasserstoff und die anderen unten aufgeführten natürlichen Substanzen und Therapien angewandt werden. Die Wasserstoff-Inhalationstherapie ist in allen Stadien von Lungenkrebs ideal, nicht nur wegen der Wirksamkeit, sondern auch, weil sie einfach anzuwenden ist.

Sauerstoff zieht Krebszellen und Tumoren den Boden unter den Füßen weg, indem er ihnen die Grundlage dessen, was sie virulent macht, entzieht. Da Bicarbonate das Gleiche bewirken, ist die gemeinsame Anwendung von Sauerstoff und Bicarbonaten tödlich für Krebszellen.

Und in den schwersten Fällen können Wasserstoff- und Sauerstoffgas (Brown's Gas) rund um die Uhr verabreicht werden. Geräte zur Wasserstoff-Inhalation haben sich auf Intensivstationen in einer ganzen Reihe lebensbedrohlicher Situation als hilfreich erwiesen. Für einen Sterbenden ist Wasserstoff wie Wind, der ihn von der Schwelle des Todes wegweht. Wasserstoff kann den Todesengel überlisten und ist für Lungenkrebspatienten deshalb entscheidend.

Die wissenschaftliche Literatur und die rasch aufkommenden Studien weisen auf ein großes Potenzial der Wasserstoffgas-Inhalation in der Onkologie hin. Dass sich die Wasserstoff-Medizin bereits als effektiv bei Gehirnkrebs erwiesen hat, ist besonders für Lungenkrebs- und Brustkrebspatienten von Bedeutung, weil sie häufig Metastasen im Gehirn entwickeln.

Vernebelung – transdermale Lungenbehandlung

In manchen Ländern bekommt man Vernebler nur auf Rezept, weil damit die Substanzen direkt ins Blut gelangen. Das weist schon darauf hin, dass wir es hier mit ernsthafter Medizin zu tun haben und deshalb Vorsicht anzuraten ist. Mit Verneblern erreichen wir – teilweise – die gleiche Wirkung wie mit Injektionen: Die Medikamente gelangen rasch direkt in den Blutkreislauf. Deshalb kann sich ein Vernebler als lebensrettend erweisen.

Menschen mit Lungenerkrankungen sollten Medikamente besser über einen Vernebler einnehmen als oral, weil das kampfbereite Körpersystem so die Wirkstoffe nicht im Magen aufspalten und über den Blutstrom zur Lunge transportieren muss. Stattdessen werden mit dem Vernebler die Medikamente direkt ins Lungengewebe gesprüht und dort von den Lungen- und Bronchialzellen absorbiert.

Dr. Shallenberger sagt: »Ein Vernebler verwandelt eine Flüssigkeit in Bläschen, die so winzig sind, dass sie nur unter dem Mikroskop zu erkennen sind. Wenn sie den Vernebler verlassen, sind sie so klein, dass sie wie Rauch aussehen. Und genau das ist die Magie eines Verneblers. Die Bläschen sind so klein, dass sie völlig ohne Unbehagen oder Reizung in die tiefsten Regionen der Lunge inhaliert werden können. Das ist eine großartige Möglichkeit, wie Asthmatiker das Medikament einnehmen können, das sie brauchen, um ihre Lunge zu weiten.«

Glutathion

Dr. Michelle Alpert meint: »Weil oral verabreichtes Glutathion nicht gut absorbiert wird, habe ich angefangen, mit vernebeltem Glutathion zu experimentieren, das Patienten zwischen Detox-Infusionen zu Hause anwenden können. Laut einer im Jahr 2000 in *Alternative Medicine Review* veröffentlichten Studie hatte vernebeltes Glutathion bei Emphysemen und anderen Lungenproblemen wie Asthma oder Bronchitis ganz erstaunlichen Erfolg. Anscheinend hat die Inhalation eine systemische Wirkung. Manche Patienten haben mit dieser Kombination sogar noch mehr Erfolg.«

> *Ich inhaliere gegen meine chronische Bronchitis vernebeltes Glutathion mit Natron. Nach der ersten Anwendung war ich erstaunt. 24 Stunden lang hatte ich keinerlei Probleme mit dem Abhusten von Schleim, und in den Tagen darauf hatte ich viel weniger Schleimabsonderungen.*
>
> N. Goodfellow

Glutathion, das wichtigste Antioxidans im Körper, ist die Substanz, in der Schwefel und Selen sich zusammentun, um uns vor Krebs zu schützen. Das Immunsystem kann ohne Glutathion nicht richtig funktionieren, und Antioxidantien wie die Vitamine C und E brauchen es, um im Körper angemessen zu wirken. Die Verbindung von Glutathion und Krebs ist gut erforscht. Patienten mit Krebs, schweren chronischen Erkrankungen, Aids und über sechzig anderen Krankheiten haben einen zu niedrigen Glutathionspiegel. Zudem spielt Glutathion in der Detoxifikation vieler bekannter krebsverursachender und zellschädigender Substanzen in der Umwelt eine Rolle.

PubMed, die offizielle Bibliothek der US-Regierung über medizinische Forschungsarbeiten, verzeichnet mehr als 98 000 wissenschaftliche Studien und Artikel über Glutathion. Diese Schriften belegen die beachtliche Rolle, die Glutathion für den Schutz und die Funktion jeder einzelnen Zelle im menschlichen

Körper und für die optimale Gesundheit und Funktion spielt. Sie zeigen aber auch die verheerenden Folgen zu niedriger Glutathionspiegel auf und wie diese den Alterungsprozess beschleunigen.

Magnesium und Glutathion

Magnesiumöl kann pur im Vernebler verwendet werden. Für die Synthese von Glutathion ist Magnesium erforderlich. Für die Glutathion-Synthetase sind Alpha-Glutamylcystein, Glycin, Adenosintriphosphat (ATP) und Magnesiumionen nötig. Daten belegen die direkte Wirkung von Glutathion in vivo und in vitro, um den intrazellulären Magnesiumspiegel zu erhöhen, sowie den klinischen Zusammenhang von zellulärem Magnesium, der GSH/GSSG-Ratio und dem Glucosestoffwechsel im Gewebe.

Laut Dr. Russell Blaylock hängt ein Magnesiummangel mit einem dramatischen Anstieg der Bildung freier Radikale und des Glutathionabbaus zusammen. Das ist deshalb so wichtig, weil Glutathion eines der wenigen antioxidativen Moleküle ist, die Quecksilber neutralisieren.

Ich empfehle zum Vernebeln L-Glutathion Plus™, weil es speziell für die verbesserte Absorption mit reduziertem L-Glutathion in pharmazeutischer Qualität (OPITAC) und Natriumbicarbonat entwickelt wurde. Wird es mit destilliertem oder deionisiertem Wasser oder Kochsalzlösung gemischt, wird L-Glutathion Plus isotonisch und ist dann perfekt geeignet für den Kontakt mit Lungen-, Nasal- und anderem Weichgewebe. Ganz ohne Füll-, Hilfs- oder Zusatzstoffe und Konservierungsmittel.

Bicarbonat

Heute haben wir mehr Anlass als je zuvor, uns die Bicarbonat-Therapie gegen Krebs näher anzuschauen. In einer neuen Studie des Ludwig Institute for Cancer Research heißt es: »Wenn man dem Krebs den Garaus machen, ihn also endgültig besiegen möchte, muss man ihn gründlich bereinigen, das heißt seine Funktionsfähigkeit wiederherstellen. Nur Krebszellen, die im Einklang mit ihren internen zirkadianen Mechanismen aktiv bleiben, sind für Krebstherapien anfällig. Aber wie können wir diese inneren Mechanismen aufrechterhalten? Natriumbicarbonat verspricht, Krebszellen aufzuwecken, die innerhalb der Tumore eingeschlafen sind, wo Sauerstoffmangel und ein saures Milieu Hand in Hand gehen. Indem es die Übersäuerung mindert, stellt Natriumbicarbonat die zirkadiane Schwingung wieder her.«

Alle Menschen mit Krebs profitieren von Natriumbicarbonat, weil es den sauerstoffarmen, sauren Zustand angeht, der bei durchweg allen Krebspatienten festzustellen ist. Natriumbicarbonat lässt Tumore schrumpfen. Bicarbonat hemmt die spontane Metastasenbildung (Robey, 2009). Laut Medizinwissenschaftlern »erhöht Bicarbonat den pH-Wert in Tumoren und hemmt die spontane Metastasenbildung«. Die $NaHCO_3$-Therapie reduzierte nach der Injektion in die Milz die Bildung von Lebermetastasen deutlich. Das legt die Vermutung nahe, dass es die Extravasation und Kolonisierung hemmt.

»Studien der Universität im italienischen Bari zeigten, dass ein Kennzeichen aller Tumore, ungeachtet ihres Ursprungs oder Hintergrunds, ein saures Milieu ist. Durch saure pH-Werte und Hypoxie, also Sauerstoffmangel, wird die Tumorprogression verstärkt«, schreibt Dr. Veronique Desaulniers. »Die Störung der pH-Dynamik tritt sehr früh in der Karzinogenese auf und ist eines der häufigsten pathophysiologischen Merkmale von Tumoren.

Die Ergebnisse einer Studie deuten darauf hin, dass Tumorzellen tatsächlich eine Art Nischentechnik beherrschen und ein saures Milieu schaffen, das für die bösartigen Zellen ungiftig ist, aber durch seine negativen Auswirkungen auf normale Zellen und Gewebe die lokale Invasion fördert.«

In Körperregionen mit normalem oder fast normalem pH-Wert kommt es zu keiner Tumorinvasion. Immunhistochemische Analysen ergaben, dass die Zellen an den invasiven Rändern den Glucosetransporter GLUT-1 und den Natrium-Wasserstoff-Austauscher NHE-1 exprimierten, die beide mit peritumoraler Azidose einhergehen. Die Tatsache, dass die orale Einnahme von Natriumbicarbonat ausreichte, um in einem präklinischen Modell den peritumoralen pH-Wert zu erhöhen und das Tumorwachstum und die lokale Invasion einzudämmen, unterstützte unsere Ergebnisse und die Hypothese der säurevermittelten Invasion.

Erhöhte systemische Konzentrationen von pH-Puffern führten zu verminderter intratumoraler und peritumoraler Azidose. Oral verabreichtes $NaHCO_3$ erhöhte in Mausmodellen mit metastasiertem Brustkrebs selektiv den pH-Wert von Tumoren und reduzierte die spontane Metastasenbildung. Zudem minderte die $NaHCO_3$-Therapie die Lymphknotenbildung und die Entstehung von Lebermetastasen deutlich. Und der saure pH-Wert erhöhte die Freisetzung von aktivem Cathepsin B, einer wichtigen Protease für die Remodellierung der Matrix.

Je basischer Sie sind, umso mehr Sauerstoff können Ihre Körperflüssigkeiten aufnehmen und speichern. Sauerstoff puffert/oxidiert auch Säuren des Stoffwechselabfalls und trägt so dazu bei, basischer zu bleiben. Der schnellste Weg, Sauerstoffgehalt und pH-Wert zu erhöhen, ist die Zufuhr von Natriumbicarbonat – deshalb ist es in jeder Notfallambulanz und Intensivstation vorrätig. Doch wenn wir den Sauerstoffgehalt und den pH-Wert erhöhen, erhöhen wir gleichzeitig auch die Zellspannung.

»Das Geheimnis des Lebens besteht darin, die Zellen mit Nährstoffen zu versorgen und gleichzeitig Abfallprodukte und Giftstoffe zu entsorgen«, sagte Dr. Alexis Carrel, Nobelpreisträger von 1912. Und Dr. Otto Warburg, der 1931 den Nobelpreis erhielt, sagte: »Wenn wir unser inneres Milieu von sauer und sauerstoffarm zu basisch und sauerstoffreich umwandeln, können Viren, Bakterien und Pilze nicht überleben.«

Die oben erwähnte Ludwig-Studie, die in der Fachzeitschrift *Cell* veröffentlicht wurde, beschreibt im Detail, wie Zellen in Reaktion auf Azidität ein wichtiges Schlüsselmolekül, mTORC1 genannt, abschalten, das unter normalen Bedingungen die Verfügbarkeit von Nährstoffen misst, ehe es den Zellen grünes Licht für Wachstum und Teilung gibt. Das deaktiviert die Proteinsynthese der Zelle, unterbricht ihren Stoffwechsel und ihre innere Uhr und bringt sie in den Ruhezustand. »Wenn man aber das Trinkwasser dieser Mäuse mit Natron anreichert, beginnt im ganzen Tumor die mTOR-Aktivität. Das hieße, dass man den Tumor viel empfänglicher für Therapien macht, wenn man diese Zellen wiedererweckt.«

Vernebelung von Jod

Neben seinen antioxidativen und entzündungshemmenden Eigenschaften wirkt Jod auch auf mehrere molekulare Leitungsbahnen ein, die Teil der Zelldifferenzierung und -apoptose sind. Immer mehr epidemiologische Daten belegen aufgrund dieser Wirkung die Rolle von Jod in der Prävention und Behandlung von Krebs.

Steigende Strumaraten (ausgelöst durch Jodmangel) korrelieren mit einer höheren Sterblichkeitsrate durch Krebs. Das ist, insbesondere für Brust- und Magenkrebs, bereits seit über 100 Jahren bekannt. Mit Jodmangel assoziiert werden aber auch Prostata-, Gebärmutter-, Eierstock-, Dickdarm- und Schilddrüsenkrebs.

Krebs beginnt nicht nur mit Sauerstoffmangel im Gewebe, sondern auch mit Jodmangel. Dr. Brownstein erklärt, was bei einer Unterversorgung mit Jod im Körper passiert.[29] Wenn ein Mangel an Jod herrscht, bilden sich in lebenswichtigen Organen Knötchen, die zu Präkanzerosen und schließlich zu ausgewachsenem Krebs führen. Dr. Brownstein sagt: »Die wichtigste Aufgabe von Jod ist es, eine normale Architektur dieser Gewebe aufrechtzuerhalten. Bei Jodmangel entwickeln sich als Erstes zystische Formationen in Brust, Eierstöcken, Uterus, Schilddrüse, Prostata und auch in der Bauchspeicheldrüse – und ja, auch Bauchspeicheldrüsenkrebs nimmt epidemische Ausmaße an. Zysten bilden sich bei Jodmangel. Hält der Mangel längere Zeit an, werden sie knotig und hart. Dann werden sie zu hyperplastischem Gewebe, das eine Vorstufe von Krebs darstellt. Ich nenne das das Jodmangel-Kontinuum.«

Brownstein erklärt weiter: »Das Gute an Jod ist, dass es apoptotische Eigenschaften hat, das heißt, es kann eine Krebszelle daran hindern, sich kontinuierlich zu teilen und zu vervielfältigen, bis sie den Menschen tötet. Somit kann Jod dieses Kontinuum unterbrechen und hoffentlich rückgängig machen, aber zumindest bringt es den Vorgang zum Erliegen.«

Fazit

Nahezu ausnahmslos befolgen Onkologen das pharmazeutische Paradigma und setzen die gefährlichsten und toxischsten Behandlungsmethoden ein. Es lohnt sich also, mehr zu wissen als Ihr Onkologe. Genau dieses Wissen vermittle ich in meinem »Conquering Cancer Course«.

Falls Sie oder ein Ihnen nahestehender Mensch Krebs hat, kann das Wissen darüber, was einen erwartet, helfen, mit der Krankheit umzugehen und sie zu durchleben. In meinem Zehn-Lektionen-Kurs über Krebs liefere ich ausführliche Informationen über Krebs und seine Ursachen sowie über Behandlungswege, emotionale Aspekte, Tests und vieles mehr. Sie bekommen ihn mit 80 Prozent Ermäßigung und bezahlen nur 99 US-Dollar (das entspricht aktuell ungefähr 93 Euro). Das System ist Teil eines Doktorandenprogramms der Da Vinci University und kostet bei Anrechnung 1000 Euro.

https://drsircus.com/conquering-cancer-course

Allgemeine Hinweise

Bedienung eines Verneblers: Die wichtigste Aufgabe eines Verneblers ist es, für eine schnellere und effektivere Absorption eines flüssigen Medikaments zu sorgen, indem dieses in sehr feine Partikel aufgebrochen wird, die der Patient einatmen kann. Zunächst wird die Flüssigkeit in den am Gerät angebrachten Behälter gegeben. Es ist wichtig zu wissen, dass diese Geräte erst kurz vor der Nutzung befüllt werden können. Hat Ihnen der Arzt mehr als ein Medikament zur Vernebelung verordnet, informieren Sie sich, ob sie gemischt werden dürfen oder separat angewandt werden müssen. Nachdem das Medikament eingefüllt ist, den Behälter verschließen, das Rohr mit dem Luftkompressor verbinden und den Kompressor anschalten. Sobald die komprimierte Luft den Verneblerbehälter erreicht, stößt er das Medikament als Nebel aus, den Sie durch das Mundstück oder eine Maske einatmen.

Atmen Sie tief ein, und inhalieren Sie den Dampf vollständig. Dabei regelmäßig an den Behälter tippen, um die richtige Verteilung des Medikaments sicherzustellen, und die Maske erst abnehmen, wenn die Flüssigkeit gänzlich aufgebraucht ist. Wenn Sie die Luftpumpe anschalten, strömt aus dem Mundstück ein Nebel. Nehmen Sie das Mundstück in den Mund und atmen Sie langsam tief ein. Halten Sie für 2–4 Sekunden den Atem an, damit das Medikament von der Lunge absorbiert wird. Wenn Sie den Vernebler wegen Erkältungen oder Erkrankungen der Nebenhöhlen verwenden, können Sie das Mundstück auch an die Nase halten. Nach 10–20 Minuten ist das Medikament aufgebraucht.

Wasserstoff - Treibstoff des Lebens

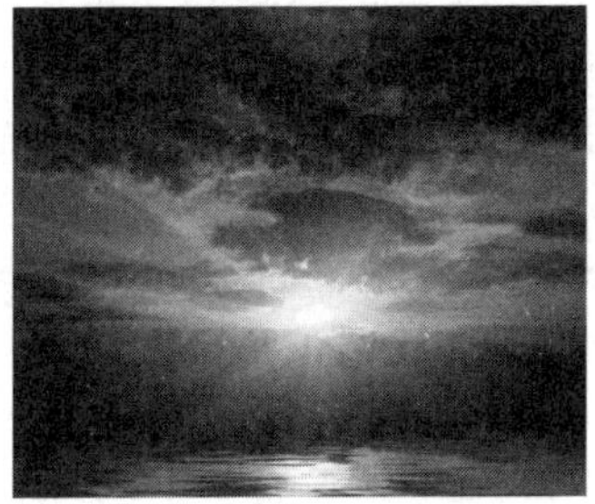

Wasserstoff ist das am häufigsten vorkommende Element im Universum, und wir Menschen könnten diesen Vorrat gar nicht aufbrauchen. Wasserstoff wird die Welt hinsichtlich der Energieversorgung retten – und hoffentlich auch die Medizin und viele Patientenleben. Laut dem Astrophysiker David Palmer bestehen etwa 75 Prozent der gesamten bekannten Materie aus Wasserstoff. Der Kern eines Wasserstoffatoms besteht aus einem einzigen positiv geladenen Proton, um das ein Elektron kreist. Neutronen, die in allen anderen Elementen vorkommen, gibt es in der gängigsten Form des Wasserstoffs nicht. Die Sonne produziert ihre Energie durch die Nuklearfusion von Wasserstoffkernen zu Helium. In ihrem Kern schmilzt die Sonne in jeder Sekunde 620 Millionen Tonnen Wasserstoff. Ganz so einfach ist das natürlich nicht.[30] Aber Wasserstoff verleiht unserer Sonne und allen anderen Sonnen Leben und verbreitet Licht im ganzen Universum.

Wasserstoff ist der Ursprung der Schöpfung

Der Weltraum ist nicht dunkel, er ist voller Licht, aber wir können es nicht sehen – für uns sieht es schwarz aus. Könnten wir es sehen, würde es unsere Augen verbrennen. Und auch wir sind dieses Licht. Wir absorbieren Licht und strahlen es wieder ab wie Sterne, und Wasserstoff steht im Zentrum dieses Geschehens.

Der erste Wissenschaftler, der über Wasserstoff sprach, war Dr. Albert Szent-Györgyi, der für die Entdeckung von Vitamin C und für die Identifizierung der Reaktionen, die aus Wasserstoff Energie freisetzen, mit dem Nobelpreis ausgezeichnet wurde. Er lieferte die Erklärung für eines der grundlegendsten biologischen Prinzipien: Wasserstoff und Sauerstoff arbeiten in einem empfindlichen Gleichgewicht zusammen und geben Energie in winzigen Portionen an die Zellen ab. Wasserstoff ist der einzige Treibstoff, den der Körper kennt. Die Nahrung, Kohlenhydrate, sind nichts anderes als Wasserstoffpakete, Wasserstofflieferanten und Wasserstoffspender. Die Verbrennung von Wasserstoff ist die natürliche Art der Energieerzeugung.

Jeder weiß, dass wir Sauerstoff zum Leben brauchen, aber das Gegenstück des Sauerstoffs, der Wasserstoff, ist der natürliche Kraftstoff, der verbrennt, wenn ausreichend Sauerstoff vorhanden ist. Heute erachten wir Wasserstoff endlich als sauberen Kraftstoff für Autos.

Wir sehen, wie Roboterbienen mithilfe winziger Raketen, die mit Wasser- und Sauerstoff aus dem Wasser betrieben werden, unter- und wieder auftauchen.[31] In einer Kammer in der RoboBee befindet sich Gas, das von einem internen Funken entzündet wird, und – wusch! – schon schießt sie aus dem Wasser. Das Brillante daran ist, dass hier Wasser als Kraftstoff verwendet wird. Ein Paar winziger elektrolytischer Platten wandeln die Flüssigkeit in Wasserstoff um, und es folgt die Zündung eines raketenartigen Schubs.

Wasserstoff ist der beste und effizienteste Energieträger überhaupt. Er hat in Relation zu seinem Gewicht unter allen brennbaren Gasen die größte Menge an Energie. Jeder Kraftstoff, ob Diesel, Benzin, Erdgas, Propan, Butan usw., besteht aus Kohlenstoffketten einer bestimmten Länge, die durch Wasserstoffatome verbunden sind. Die Größe der Kette bestimmt den Namen und die Art des Kraftstoffs. Im Tank Ihres Fahrzeugs agiert H_2 zusammen mit Benzin als Katalysator, der die Verbrennung optimiert und für reinere Emissionen, geringere Kraftstoffkosten und weniger Ölwechsel sorgt.

»Die schrittweise Oxidation von Wasserstoff scheint eines der grundlegenden Prinzipien der biologischen Oxidation zu sein. Die Zelle kann die großen Mengen an Energie, die durch direkte Oxidation freigesetzt werden, nicht für andere Prozesse nutzen und weiterleiten. Die Zelle braucht kleine Beträge, um für ihre Funktionen zu bezahlen, ohne in dem Prozess zu viel zu verlieren. Sie oxidiert also das H-Atom schrittweise, wie wenn man eine große Banknote in Kleingeld wechselt«, schreibt Szent-Györgyi.

Szent-Györgyi entdeckte als Erster, dass der menschliche Körper in vielen seiner Organe Wasserstoff speichert, und nannte diese Speicher »Wasserstoffpools«. Er identifizierte die Leber als das Organ, das am meisten Wasserstoff einlagert, weil sie ihn braucht, um freie Radikale zu neutralisieren, die bei der Entgiftung produziert werden. Das ist das, was Wasserstoff am besten kann: freie Radikale neutralisieren und verbinden, um sie in Wasser zu verwandeln.

Nahrung ist eine wichtige Wasserstoffquelle. Frisch und roh liefert sie große Mengen an Wasserstoff. Der Wasserstoff im Essen ist in komplexen Molekülen gebunden, die verstoffwechselt (aufgespaltet) werden müssen, um den Wasserstoff freizusetzen. Die Luft, die wir atmen, enthält ebenfalls kleine Mengen Wasserstoff, der umgehend von Zellen und Geweben absorbiert wird, wenn er in die Atemwege gelangt. Die Atemluft besteht jedoch nur zu knapp 1 Prozent aus Wasserstoff.

Forscher haben einen Weg gefunden, mithilfe von Purpurbakterien und elektrischen Strömen aus den organischen Stoffen, die wir täglich die Toilette hinunterspülen, Wasserenergie zu erzeugen. Phototrophe Purpurbakterien gehören zur größten und vielfältigsten Bakteriengruppe. Sie sind fotosynthetisch, nutzen aber – anders als Pflanzen und Algen – Infrarotlicht als Energiequelle ihres Stoffwechsels. Dadurch liegt ihr Farbspektrum zwischen Braun und Rot, einschließlich Purpur.

Das wichtigste Merkmal von Purpurbakterien ist ihr wandlungsfähiger Stoffwechsel. So ist eine ihrer unterschiedlichen Stoffwechselaktionen die Produktion von Wasserstoffgas. Purpurbakterien haben jedoch das Problem, dass ihr Stoffwechsel zu viele Elektronen erzeugt. Eine Methode, diesen Elektronenüberschuss loszuwerden, ist die Bindung von Kohlendioxid, wie das auch Pflanzen tun. Eine andere Möglichkeit ist die Freisetzung von Elektronen als Wasserstoff.

Britische Wissenschaftler haben einen Weg gefunden, Kunststoff in Wasserstoff umzuwandeln. Moritz Kuehnel und seine Kollegen von der Swansea University in Wales haben ein geniales Verfahren entwickelt, das mithilfe von Sonnenlicht aus Plastikmüll Energie in Form von Wasserstoffgas erzeugt. Dem Plastikmüll wird ein Fotokatalysator, Cadmiumsulfid-Quantenpunkte, zugegeben, dann wird er in eine alkalische Lösung getaucht. Das Sonnenlicht reduziert das Wasser in der Lösung zu Wasserstoff, und die Plastikpolymere oxidieren inzwischen zu kleinen organischen Molekülen. Während dieses magischen Vorgangs bilden sich an der Oberfläche Wasserstoffgas-Bläschen.

Die Energie der Zukunft

Wasserstoff ist der Energieträger der Zukunft, und viele Unternehmen setzen massiv auf diese Zukunft. Die weltweit größte und fortschrittlichste Wasserstoffanlage befindet sich in Schanghai. Und inzwischen haben wir einen Prototyp eines umweltfreundlichen fliegenden Autos (eher eine Drohne), das mit Wasserstoff betrieben wird und fünf Insassen 400 Meilen weit befördern kann.

Elon Musk hält Wasserstoff für Unfug, und das sollte wohl das Ende der Geschichte sein, aber ich glaube nicht, dass irgendein Stern in unserem riesigen Universum der gleichen Meinung ist. Aber wenn ein Milliardär etwas von sich gibt, muss es ja stimmen. Schauen Sie sich nur an, wie viel Unsinn Bill Gates redet. Die Menschen haben Schaum vor dem Mund, wenn er in und außerhalb der Regierung sein Evangelium über CO_2, Klimawandel und Impfstoffe verkündet. Er vergisst die Tatsache, dass alles Leben auf der Erde auf CO_2 angewiesen ist und es in unseren Zellen und unserer Luft ohne CO_2 keinen Sauerstoff gäbe.

Musk kann seine Batterien und elektrischen Autos bis zum Ende aller Zeiten bauen, aber Wasserstoff ist der Treibstoff des Lebens und wird es immer sein. Viele glauben, dass Wasserstoff industrielle Prozesse und Schwerlastfahrzeuge, einschließlich Hochseeschiffe und Flugzeuge, antreiben wird.

Der Autokonzern Toyota setzt ganz auf Wasserstoff. Länder wie China investieren massiv in eine Zukunft des Wasserstoffs. Der Republikaner Greg Pence, Abgeordneter des Bundesstaates Indiana, hat kürzlich ein Gesetz vorgebracht, um die Innovation von Wasserstoff-Energieprojekten in den USA zu fördern. Unter dem Namen »Clean Energy Hydrogen Innovation Act« stellte er es vor dem Repräsentantenhaus vor.

Wasserstoff ist bereits eine Erfolgsgeschichte. Die PEM-Brennstoffzellen-Technologie von Ballard mit dem 2019 auf den Markt gebrachten Leistungsmodul der 8. Generation hat für den emissionsfreien Antrieb von mehr als 3400 Brennstoffzellen-Elektrobussen und -Nutzfahrzeugen gesorgt. Fahrzeuge mit der Protonen-Austauschmembran (*protone exchange membrane*, PEM) des Unternehmens haben bereits weltweit mehr als 75 Millionen Straßenkilometer zurückgelegt. Das reicht aus, um die Erde 1870-mal zu umrunden. Musk scheint der Null-Emissionen-Aspekt der Wasserstoffenergie egal zu sein.

Wo will Musk seine Autos mit Strom aus Windkrafträdern aufladen? In Texas kostete in der letzten Stromkrise die Aufladung eines E-Autos 900 Dollar. Grüner Wasserstoff ist ein essenzieller Teil des globalen Übergangs zu einer erschwinglicheren, nachhaltigen Form der Energieerzeugung und sollte eine wichtige Säule im Energiemix darstellen. Musk sollte eigentlich wissen, dass Elektrofahrzeuge den Klimawandel nicht so bekämpfen können wie Wasserstoffautos.

Das Wunder des molekularen Wasserstoffs

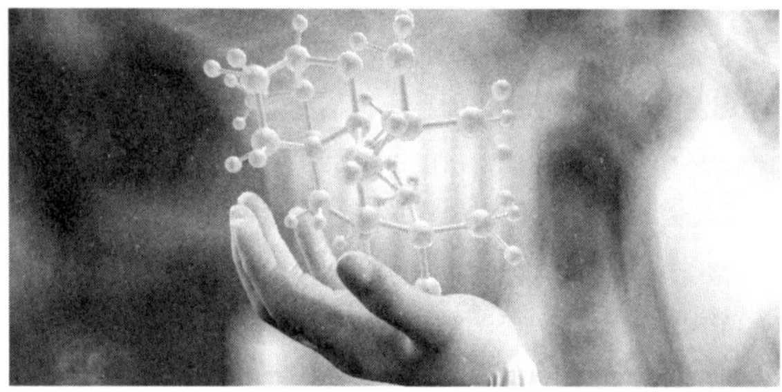

Physiker waren angesichts seiner Schlichtheit schon immer von Wasserstoff fasziniert – diesem einfachsten aller Atome, das sich zu den einfachsten Molekülen verbinden kann. Wasserstoff hat schockiert, er hat überrascht, er hat verwirrt, er hat gedemütigt – und wieder und wieder hat er Physiker zu neuen Einsichten gebracht. Jetzt ist es an der Zeit, dass Wasserstoff seine Wunder in der Medizin vollbringt. Er ist hilfreich in der Behandlung traumatischer Verletzungen, neurodegenerativer und entzündungsbedingter Erkrankungen, bei Organtransplantationen und beim metabolischen Syndrom, bei Diabetes mellitus, Sepsis, Brandwunden, Nebenwirkungen von Chemotherapien, strahlungsbedingten Verletzungen, Hörproblemen und Präeklampsie.[32]

Molekularer Wasserstoff hat antioxidative und entzündungshemmende Eigenschaften und wirkt neuroprotektiv.[33] Bei Wasserstoffzufuhr kommt es zu einem Anstieg des antioxidativen Enzyms Superoxiddismutase (SOD).[34] Wasserstoffreiche Kochsalzlösung schützt vor ASS-induzierter Neuroinflammation und oxidativem Stress, wodurch sich in Tierstudien Gedächtnisstörungen bessern können.[35]

Die Wirkungen von molekularem Wasserstoff im Einzelnen:

- Neuroprotektion
- Linderung von Gemütsstörungen
- Reduktion von Muskelermüdung, motorischen Defiziten und Muskeldegeneration
- Prävention von metabolischem Syndrom, Absinken des Glucose-, Insulin- und Triglyceridspiegels: kann Diabetes behandeln
- antioxidative Wirkung: schützt vor Gehirnschäden
- entzündungshemmende Wirkung
- Schutz von Organen
- Senkung von Cholesterin- und Blutzuckerspiegel
- Hilfe bei Gewichtsabnahme
- Stärkung der mitochondrialen Funktion
- Schutz vor Krebs durch Reduktion von oxidativem Stress und Unterdrückung des Wachstums von Tumorkolonien
- Linderung der Nebenwirkungen von Krebsbehandlungen
- Förderung der Hautgesundheit
- Beschleunigung der Wundheilung
- Reduktion der Schäden an transplantierten Organen
- Besserung bei Blasendysfunktionen
- Schutz des Herzens
- Schutz und Heilung von Augen und Sehkraft
- Vorbeugung gegen Hörverlust
- Bekämpfung von Allergien
- Linderung von Nierenerkrankungen
- Schutz der Leber
- Stärkung der Darmgesundheit
- Schutz der Lunge
- Schutz vor strahleninduzierten Schäden

- Schmerzlinderung
- antibakterielle Wirkung und Stärkung der Mundgesundheit
- auch in hohen Konzentrationen nicht toxisch

Millionen von Menschen bekommen nicht ausreichend Wasserstoff (und leiden unter diesem Mangel) – schuld sind mineralstoffarme Böden, Pestizide, chemische Düngemittel, übermäßig verarbeitete Nahrungsmittel, Zusatz von chemischen Konservierungsmitteln und das Trinken von überchloriertem und überfluoridiertem Wasser.

Wenn bestimmte Chemikalien im Körper ein Elektron verlieren, werden sie positiv geladen (freie Radikale oder Oxidantien). Diese Chemikalien ziehen durch den Körper und stehlen wiederum anderen Zellen Elektronen. Freie Radikale beschädigen die DNA. Die Alterung geht auf Schäden an Millionen von Körperzellen durch Oxidation zurück. Ursache dieser Oxidation ist der Mangel an verfügbaren Wasserstoffanionen, um den freien Radikalen entgegenzutreten.

Heilende Kräfte

Molekularer Wasserstoff ist hilfreich bei rheumatoider Arthritis (RA), einer chronischen entzündlichen Erkrankung mit fortschreitender Zerstörung von Gelenken. Damit einher geht ein erhöhtes Risiko für Atherosklerose, die zu Herz-Kreislauf-Erkrankungen und Tod führt. Das therapeutische Ziel ist es, die systemische Entzündung unter Kontrolle zu bringen, um die Symptome zu lindern und die allgemeine Gesundheit zu stärken. Wasser mit einer hohen Konzentration an molekularem Wasserstoff zu trinken, reduziert den oxidativen Stress bei RA deutlich.[36]

Interessanterweise entsteht Wasser durch die Kombination von Sauerstoff (einem starken Oxidationsmittel) und Wasserstoff (einem starken Reduktionsmittel). Es liegt auf der Hand, dass molekularer Wasserstoff großes therapeutisches Potenzial hat, ebenso wie Wasser selbst. Wasserstoff ist ein neuartiges und innovatives therapeutisches Hilfsmittel. Es ist so hilfreich wie Vitamin-C-Infusionen, ist aber weit preiswerter und kann rund um die Uhr verabreicht werden. Mit einem Inhalator kann man Wasserstoff direkt durch die Lunge in den Körper einbringen.

Mit jedem Schluck Wasserstoffwasser bekommt unser Körper Billionen von Wasserstoffmolekülen. H_2 verbindet sich mit toxischen Hydroxylradikalen, um diese zu neutralisieren. Die Wasserstoff-Therapie ist sicher, und in der Anwendung gibt es keine Obergrenze.

Relative Größe von Antioxidantien

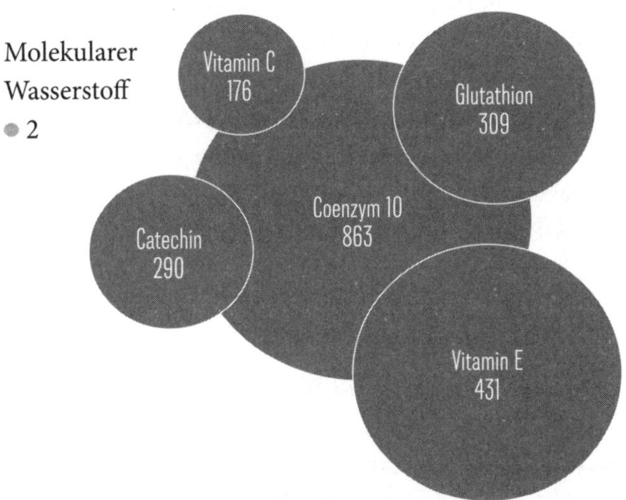

H_2 ist absolut ungiftig, weil das Abbauprodukt der Neutralisierung der freien Radikale Wasser ist. Jedes H_2-Molekül neutralisiert zwei Hydroxylradikale in zwei H_2O-Moleküle und bewässert dadurch die Zellen. Mit Wasserstoff angereichertes Wasser in einer Konzentration von 1,6 mg/l hat mehr »antioxidative« Moleküle als 100 Milligramm Vitamin C.

H_2 ist sehr wichtig für die ATP-Produktion innerhalb der Mitochondrien. Wasserstoff ist die Mutter aller anderen Elemente. Zusammen mit Sauerstoff war und ist Wasserstoff untrennbar mit der Entstehung allen Lebens verbunden. Die Extreme Sauerstoff und Wasserstoff sorgen für die lebenswichtige Ausgewogenheit zwischen Oxidation und Reduktion.

Wasserstoff ist im Körper hauptsächlich an Kohlenstoff, Sauerstoff und Stickstoff gebunden und Teil fast aller Moleküle im Körper: DNA, Proteine, Zucker und Fette. Die Wasserstoffbindung – die sich zwischen Atomen bildet, die sich ein Wasserstoffatom »teilen« – ist eine der wichtigsten Interaktionen, die biologische Moleküle zu ihrem Verhalten veranlassen. Deshalb ist Wasserstoff für die Regulierung der gesamten Physiologie essenziell.

H_2 ist vermutlich das einzige antioxidative Molekül, das aufgrund seiner geringen Größe in Mitochondrien eindringen kann. H_2 schützt Mitochondrien, die reaktivem Sauerstoff ausgesetzt sind, auf direktem Wege.

Das fiese Hydroxylradikal hat ein ungepaartes Elektron, das es zu einem unermüdlich wirbelnden Derwisch macht. Robert Slovak, Experte für Wasserstoffwasser, sagt: »Es stiehlt ein Elektron von der DNA, von Zellwänden, von den Mitochondrien – und währenddessen beschädigt es diese.« Die antioxidative Wirkung des Wasserstoffs entsteht durch die direkte Eliminierung von Hydroxylradikalen und Peroxynitrit. Nachfolgende Studien weisen darauf hin, dass Wasserstoff das Nrf2-Keap1-System aktiviert.[37]

Wasserstoff, Entzündungen und Schmerzen

Bei Zellen, die wiederholt Entzündungsmediatoren ausgesetzt sind, werden Gene angeschaltet, die für inflammatorische Reaktionsproteine kodieren, und sie befinden sich somit im ständigen Entzündungszustand. Das führt zu entzündungsbedingten Krankheiten und Gesundheitsproblemen wie Asthma und Herz-Kreislauf-Erkrankungen. Zu den Molekülen, die die Genexpression verändern können, gehören NF-kB, TNFa und reaktive Stickstoffspezies wie Stickstoffmonoxid und Peroxynitrit. Wasserstoff wirkt sich durch seine Fähigkeit, Moleküle zu regulieren, die einen direkten epigenetischen Effekt haben, indirekt auf die Genexpression aus. Molekularer Wasserstoff kann …

- die Freisetzung von NF-kB verhindern,
- TNFa reduzieren,

- überschüssiges Stickstoffmonoxid reduzieren,
- Peroxynitrit beseitigen.

Molekularer Wasserstoff ist ein epigenetischer Wirkstoff, der Gene modifiziert, die für chronische Schmerzen und Entzündungen verantwortlich sind.

Bereits seit 2007 wird die therapeutische Wirkung von molekularem Wasserstoff bei zahlreichen Erkrankungen untersucht. Die meisten Studien wurden in Japan, China und den USA durchgeführt, und die Zahl der klinischen Versuche nimmt jedes Jahr zu. Etwa drei Viertel dieser Studien belegen die Wirkungen an Mäusen und Ratten. Man sollte erwähnen, dass die ersten Studien und Publikationen fast alle von Dr. Patrick Flanagan stammen, der MegaHydrate entwickelt hat. Er erkannte als Erster, wie sehr sich Wasserstoff auf unsere Gesundheit auswirken kann.

Wasserstoff und Stress

Emotionen und Stress spielen für die Gesundheit und in der Medizin eine große Rolle. Doch nur wenige Ärzte sind dafür ausgebildet, ihren Patienten in diesen Belangen zu helfen. Die Wasserstoff-Therapie in Kombination mit Magnesium trägt dazu bei, den Preis, den wir auf zellulärer Ebene für den Stress bezahlen, den wir mit uns herumtragen, zu reduzieren. Es ist nicht nur der Stress aufgrund der ständig anwachsenden Hintergrundstrahlung, von WLAN und Mobilfunkmasten, der Pestizidspuren in unserem Essen und Gott weiß was noch alles, was unsere Zellen beeinträchtigt. Es sind auch der emotionale Stress und die allgemeine Gefühlswelt, die die Menschen völlig durcheinanderbringen.

All das ist in den Städten ausgeprägter, weil die Luftverschmutzung dort jedes Organ in Mitleidenschaft zieht. Die Luftverschmutzung lädiert tatsächlich jede einzelne Zelle im Körper. Die Forschung zeigt Schäden von Kopf bis Fuß – von Herz- und Lungenkrankheiten bis zu Diabetes und Demenz sowie von Leberproblemen und Blasenkrebs bis zu Osteoporose und Hautschäden. Schadstoffe führen zu Entzündungen, die dann durch den ganzen Körper rauschen, und Nanopartikel werden durch den Blutkreislauf geschleust.

Normalerweise sterben Zellen durch Apoptose. Nekrose ist das Absterben von Körpergewebe. Sie tritt auf, wenn aufgrund von Verletzungen, Strahlung oder Chemikalien zu wenig Blut in das betroffene Gewebe gelangt. Pyroptose ist eine Form des programmierten Zelltods, der bei intrazellulären pathogenen Infektionen auftritt. Die Anpassungsfähigkeit einer Zelle entscheidet letztlich über ihr Schicksal bei Stress. Die Stärke beziehungsweise das, was wir die Anpassungsfähigkeit einer Zelle nennen, steht in direktem Zusammenhang mit ausreichender Nährstoffzufuhr und der richtigen Zellatmung, bei der Gift- und Abfallstoffe durch die Zellwand abtransportiert werden.

Zellen können auf Stress unterschiedlich reagieren, das kann von der Aktivierung von Überlebens-Signalwegen bis zur Einleitung des Zelltods reichen, der die geschädigten Zellen schließlich eliminiert. Ob die Zellen mit Schutz- oder Zerstörungsmechanismen auf Stress reagieren, hängt von vielen Faktoren ab, von denen der wichtigste jedoch der Ernährungsstatus ist. Eine gesunde Zelle wählt natürlich das Überleben, eine Zelle jedoch, die bereits durch Mineralstoff- und Lipidmangel unter chronischem Stress steht, hat deutlich weniger Widerstandskraft. Andere Faktoren für die zelluläre Widerstandskraft gegen Stress sind die Art und die Dauer der angespannten Situation und der Typ der betroffenen Zellen.

Die erste Reaktion der Zelle auf einen Stressreiz besteht darin, den Angriff abzuwehren und sich dann davon zu erholen. Es ist also anzuraten, diese erste Abwehrreaktion der Zelle zu stärken – sowohl Wasserstoff als auch Magnesium können dies leisten.

Magnesium und Zellstress

Die Beteiligung freier Radikale an Gewebeverletzungen, die durch Magnesiummangel verursacht sind, führt zu einer Ansammlung oxidativer Produkte in Herz, Leber, Nieren, Skelettmuskelgewebe und roten Blutkörperchen. Magnesium ist für die natürliche Selbstreinigung und -entgiftung des Körpers von großer Bedeutung. Es schützt Zellen vor Aluminium, Quecksilber, Blei, Cadmium,

Beryllium und Nickel. Deshalb ist für die Entgiftung und Chelatbildung von Schwermetallen eine Remineralisierung so wichtig. Magnesium schützt die Zellen vor Schäden durch Sauerstoffradikale und unterstützt die Absorption und Verstoffwechslung von B-Vitaminen sowie von Vitamin C und E, die für den Zellschutz von großer Bedeutung sind.

Auch für die Synthese von Glutathion, einem der essenziellen Enzyme im Körper, ist Magnesium erforderlich. Ein Magnesiummangel führt zu Glutathionverlust. Und weil Glutathion dem Körper hilft, Schäden durch Rauchen, Strahlenbelastung, Chemotherapie, Alkohol und so gut wie jede andere Art von Toxinen abzuwehren, wiegt dieser Verlust schwer. Laut Dr. Russell Blaylock geht ein Magnesiumdefizit mit vermehrter Bildung freier Radikale und Glutathionschwund einher. Das ist sehr wichtig, weil Glutathion eines der wenigen antioxidativen Moleküle ist, die Quecksilber neutralisieren.

Die alten Chinesen nannten Magnesium ganz richtig »das schöne Metall«, denn aus der Sicht der Molekularbiologie ist es unbezahlbar. Die meisten Wasserstoff-Tabletten, die für die Herstellung von Wasserstoffwasser verwendet werden, enthalten Magnesium als Hauptwirkstoff. Die besten beinhalten 80 Milligramm – wenn wir also 10 Tabletten am Tag einnehmen, nehmen wir 800 Milligramm Magnesium zu uns, eine gesunde Dosis. Dieses Buch über Wasserstoff und andere medizinische Gase beschäftigt sich nicht allzu sehr mit dem Thema Magnesium. Aber eines ist klar: Wenn man medizinische Gase einsetzt, sollte Magnesium immer einbezogen werden. (Weitere Informationen über Magnesium finden Sie in meinem Buch *Transdermale Magnesiumtherapie.*)

Onkologen sollten wissen, dass Magnesium auch beim Schutz der DNA eine Rolle spielt und ein entscheidendes Ion in der Zellteilung darstellt. Ebenso ist die Kontrolle des pH-Werts der Schlüssel zum zellulären Überleben und bestimmt zu einem großen Teil, wie gut sich eine Zelle gegenüber Stress anpassen kann. Jod, Schwefel, Selen und sogar Zink stehen dem Magnesium in Sachen Stärkung der Zellen in kaum etwas nach. Fazit: Wasserstoff und Magnesium sind wie Batman und Robin – unzertrennliche medizinische Superhelden im Kampf gegen Zellstress und so ziemlich alles andere.

Wasserstoff ist Medizin

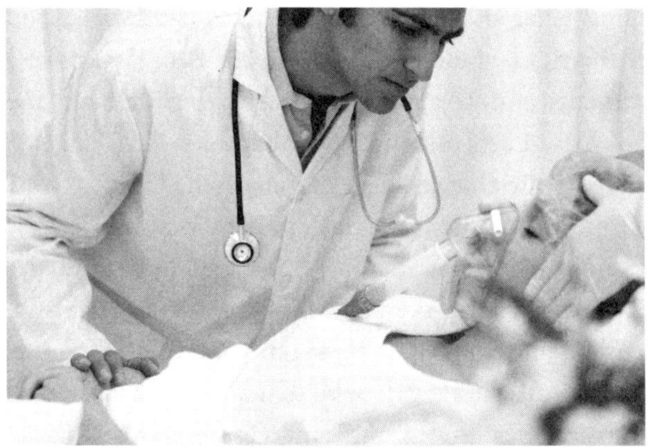

Prof. Masaru Suzuki von der Abteilung für Notfall- und Intensivmedizin des Keio University Hospital in Tokio sagt: »H_2 wird künftig als medizinisches Produkt einen großen Einfluss auf die kardiopulmonale Wiederbelebung haben. Die dahin gehende Forschung schreitet weltweit schnell voran, und irgendwann wird sie gemeinsam auf internationaler Ebene stattfinden. Falls diese H_2-Inhalationstherapie bei Herzstillstand wirkt, hieße das, dass sie sogar bei den schwersten Notfällen effektiv ist. Ich glaube, das Potenzial für H_2 in der Medizin wird sich auf Grundlage dieser Forschung als endlos erweisen.«[38]

In einer Studie, die im *Journal of Stroke and Cerebrovascular Diseases* veröffentlicht wurde, erwies sich die Wasserstoffgas-Inhalation bei akutem Hirninfarkt als sicher und effektiv. Diese Ergebnisse deuten auf ein Potenzial für eine breitgefächerte und allgemeine Anwendung von H_2-Gas hin.[39] Der medizinische

Wert des Wasserstoffs wurde nicht zur Kenntnis genommen, bis die Forschung zeigte, dass die Inhalation von 2-prozentigem H_2 die Schäden, die bei durch oxidativen Stress verursachter zerebraler Ischämie/Reperfusion entstehen, durch die selektive Eliminierung von freien Hydroxylbasen (OH) und Peroxynitritanionen ($ONOO^-$) deutlich verringern kann. Wasserstoff fördert das Überleben von Netzhautzellen. Eine Studie zeigte, dass eine Nachbehandlung mit inhaliertem hochdosiertem H_2 über antioxidative, entzündungshemmende und der Apoptose entgegenwirkende Wege eine neuroprotektive Wirkung gegen I/R-Schäden an der Netzhaut hat.[40] Wenn Ihnen die Erblindung droht und Ihr Augenarzt Ihnen nur Antioxidantien empfehlen kann, ist Wasserstoff ein Wundermittel.

> »Gestern war ich bei meiner Augenärztin. Vor ein paar Monaten habe ich ihr von molekularem Wasserstoff und dem Zusammenhang zwischen oxidativem Stress, dem Hydroxylradikal, altersbedingter Makuladegeneration, Glaukom und Katarakt erzählt. Gestern verglich sie die Bilder von meiner Netzhaut und war erstaunt. Weil ich mich mit Augen nicht gut auskenne, verstand ich nicht alle Fachbegriffe, die sie verwendete, aber ich konnte sehen, dass die Netzhautoberfläche nun glatt und nicht mehr uneben war. Eine zuvor klar erkennbare Beule war völlig verschwunden. Sie möchte, dass ich im Rahmen einer Studie, über die sie schreiben will, in einem Monat wiederkomme«, schreibt Bill.

Ed Wonder, ein Hersteller von Wasserstoffgeräten, schreibt: »Wenn man älter wird, nimmt die Fähigkeit, in der Nähe zu sehen, aufgrund der Linsenverhärtung ab. Ich war jedoch an einem Punkt, an dem ich nicht mehr fokussieren konnte, wenn etwas zu nah war – und wenn ich es dann weiter entfernt hielt, um es zu fokussieren, war es zu klein –, ein wahrer Teufelskreis. Und das Lesen von Flaschenetiketten war schwierig, weil es da verschiedene Entfernungsebenen gab. Das ist jetzt Geschichte, und ich kann in bequemem Abstand Flaschenetiketten lesen, ganz ohne diesen erwähnten Teufelskreis. Meine Frau konnte ebenfalls nach 4-wöchiger Inhalation ihre Lesebrille weglegen.«

»Die Sehschärfe verbesserte sich nach 3–4 Wochen täglicher Inhalation.« (anonym)

> »Ich habe meine Sehkraft diversen Tests unterzogen. Ich kann alles lesen. So gut habe ich zuletzt mit Ende 20 oder Anfang 30 gesehen. Jetzt bin ich 53. Das ist erstaunlich.
>
> Das EINZIGE, was ich in meinem Leben geändert habe, ist die tägliche Inhalation des Gases. Das Sprudelwasser konnte das NICHT bewerkstelligen, da ich es seit 6 Monaten täglich trinke, sich die Situation aber erst seit Kurzem auf dieses Niveau verbessert hat. Ich inhaliere jeden Tag eine halbe bis über 2 Stunden.«

Wir können nur hoffen, dass Wasserstoff und Sauerstoff auch bei uns so gut wirken. Wir werden sehen, dass Wasserstoff effektiv Menschen von der Schwelle des Todes wegbringen kann, so wie Magnesium es bei einem Herzstillstand schafft. Was Magnesium fürs Herz tut, kann auch Wasserstoff, und zusammen haben sie noch mehr Macht über Leben und Tod.

Dr. Sun, Dr. Ohta und Dr. Nakao schreiben in ihrem Buch *Hydrogen Molecular Biology and Medicine*, dem ersten seiner Art: »Inertgase sind für das menschliche Überleben nicht unnütz oder entbehrlich, sondern vielmehr unverzichtbare Komponenten des gasförmigen Mediums zur Erhaltung des Lebens. Um den Energiestoffwechsel aus Oxidation und Phosphorylierung aufrechtzuerhalten, der lebensnotwendig ist, muss das inhalierte Gas einen bestimmten Sauerstoffanteil enthalten. Wenn aber der Partialdruck des Sauerstoffs zu hoch ist oder sogar reiner Sauerstoff enthalten ist, führt dies zu Schäden im Körper oder sogar zum Tod, da zu viel Sauerstoff für den Körper giftig ist.

Die Forschung besagt, dass Wasserstoff bei vielen Erkrankungen eine Schutzfunktion hat, etwa bei malignem Karzinom, Kolitis, Enzephalopathie nach Kohlenmonoxidvergiftung, zerebraler Ischämie, seniler Demenz, Parkinsonkrankheit, Depression, Wirbelsäulenverletzung, Hautallergien, Diabetes Typ 2, akuter Pankreatitis, Organtransplantationen, intestinaler Ischämie, systemischer Entzündungsreaktion, radioaktiver Schädigung, Netzhautverletzung, Taubheit usw.«

Laut diesen Ärzten ist die Permeabilität von Wasserstoffgas extrem ausgeprägt, weil sein molekulares Gewicht sehr niedrig ist. »Es kann bei Zimmertemperatur Gummi- und Latexschläuche und bei höheren Temperaturen auch Metallschichten wie Palladium, Nickel und Stahl durchdringen.« Wir können uns also vorstellen, dass sich Wasserstoff im ganzen Körper ausbreitet und in jede Zelle gelangt, insbesondere in die Regionen, die seine heilende Kraft besonders nötig haben.

Je herausfordernder die medizinische Situation ist, umso hilfreicher scheint Wasserstoff zu sein. Wasserstoff ist perfekt für Intensivstationen und Notfallambulanzen geeignet, wo Medikamente rasch wirken müssen. Die oben genannten Autoren sagen: »Wasserstoff hat eine hohe Schallgeschwindigkeit. Unter normalen Bedingungen beträgt die Schallgeschwindigkeit der Luft 331 m/s, die von Helium liegt bei 972 m/s und die von Wasserstoff bei 1286 m/s.«

Molekularer Wasserstoff enthält zwei Protonen und zwei Elektronen und ist neutral, sodass er elektromagnetisch nicht so viel Platz einnimmt wie negativ geladene Elektronen. Das heißt, molekularer Wasserstoff schlüpft leichter in Zellen als die viel kleineren Elektronen. Zellen halten jeder Ladung stand, nicht aber neutralem Wasserstoff. So gelangen die winzigen neutralen Wasserstoffmoleküle rasch und mit Leichtigkeit in die Zellen und Mitochondrien, wo sie viel Gutes tun.

Wasserstoffmoleküle kommen schnell zu Hilfe, reiten sozusagen auf ultraschnellen Pferden. Wasserstoff ist reaktionsfreudig – er ist chemisch aktiv und energiegeladen und bewegt sich im Notfall wie ein Blitz, insbesondere wenn inhaliertes Wasserstoffgas mit wasserstoffreichem Wasser kombiniert wird. Noch stärker als Wasserstoffwasser ist nur Wasser mit Magnesiumbicarbonat.

Pathologie und oxidativer Stress

Weiter hinten in diesem Buch wird vom Wesen von oxidativem Stress die Rede sein, warum er so schädlich ist und warum Wasserstoff die beste Lösung bei oxidativem Feuer ist. Ich habe zwar noch keine Studien direkt über Wasserstoff und Bluthochdruck, den großen lautlosen Killer, gesehen, man liest jedoch, dass

Bluthochdruck eine multifaktorielle Störung ist, die viele Mechanismen beinhaltet, die zu Risikofaktoren für Herz-Kreislauf-Erkrankungen führen.

Endotheliale Dysfunktion ist ein Ungleichgewicht zwischen der Produktion und der Bioverfügbarkeit der endothelialen vasodilatierenden Faktoren (*endothelium-derived relaxing factors*, EDRF) und der endothelialen kontraktilen Faktoren (*endothelium-derived contractile factors*, EDCF). Damit geht eine erhöhte Bioverfügbarkeit von reaktiven Sauerstoffspezies (ROS) und eine verringerte antioxidative Kapazität einher, die als oxidativer Stress bezeichnet wird. Wasserstoff erhöht die antioxidative Kapazität und sollte deshalb als grundlegende Lösung bei Bluthochdruck betrachtet werden.

Wasserstoff und Schlaganfall

Wie Erdgas kann Wasserstoff biologische Membranen durchdringen und erfüllt dabei unterschiedliche Funktionen (Huang et al., 2010). Ein Schlaganfall ist eine verheerende neurologische Erkrankung. Inhaliertes Wasserstoffgas kann die Blut-Hirn-Schranke effektiv überwinden und in verschiedenen Schlaganfall-Modellen die neurologischen Schäden mildern (Ohsawa et al., 2007; Chen et al., 2010; Lekic et al., 2010; Zhan et al., 2012).

Wasserstoff schützt vor Lungenhochdruck

Lungenhochdruck beziehungsweise pulmonale Hypertonie (PH) wird von erhöhtem Druck in den Lungenarterien verursacht. Im fortgeschrittenen Stadium verschlimmern sich die Symptome (Kurzatmigkeit, Müdigkeit, Brustschmerzen) und schränken körperliche Tätigkeiten ein. Verantwortlich für die Erkrankung sind diverse Faktoren, und die Behandlung erfolgt meist mit verschiedenen Vasodilatatoren. Doch die herkömmlichen Therapien können das Fortschreiten der Krankheit nicht effektiv aufhalten. Deshalb wird nach neuen Behandlungsmöglichkeiten gesucht.

Patienten mit pulmonaler arterieller Hypertonie (PAH) tragen nach operativen Eingriffen am Herzen ein höheres Risiko. Bei ihnen kommt es häufiger zu hämodynamischer Instabilität, Hypoxämie und rechtsventrikulärer Dysfunktion. Forscher konnten feststellen, dass H_2 vor Lungenhochdruck schützt und rechtsventrikuläre Hypertrophie – eine Herzerkrankung, bei der sich die rechtsventrikulären Herzwände verdicken – rückgängig machen kann.

Da oxidativer Stress und Entzündungen zur Pathogenese und Entstehung pulmonaler Hypertonie beitragen, kann Wasserstoff auch hier hilfreich sein.[41] Eine im *Journal of Thoracic and Cardiovascular Surgery* veröffentlichte Studie von Kishimoto et al. demonstrierte, dass molekularer Wasserstoff die pulmonale arterielle Hypertonie in einem Rattenmodell linderte, indem er die Makrophagenakkumulation hemmte, den oxidativen Stress reduzierte und die STAT3/NFAT-Achse regulierte.

In dieser Studie wurde die PAH herbeigeführt, indem den Ratten Monocrotalin injiziert wurde. In der Gruppe, der molekularer Wasserstoff oral verabreicht wurde, reduzierte dieser nach 16 Tagen den systolischen Druck in der rechten Herzkammer und den Prozentsatz der muskulären Lungenarterien und hemmte die Proliferation der glatten Muskulatur und den Gefäßumbau.[42]

Medizinische Forscher haben festgestellt, dass hohe Dosen nicht selektiver Antioxidantien das Morbiditäts- und Mortalitätsrisiko nicht erhöhen. Selektive Antioxidantien wie molekularer Wasserstoff sind also sicherer und effektiver für PH-Patienten. Molekularer Wasserstoff (H_2) ist ein ganz besonderes Antioxidans, weil er zwei spezifische ROS (Hydroxylradikale und Peroxynitrit) reduziert, ohne nützliche und für das Überleben der Zellen erforderliche reaktive Spezies anzugreifen.

Bluthochdruck

Hypertonie und Diabetes sind die häufigsten Ursachen der chronischen Nierenerkrankung (*chronic kidney disease*, CKD). Da bis zu 30 Prozent der US-Bevölkerung unter Diabetes oder Hypertonie leiden, sollte man zur Vorbeugung unbedingt Wasserstoff in Erwägung ziehen. H_2-Gas kann den Blutdruck deutlich senken und hat keinerlei Nebenwirkungen. Eine Studie[43] untersuchte die Wirkung von Wasserstoffgas gegen Bluthochdruck an Ratten, bei denen die Hypertonie durch intermittierende Hypoxie herbeigeführt wurde. Die erwachsenen Ratten wurden 5 Wochen lang täglich 8 Stunden chronischer intermittierender Hypoxie (CIH) und 2 Stunden Wasserstoffgas ausgesetzt. Das H_2-Gas verbesserte die Gefäßentspannung deutlich.

Cannabinoide senken zu hohen Blutdruck

Das körpereigene Endocannabinoid-System spielt für viele wichtige physiologische Funktionen, etwa für die Herz-Kreislauf-Funktion, eine entscheidende Rolle. Anandamid – die körpereigene natürliche THC-Version – entspannt die Blutgefäße, sodass das Blut freier fließen kann und der Blutdruck sinkt.

Cannabis hat eine vasodilatorische Wirkung, das heißt, wenn man Marihuana konsumiert, weiten sich die Blutgefäße. Das ist klar zu erkennen, wenn man in die Augen von jemandem blickt, der Cannabis konsumiert hat. Die Adern weiten sich, wodurch mehr Blut auf einmal durchfließt. Das führt zu den typischen roten »Kifferaugen«.

Als sie Versuchsratten THC injizierten, stellten Forscher fest, dass direkt danach der Blutdruck deutlich sank. Eine zweite Studie kam zum selben Ergebnis. Ob es bei Ihnen funktioniert, lässt sich leicht herausfinden: Nehmen Sie ein paar Züge und messen Sie davor und danach Ihren Blutdruck, schon haben Sie die Antwort.

Was ist neu an der Wasserstoff-Medizin?

Ständig werden neue Forschungsergebnisse über Wasserstoff veröffentlicht. Eine aktuelle Studie untermauert, warum ich fast immer Inhalationsgeräte empfehle, die dem Wasserstoff auch Sauerstoff zusetzen. Wenn Wasser- und Sauerstoff gemischt werden, kommt es bei Herzfunktionsstörungen und pathologischer Herzmuskelfunktion zu Verbesserungen.

Bei einer durch CIH ausgelösten Sauerstoffarmut/Reoxygenierung wird eine große Anzahl reaktiver Sauerstoffspezies (ROS) gebildet, die Schäden durch oxidativen Stress hervorrufen. H_2 durchdringt Zellmembranen und andere Barrieren rasch, ohne den Grundstoffwechsel der Zellen zu beeinträchtigen.

Studienergebnisse belegten, dass das H_2-O_2-Gemisch die Herzfunktionsstörung und die Myokardfibrose beachtlich linderte. Wir fanden heraus, dass das inhalierte H_2-O_2-Gemisch die durch Stress des endoplasmatischen Retikulums hervorgerufene Apoptose über drei große Signalwege verringerte. Die H_2-O_2-Kombination senkte die ROS-Level signifikant, indem sie in den Herzen von CIH-Ratten Superoxiddismutase (SOD) und Glutathion (GSH) hochregulierte und die NADPH-Oxidase (NOX2)-Expression herunterregelte.

Behandlung von Schlafstörungen

Die obstruktive Schlafapnoe (OSA) ist eine häufige Atemstörung, bei der es im Schlaf zur wiederkehrenden Verengung der Atemwege kommt. Unter OSA leiden etwa 15–24 Prozent aller Erwachsenen. Häufig gehen damit zahlreiche Herz-Kreislauf-Probleme einher, wie Bluthochdruck, Herzinsuffizienz und Atherosklerose. Bei OSA-Patienten kommt es zu langfristigen Schwankungen der arteriellen Sauerstoffsättigung und häufiger Schlafapnoe, wodurch ihr internes Milieu durch chronische intermittierende Hypoxie (CIH) und wiederkehrende Hypoxie gekennzeichnet ist. Die Inhalation von Wasserstoff und Sauerstoff die ganze Nacht über wirkt sehr gut gegen intermittierende Hypoxie. Eine solche Behandlung sollte in Intensivstationen zum Standard gehören, man kann sie aber auch zu Hause durchführen.

Behandlung von Hörverlust durch Chemotherapie

Dauerhafter Hörverlust und Tinnitus als Nebenwirkungen des Krebsmittels Cisplatin sind ein klinisches Problem. Eine präklinische In-vivo-Studie untersuchte die schützende Wirkung der Wasserstoff-Inhalation auf Ototoxizität, die durch Cisplatin-Infusionen verursacht war. Die durch Medikamente ausgelöste Ototoxizität ist toxisch fürs Ohr *(oto-)*, insbesondere für den Cochlea- oder Hörnerv, und manchmal für das Gleichgewichtssystem. Die Folgen einer Ototoxizität können reversibel und nur vorübergehend sein, aber auch irreversibel und dauerhaft. Die Studie kam zu dem Ergebnis, dass die H_2-Inhalation die durch Cisplatin hervorgerufene Ototoxizität auf funktioneller, zellulärer und subzellulärer Ebene reduzieren konnte. Die H_2-Inhalation mindert die Cisplatin-induzierten elektrophysiologischen Schwellenverschiebungen, den Verlust von Haarzellen und die reduzierte Synaptophysin-Immunreaktion im Synapsenbereich um die IHCs und OHCs.

Behandlung von Grippe

Aktuelle Studien ergaben, dass die intraperitoneale Injektion wasserstoffreicher Kochsalzlösung eine erstaunliche entzündungshemmende, antioxidative und apoptosehemmende Wirkung hat und Organismen vor polymikrobieller Sepsis, einer akuten Bauchfellentzündung, schützt, indem sie oxidativen Stress reduziert und massive entzündungsfördernde Reaktionen abschwächt. Es ist auch bekannt, dass die meisten virusbedingten Gewebeschäden und Beschwerden hauptsächlich durch einen inflammatorischen Zytokinsturm und oxidativen Stress und nicht durch das Virus selbst verursacht werden.

Studien haben gezeigt, dass die Unterdrückung des Zytokinsturms und die Verringerung von oxidativem Stress die Symptome einer Grippe und anderer schwerer Virusinfektionen deutlich lindern können. Deshalb gehen Wissenschaftler davon aus, dass wasserstoffreiche Kochsalzlösung eine sichere, zuverlässige und effektive Behandlungsmethode des multiplen Organversagens (*multiple organ dysfunction syndrome*, MODS) darstellt, das von Grippe und anderen Viruserkrankungen verursacht wird.

Fazit

Das Inhalieren von Wasserstoffgas ist eine starke und doch sanfte Behandlungsmethode. Der Zustand von Patienten verbessert sich schneller, wenn kontinuierlich Wasser- und Sauerstoff zugeführt werden. Wasserstoff ist der ultimative Kämpfer gegen Tod und Krankheit und der perfekte Partner von Sauerstoff und CO_2.

Der medizinische Kontext dieses Buchs

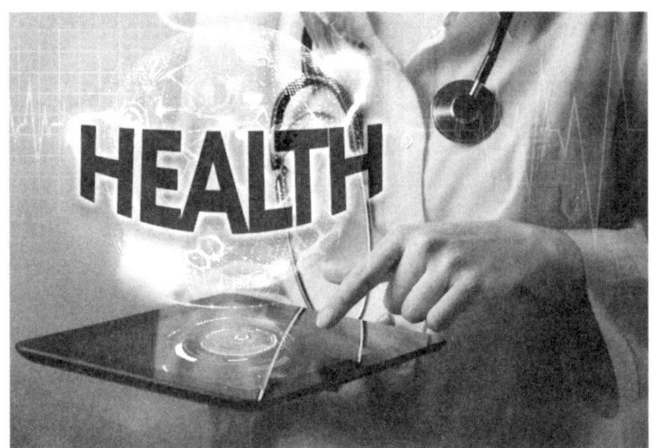

Für die meisten Ärzte, Krankenschwestern und Patienten dürfte dies der erste umfassende Überblick über die Wasserstoff-Medizin und ihren Platz in der uns bekannten modernen Medizin sein. Die Sonne wie auch Wasser lieben Wasserstoff, und die Ärzte werden ihn auch lieben, weil er eine ungewöhnlich sichere Methode in der Behandlung von Patienten darstellt. Wasserstoff ist das häufigste Element im Universum, und als Arznei steht das kleinere Wasserstoffmolekül erhobenen Hauptes neben dem Sauerstoff.

Das Buch bietet eine Art der Medizin, die präzise die Grundlagen des menschlichen Lebens im Auge hat. Es richtet sich an Ärzte, Krankenschwestern, alternative Heiler und Patienten, die sich hier genügend Wissen aneignen, um sich zu Hause selbst behandeln zu können.

Um dem hier dargestellten umfassenden System Tribut zu zollen, nenne ich mein Werk »Innovative Medizin«, die sich darauf konzentriert, die grundlegenden

Ursachen von Krankheiten, die fast jeder kennt, zu identifizieren und zu bekämpfen. Heilkunde und Medizinwissenschaft sind so unübersichtlich geworden, dass praktische Verfahren selbst dem gebildetsten Arzt entgehen können. Seit vielen Jahren nenne ich meinen eigenen Ansatz »Natural Allopathic Medicine« (»natürliche allopathische Medizin«), weil er auf der westlichen Schulmedizin beruht, aber ausschließlich konzentrierte natürliche Arzneistoffe verwendet, von denen viele in Intensiv- und Notfallstationen eingesetzt werden.

Die innovative Medizin konzentriert sich auf die grundlegenden Ursachen, die die meisten Patienten gemeinsam haben, wie Sauerstoff- und Kohlendioxiddefizit, saure pH-Werte, Mineralstoffmangel, zu niedrige Körpertemperatur und Atemfrequenz sowie anomale Herzfrequenzvariabilität.

Krankheiten haben in der Regel mehr als eine Ursache, wobei die wichtigsten Störungen in den bedeutsamsten Elementen des Lebens liegen. Diese Grundlagen zu ignorieren, heißt, die wesentlichen Ursachen von Krankheiten zu ignorieren. Geht ein lebenswichtiges Element zur Neige (wird defizitär), kann nur eine Supplementierung und Behandlung mit ebendiesem essenziellen Element helfen. Pharmazeutika entziehen dem Körper für gewöhnlich weitere lebenswichtige Elemente, sodass es dem Patienten schlechter statt besser geht.

Unser Ansatz gibt Patienten wie Ärzten die Informationen an die Hand, um zu verstehen, was da passiert und was man dagegen tun kann. Behandlungspläne dürfen nicht auf der Grundlage immer neuer Labor- und klinischer Tests entwickelt werden, die allzu häufig nicht zu effektiven Ergebnissen führen. Fragen Sie nur mal jemanden, der von einem Arzt zum nächsten gegangen ist und einen Test nach dem anderen über sich ergehen ließ, ohne eine schlüssige Diagnose und eine Behandlung zu erhalten, die seine Krankheit tatsächlich heilen hätte können.

Statt detailliert die genetischen, biochemischen und lebensstilbedingten Faktoren eines jeden Patienten zu erkunden, decken wir die Grundlagen ab. Wir sehen, welcher Fortschritt ohne Pharmazeutika, chirurgische Eingriffe, Chemotherapien, Strahlungstherapien und diagnostische Verfahren mithilfe krebsverursachender Strahlung möglich ist.

Natürlich kann uns professionelle Hilfe dabei von Nutzen sein, uns selbst besser zu verstehen – falls es die richtige Hilfe ist. Professioneller Service kann aber auch töten, wenn er von der falschen Art ist.

Obwohl die präzise Manifestation beim jeweiligen Patienten von seinen Genen, der Umwelt und dem Lebensstil abhängt, können nur Therapien, die die Ursachen angehen, dauerhaften, über die Symptombekämpfung hinausgehenden Erfolg haben. Die fortschrittlichsten medizinischen Ansätze basieren heute auf der sich immer weiter entwickelnden Forschung in Ernährungswissenschaft, Genomik und Epigenetik. Um unseren Blick zu vervollständigen, müssen wir jedoch auch Psychologie und Emotionen miteinbeziehen. Wir Menschen sind mehr als nur unsere Körper.

Indem sie die grundlegenden Ursachen angehen, können Patienten agieren, statt von der scheinbar komplexen westlichen Diagnosemethode verschlungen zu werden. Dazu ist es nötig, die Ursachen statt der Symptome im Auge zu behalten. Ein Beispiel: Nach dem Durchlaufen eines umfangreichen Behandlungsplans für ihre Gesamtphysiologie wird Brustkrebspatientinnen beigebracht, die Brüste äußerlich mit Magnesiumchlorid, Jod, medizinischer Cannabissalbe und sogar Lehm zu behandeln, um Toxine aus dem Gewebe zu ziehen. Lungenpatienten erreichen das Gleiche durch Vernebelung.

Was ist innovative Intensivpflege?

Jeder Arzt, der auf einer Intensivstation arbeitet, kennt Magnesiumchlorid, Natriumbicarbonat, Jod, Kalium und sogar injizierbares Selen. Diese wichtigen Mineralstoffe können in Kliniken und auch zu Hause Leben retten. Natriumbicarbonat, Kaliumchlorid und Calciumchlorid halten auf Intensivstationen den pH-Wert und den Elektrolytspiegel innerhalb bestimmter Grenzwerte. Magnesium ist eine essenzielle Mineralarznei bei Herzproblemen und Schlaganfall. Bei einer Sepsis können intravenös verabreichtes Vitamin C und inhaliertes Wasserstoffgas die Rettung sein.

Vitamin C ist ein wichtiges eigenständiges Antioxidans und spielt beim Schutz der Zellen vor oxidativen Herausforderungen und dem Zelltod durch oxidativen Stress eine große Rolle. Wenn es zusammen mit anderen Antioxidantien wie Wasserstoff, Glutathion, Magnesium, Bicarbonat und Jod verabreicht wird, kann man davon ausgehen, dass die schwerwiegendsten Gefahren der Sepsis und anderer lebensbedrohender Krankheiten gebannt werden.

Diese lebenswichtigen natürlichen Arzneistoffe können zu Hause mehrmals täglich in hohen Dosen verabreicht werden, um auf sichere Weise deutliche Veränderungen im Gesundheitszustand zu erreichen, selbst wenn der Patient nahe oder schon auf der Schwelle zum Tod steht. Zu Hause kann man die lebensrettende Medikation rund um die Uhr oral, transdermal (äußerlich) oder in Form von Vernebelung, Klistier, Magensonde und Bädern anwenden – und, falls eine Krankenschwester vor Ort ist, sogar intravenös. Diese Substanzen wirken durch die Einhaltung von alimentären Gesetzen.

Sie sind die Art von Medizin, die die Wurzeln einer Erkrankung angeht, die für uns alle im Grunde dieselben sind, unabhängig davon, in welchen Symptomen sich eine Krankheit manifestiert.

Vernünftige medizinische Denkweise

Die innovative Medizin rückt die Fähigkeit, in klaren medizinischen Begriffen zu denken, wieder in den Vordergrund. Es sollte beispielsweise auf der Hand liegen, dass das einzige Mittel gegen Magnesiumdefizit-Krankheiten eben Magnesium ist. Vielen Krankheiten liegt ein Magnesiummangel zugrunde, die Ärzte verordnen aber selten Magnesium. Millionen von Menschen sterben an einem Herzstillstand, der vermieden werden könnte, wenn Magnesium als FDA-zugelassenes Arzneimittel verordnet worden wäre. Doch damit lässt sich kein Geld verdienen. Dasselbe gilt für Bicarbonat, weshalb Ärzte ihre Patienten auf keine dieser Substanzen hinweisen.

Dieses Buch stellt eine Art der Medizin vor, die auf essenzieller Physiologie gründet. Mit etwas gesundem Menschenverstand braucht man keinen Arzt, um diese zu verstehen. Es ist ein Buch über vernünftiges medizinisches Denken, das im letzten Jahrhundert verloren gegangen ist, als sich auf Profit ausgerichtete medizinische Glaubenssysteme etablierten.

Dieses Buch ist eine hervorragende Ergänzung zu *Vanquishing Cancer and Other Diseases*, das noch tiefer in das Thema Sauerstoff- und Kohlendioxid-Medizin eintaucht. Es ist wichtig zu wissen, dass Sauerstoff ohne CO_2 gefährlich ist, und wir haben alle ständig zu wenig CO_2 im Blut und in den Zellen. Ebenso wie Pflanzen gedeihen auch wir mit höheren CO_2-Konzentrationen besser.

Das Hauptanliegen dieses Buchs ist es, die Wasserstoff-Therapie zu propagieren. Jeder, der unter einer lebensbedrohlichen Krankheit leidet, braucht die Wasserstoff-Inhalationstherapie. Und jeder, der die Wasserstoff-Therapie braucht, braucht auch Sauerstoff – das ist der wichtigste Grund, warum ich Inhalationsgeräte empfehle, die beide Gase ausstoßen. In diesem Buch geht es darum, mit den drei wichtigsten medizinisch wirksamen Gasen hohe medizinische Gebäude in einem einzigen Sprung zu überwinden.

Fundament des Lebens

Entzündungen sind untrennbar mit niedrigen pH-Werten, Sauerstoff- und CO_2-Mangel verbunden, und es ist nötig, Körpertemperatur, Atmung und Ausscheidung im Auge zu behalten. Eine vereinheitlichende medizinische Theorie gibt diesen Bereich der Physiologie wieder, in dem die Dinge gleichzeitig ablaufen.

Ab einem bestimmten Punkt können Sauerstoff- und CO_2-Spiegel nicht getrennt betrachtet werden, weil sie in einem engen mathematischen Verhältnis zueinander stehen. Dasselbe gilt für pH-Wert und Zellspannung. Wenn der CO_2-Spiegel auf dem absteigenden Ast ist, tut das auch der Sauerstoffspiegel, und wenn der pH-Wert abtaucht, tut das auch die Zellspannung.

Krebs

Hat er ausreichend Zeit, entwickelt sich Krebs immer dann, wenn vermehrt geschädigte Zellen entstehen – und wenn der Sauerstoffspiegel sinkt, werden Zellen beschädigt, und die Durchlässigkeit der Zellwände verändert sich. Wenn sich Giftstoffe und freie Radikale bilden, verlieren die Mitochondrien ihre Funktionsfähigkeit in Sachen ATP-Produktion, und wenn sich innerhalb der Zellen der pH-Wert in Richtung sauer verlagert, wenn essenzielle Gase wie Kohlendioxid nicht in ausreichenden Konzentrationen vorhanden sind und wenn essenzielle Nährstoffe ganz fehlen, ist der Stresslevel hoch genug, sodass Zellen schließlich kanzerös werden.

Die Wahrheit über die Medizin

Die Schulmedizin ist natürlichen Substanzen gegenüber nicht eben freundlich gestimmt und bringt sie in Verruf, obwohl sie in ernsten medizinischen Situationen Leben retten. Sogar Google mischt da mit. Google sagt selbst, dass »Seiten, die der etablierten wissenschaftlichen oder medizinischen Meinung widersprechen bei der Suche nach wissenschaftlichen oder medizinischen Informationen« auf der Suchmaschine unterdrückt werden, »es sei denn, aus der Anfrage geht hervor, dass der User nach einem alternativen Standpunkt sucht«.

Facebook hat in einer offensichtlichen Aktion gegen Pseudowissenschaften Dutzende von Seiten gelöscht, die sich mit medizinischen Randgruppen oder ganzheitlichen Ansätzen beschäftigen. Das Global Freedom Movement, eine alternative Medienseite, berichtete, dass die soziale Plattform über achtzig Accounts gelöscht hat und dafür »keinen Grund angab. Auf Nachfragen wurde nicht geantwortet.«

Ich frage mich, was die Menschen heute über Antibiotika denken. Bald, wenn es nicht bereits so weit ist, wird es zu gefährlich sein, einen Fuß in ein Krankenhaus zu setzen, weil antibiotikaresistente Infektionen überhandnehmen und Ärzte nicht mehr in der Lage sind, die gängigsten Krankheitserreger zu bekämpfen.

Gewalttätige Medizin

Dr. Paul Ofitt, der größte Impfbefürworter überhaupt, sagt, dass die Verabreichung von Impfstoffen ein gewaltsamer Akt ist.

> »Impfungen sind keine lockere Angelegenheit. Wir verlangen von vielen unserer Bürger, sich in den ersten Lebensjahren bis zu 26 Impfungen verabreichen zu lassen, bis zu fünf auf einmal. Das wiegt schwer, insbesondere wenn man bedenkt, dass eine Impfung ein gewaltsamer Akt ist. Man hält das Kind fest und verabreicht ihm diesen biologischen Wirkstoff gegen seinen Willen.«

Der medizinisch-industrielle Komplex wird immer mehr Menschen vergiften, ohne dass offen debattiert wird oder konträre Meinungen angehört werden, denn er liebt das Paradigma »Die Dosis macht das Gift«. Wasserstoff ist kein Gift. Und auch Sauerstoff ist nicht giftig, solange er mit CO_2 ausbalanciert wird und ausreichend Wasserstoff zur Verfügung steht, um die Oxidation in Schach zu halten (ohne übermäßigen oxidativen Stress).

Ich bin stolz darauf, sagen zu können, dass ich die Medizin als etwas weit Sichereres und Effektiveres neu definieren kann. Es hat keinen Sinn, die Vorgänge in der medizinischen Welt schönzureden, weil sie derzeit von der Pseudowissenschaft der pharmazeutischen Forschung bestimmt wird. Ärzte begreifen nicht, dass die hauptsächlichen Wirkungen von pharmazeutischen Medikamenten ihre toxischen Nebenwirkungen sind. Egal, wie niedrig die Dosis ist: Ein Gift ist und bleibt ein Gift.

Wasserstoff in Chirurgie und Intensivmedizin

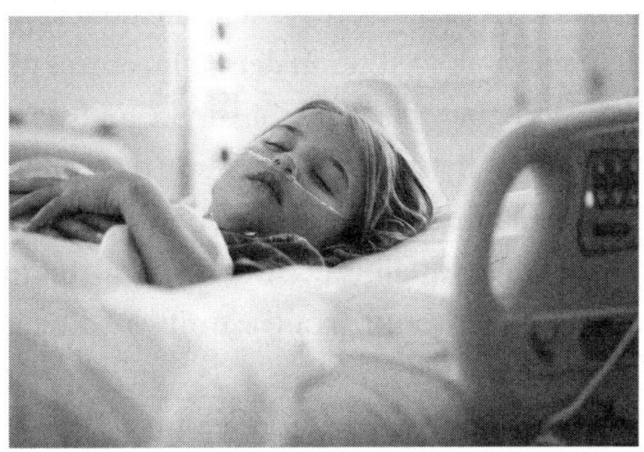

Medizinisches Gas ist von großer Bedeutung, damit Krankenhäuser und andere medizinische Einrichtungen funktionieren. Die medizinischen Gassysteme sind kurz gesagt lebensrettend. In Klinikbereiche wie Patientenzimmer, Aufwachräume, Operationssäle und Intensivstationen eingeleitete medizinische Gase wie Sauerstoff, Stickstoffmonoxid, Stickstoff und Kohlendioxid können für das Überleben der Patienten entscheidend sein. Und jetzt muss auch Wasserstoff in diese Liste aufgenommen werden.

Krankenhäuser müssen in Wasserstoff investieren, weil er eine ideale und sichere Substanz gegen oxidativen Stress ist. Massiver oxidativer Stress ist bei schweren Erkrankungen von Erwachsenen nachweisbar, gekennzeichnet durch Ischämie-Reperfusionsschäden im Gewebe und intensive systemische Entzündungsreaktion wie etwa Sepsis oder akutes Atemnotsyndrom. Oxidativer Stress verschlimmert Organschäden und den Allgemeinzustand.[44] Sauerstoffbedingte freie Radikale spielen bei schwer kranken Patienten in der Entstehung von weiteren Krankheiten eine wesentliche Rolle.

»Schwerstkranke Patienten leiden unter oxidativem Stress, der durch reaktive Sauerstoffspezies (ROS) und reaktive Stickstoffspezies (RNS) verursacht wird. ROS/RNS werden zwar auch unter normalen Bedingungen permanent produziert, aber schwere Erkrankungen erhöhen ihre Produktion drastisch. Diese Patienten haben im Plasma und in den Zellen zu wenig Antioxidantien und zu wenig Fänger freier Elektronen oder Cofaktoren. Zudem weisen sie eine verringerte Aktivität des enzymatischen Systems auf, das für die ROS-Entgiftung verantwortlich ist. Die Balance zwischen Prooxidantien und Antioxidantien ist bei schweren Krankheiten relevant, weil sie an der Pathogenese multiplen Organversagens beteiligt ist.«[45] Wasserstoffgas spricht direkt und unmittelbar den kritischen Zustand an, der durch massiven oxidativen Stress entsteht.

Mehrere Studien weisen auf die therapeutische Wirkung von Wasserstoffgas bei zahlreichen Aspekten der Notfall- und Intensivmedizin hin, etwa bei akutem Herzinfarkt, Herz-Lungen-Stillstand, kontrastmittelbedingten akuten Nierenschäden und hämorrhagischem Schock.

Es gibt Wasserstoffgeräte für Intensivstationen und OP-Säle mit einer Wasserstoff-/Sauerstoff-Produktionsrate von 3000 bis 6000 Millilitern in der Minute. Kliniken und FDA-Beamte wissen es vielleicht noch nicht, aber China produziert bereits Geräte, die sich an das Raumklima von Intensivstationen und OP-Sälen anpassen lassen. Krankenhäuser können sich die Kosten von schätzungsweise 30 000 US-Dollar leisten und so die absolute Kontrolle über das Gasgemisch haben. Mit preiswerteren Geräten kann man seinen Körper zu Hause mit Sauerstoff versorgen.

Wasserstoff wirkt aufgrund seiner geringen Größe und seines neutralen Fußabdrucks schnell. Das Inhalieren von 1- bis 4-prozentigem Wasserstoff lindert Gewebeschäden und reduziert die Infarktschwere. Schon 2 oder 3 Minuten nach Beginn der Wasserstoff-Inhalation erreichen die Wasserstoffspiegel im Blut und Gewebe den Sättigungsgrad. Die Konzentration an gasförmigem Wasserstoff im Blut liegt nach dem Inhalieren von 2-prozentigem Wasserstoffgas bei 16 µmol/l. Die arterielle Sauerstoffsättigung wird nicht beeinflusst, weil sich gasförmiger

Wasserstoff nicht an Hämoglobin bindet, und auch Blutdruck und Pulsfrequenz werden unter stationären Bedingungen nicht tangiert. Nach dem Beenden der Inhalation sinkt die Wasserstoffgaskonzentration im Blut rasch ab, weil es über die Lunge ausgeschieden wird.[46]

Hier noch ein Leitfaden zur Dosierung und zur Art des Inhalationsgeräts: Grob geschätzt sättigt ein Wasserstoffstrom von 300 ml/min bei einer Konzentration von 8 Prozent das Blut in etwa 10 Minuten. Sobald die Sättigung erreicht ist, geht es nur noch darum, den Wasserstoffspiegel für den Kreislauf greifbar zu halten. Wasserstoff-Inhalatoren, die 99-prozentigen Wasserstoff enthalten, sättigen den Körper noch schneller.

Die Wissenschaft des Wasserstoffs

Im Rattenmodell, das nach einem Herzstillstand wiederbelebt wurde, betrug die Überlebensrate 72 Stunden nach Wiederherstellung des Spontankreislaufs (*return of spontaneous ciruclation*, ROSC) in der Kontrollgruppe lediglich 30 Prozent. In der Hyperthermiegruppe und der Wasserstoffgasgruppe lag die Rate jedoch bei 70 Prozent und in der Gruppe mit kombinierter Behandlung sogar bei 80 Prozent.[47] Die Kombination aus Wasserstoff und Infrarotwärme optimiert die therapeutischen Ergebnisse.

Ein Schlaganfall ist eine verheerende neurologische Erkrankung, und auch bei diesen Patienten hat sich Wasserstoff als vielversprechend erwiesen. Inhaliertes Wasserstoffgas kann die Blut-Hirn-Schranke effektiv überwinden und führte in verschiedenen Schlaganfallstudien zu einer Besserung des neurologischen Zustands (Ohsawa et al., 2007; Chen et al., 2010; Lekic et al., 2011; Zhan et al., 2012).

»Die Inhalation von Wassersstoffgas erhöht die Widerstandsfähigkeit gegen durch massive Blutungen verursachte hämodynamische Instabilität. Wird Wasserstoffgas eingeatmet, wenn die Homöostase gestört ist, wirkt es über komplexe Netzwerke und stellt die Homöostase wieder her. Endogene physiologisch aktive Gase wie Stickstoffmonoxid und Kohlenmonoxid binden sich an Häm, Wasserstoffgas jedoch nicht.«[48]

Sicherere Operationen mit Magnesium

Wasserstoff wirkt, ebenso wie Natriumbicarbonat, gut mit Magnesium zusammen. Bei chirurgischen Eingriffen, in der Notfallmedizin und in der Intensivpflege wird Magnesium eingesetzt. Nach größeren Operationen kann es zu Komplikationen wie Herzrhythmusstörungen, Nierenversagen, Schlaganfall und Infektionen kommen. Jeder, dem eine Operation bevorsteht, sollte seine Magnesiumspeicher auffüllen. In den Phasen vor und nach der Operation kann Magnesium dazu beitragen, die Schmerzen zu lindern, den Blutdruck zu senken, bestimmte Herzrhythmusstörungen zu mildern, die Blutgerinnung zu verhindern, Depressionen – die nach Bypassoperationen häufig auftreten – abzuschwächen sowie Energie und kognitive Leistung zu stärken.

Wird der Magnesiumspiegel vor, während und nach dem Eingriff korrigiert, verringern sich medizinische Komplikationen so sehr, dass Operationen ohne Magnesium fast schon leichtsinnig sind. Dr. Minato von der Abteilung für Thorax- und Kardiovaskular-Chirurgie an der Saga Medical School in der japanischen Stadt Saga empfiehlt nachdrücklich während und nach einer Off-Pump-Koronararterien-Bypass-Transplantation (OPCAB) die Korrektur einer Hypomagnesiämie, um perioperative Koronararterienspasmen zu verhindern. Sein Team führt diesen Eingriff laut eigenen Angaben nicht mehr ohne Magnesium durch.[49]

Fazit

Wasserstoff ist eine weitere Substanz, die in Intensivstationen, OP-Sälen, Krankenwagen und Notfallzentren positive Resultate ermöglicht. In der Zukunft wird es als gravierender Irrtum, wenn nicht sogar Kunstfehler gelten, wenn in diesen so lebensentscheidenden Einrichtungen weder Wasserstoff noch Magnesium verabreicht werden. Es dürfte doch für das medizinische System keine große Sache sein, immer Sauerstoff zu verabreichen und gleichzeitig Wasserstoff und Magnesium zuzuführen.

Der oben vorgestellte High-End-Wasserstoff-Inhalator ermöglicht Ärzten die perfekte Kontrolle über beide Gase. Aber für die optimale Versorgung sollte der Patient auch zu Hause täglich Wasserstoff inhalieren. Ich persönlich halte aber ein so kostspieliges Equipment für unnötig – außer bei Operationen. Auch andere, preiswertere Inhalatoren stoßen genügend Gas aus.

Leben retten mit Wasserstoff und Sauerstoff

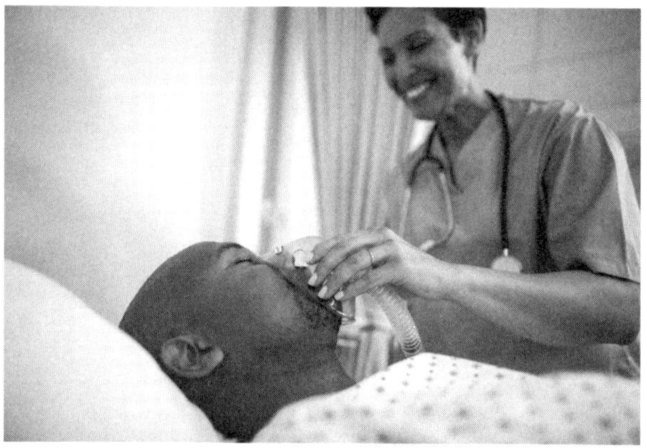

Nachdem er per E-Mail informiert worden war, dass jemand in Lebensgefahr schwebte, bot ein Freund einen Wasserstoff-Sauerstoff-Gasgenerator (HydrOxy) an. Der Patient inhalierte dann mindestens 9 Stunden täglich durch eine Nasenkanüle HydrOxy-Gas – und es kam zu den erstaunlichsten Verbesserungen.

Als der Generator geliefert wurde, schien der Tod kurz bevorzustehen. Der Mann war aschfahl, größtenteils nicht ansprechbar (teils mit, teils ohne Bewusstsein), atmete durch den Mund, hatte Schluckbeschwerden (die bei Sterbenden häufig zu beobachten sind) und aß nichts. Seine Frau ging davon aus, dass er keine 24 Stunden mehr zu leben hatte. Sofort wurde er mit der Nasenkanüle an die HydrOxy angeschlossen, obwohl er wegen der Mundatmung möglicherweise nicht den vollen Nutzen daraus ziehen würde. Er wurde ermuntert, nach

Möglichkeit durch die Nase ein- und durch den Mund auszuatmen. Es dauerte nicht lange, bis seine Atmung intensiver wurde. Nach und nach, aber wahrnehmbar, stieg wieder Farbe in seine Wangen und seine Stirn. Seine Frau beobachtete ihn genau, wenngleich ihr aufgrund ihrer emotionalen Nähe vermutlich die subtilen Veränderungen entgingen.

Als er zur Toilette musste, fuhr er selbst auf einem Rollstuhl ins Badezimmer, und da konnte sie nicht mehr umhin, die deutliche Wende zu bemerken. Sie umarmte den Techniker, der den Inhalator gebracht hatte, mit den Worten: »Sie haben ihm das Leben gerettet!« Er kam aus dem Badezimmer, wollte wieder ins Bett gehen, und schaffte die Stufen hoch ganz allein. Sie wusste, wie schwach er eigentlich war, und befürchtete, er würde stürzen.

Als er im Bett lag, verband sie ihn wieder mit dem Inhalator. Er atmete weiter durch die Nasenkanüle ein, und es ging im bald so gut, dass sie sich traute, die Haushälterin zu bitten, nach ihm zu sehen, während sie einkaufen ging. Es war ganz offensichtlich, dass es ihm nicht nur viel besser ging – er hatte sogar erneut das Bett verlassen und war ins Badezimmer gegangen. Und als er wieder im Bett lag, hatte er sogar die Geistesgegenwart, selbst die Nasenkanüle wieder anzulegen.

Bei ihrer Rückkehr waren Farbe und Spannkraft – im Gesicht, auf der Brust und am ganzen Körper – merklich besser, seine Extremitäten waren warm, und er war ziemlich klar und küsste sie sogar zur Begrüßung. Er schaffte es, 250 Milliliter Brühe zu trinken – die einzige Nahrung, die er seit einer ganzen Weile zu sich nahm. Seine Frau wollte nun wissen, ob er den Inhalator die ganze Nacht angeschaltet lassen konnte. Es sprach nichts dagegen, solange sie neben ihm schlief.

In der medizinischen Literatur rät nichts davon ab, dieses Gas für längere Zeit einzuatmen. Von asiatischen Ärzten durchgeführte Studien weisen darauf hin, dass molekularer Wasserstoff eine der seltenen Substanzen ist, für die »je mehr, je besser« gilt. An jenem Tag hatte sich etwas Wunderbares ereignet. Und dank einer (in den USA) relativ unbekannten Technologie schwebte dieser Mann nicht mehr in Lebensgefahr – er blühte sichtlich auf.

Unglücklicherweise ist er inzwischen gestorben, aber er hatte noch 6 Monate nach der Anwendung von HydrOxy – das ist ein anderer Name für Brown's Gas – gelebt.

Rettung von Sepsispatienten

Wären Ärzte in der Lage, die Millionen von Menschen zu retten, die an Sepsis sterben? Laut den National Institutes of Health haben wir jetzt einen echten »Gamechanger« für eine Erkrankung, die allein in Amerika alljährlich 1,5 Millionen Menschen trifft – bei einer Sterblichkeitsrate von 28 bis 50 Prozent. In Entwicklungsländern ist die Todesrate bei Sepsis sogar noch höher.

Jahr für Jahr sterben mehr als 500 000 Amerikaner an Sepsis. Wasserstoff – in Kombination mit Sauerstoff, Vitamin C, Vitamin D und CO_2 und zusammen mit Hydrocortison und Thiamin verabreicht – könnte die meisten dieser Patienten retten. Zusammen mit injiziertem Selen sowie Natriumbicarbonat-Infusionen und Magnesiumchlorid würde Wasserstoff die Überlebensraten erhöhen.

Selen ist ein exzellenter antioxidativer Entzündungshemmer und schützt vor Reperfusionsschäden, Herzinfarkt, ischämischem Schlaganfall, und bei Gefäßoperationen und bei Zytokinstürmen durch außer Kontrolle geratene Infektionen wirkt Selen lindernd.

> Science Daily berichtet: »Bei Infektionserkrankungen führt häufig nicht der Krankheitserreger selbst, sondern eine überschießende inflammatorische Immunreaktion (Sepsis) zum Tod des Patienten, zum Beispiel durch Organschäden. Auf Intensivstationen ist Sepsis die weltweit zweithäufigste Todesursache.

> Vor allem bei Patienten mit stark geschwächtem Immunsystem, insbesondere bei lebensbedrohlichen Candida-Infektionen, stellen Pilzinfektionen ein hohes Sepsisrisiko dar.«

Sepsis ist eine systemische Entzündungsreaktion auf Infektionen und gehört zu den schwersten Erkrankungen auf Intensivstationen. Selbst mit umfassender Behandlung stand die Sepsis nach wie vor mit einer hohen Sterblichkeitsrate in Zusammenhang – bis Dr. Paul Marik auf der Bildfläche erschien.

Dr. Marik machte mit seiner innovativen Methode, Sepsis zu behandeln, in der ganzen Welt Schlagzeilen. Über die umstrittene Methode muss er sich jedoch »bedeckt halten«. Die Reaktion der Ärzte seiner Patienten ist zweigeteilt: Die einen sind bereit, sie auszuprobieren, die anderen halten sie für blanken Unsinn. Sein vernünftiger, grundlegender medizinischer Ansatz bekämpft Cysteinstürme mit Vitamin-C-, Hydrocortison- und Thiamin-Infusionen.[50]

Seine Klinik experimentierte mit seinem Behandlungsplan und stellte einen erstaunlichen Rückgang der Sterblichkeitsraten fest. Ärzte sind jedoch nach wie vor skeptisch, weil an seiner Studie nur wenige Probanden beteiligt waren. Medizinische Institutionen nehmen die Resultate dennoch ernst genug, um weitere Untersuchungen einzuleiten.

In *Chest*, einer medizinischen Fachzeitschrift des American College of Chest Physicians, wurde eine Studie von 2016 veröffentlicht: Von 47 Sepsispatienten, die auf der Intensivstation des Norfolk General Hospital behandelt wurden, starben nur 4 – allerdings an der Erkrankung, die erst zu der Sepsis geführt hatte. Im Jahr zuvor waren von 47 Sepsispatienten 19 gestorben. Dr. Marik hat 700 Patienten mit seiner Methode behandelt, und bei denen, die starben, war die Todesursache für gewöhnlich die Grunderkrankung wie zum Beispiel Krebs, die erst zur Sepsis geführt hatte.

Wasserstoff setzte Dr. Marik nicht ein. Aber da Wasserstoff ein Antioxidans und noch ursprünglicher als Vitamin C ist, schlage ich in diesem Kapitel vor, die Wirksamkeit von Dr. Mariks neuartiger Therapie zu erhöhen, indem man seinem Gemisch noch Wasserstoff hinzufügt.

Vitamin C, Krebs und oxidativer Stress

Ein Forscherteam der University of California, Berkeley, fand heraus, dass Vitamin C bei Menschen, die Tabakrauch in der Umgebung ausgesetzt sind, den mit verschiedenen chronischen Erkrankungen verbundenen oxidativen Stress deutlich reduziert. Zudem mindert Vitamin C die von Imidacloprid verursachten oxidativen Schäden, indem es die Lipidperoxidation-Level senkt und die antioxidativen Abwehrsysteme der Leber modifiziert.

Vitamin C ist ein essenzielles Antioxidans, das die Zellen vor oxidativen Herausforderungen schützt. Hohe Wasserstoffkonzentrationen erhöhen die antioxidative Aktivität der Ascorbinsäure ums Dreifache und tragen so entscheidend dazu bei, dem prooxidativen Risiko einer Ascorbinsäure-Überdosierung vorzubeugen.

Auch Vitamin C hat seine Grenzen. »Destruktive ROS wie Hydroxylradikale sind starke Oxidantien, die zu Gewebeschäden führen, während nützliche Spezies wie Superoxid und Wasserstoffperoxid die endogenen antioxidativen Mechanismen via Signaltransduktionswege unterstützen. Da ein starkes Antioxidans wie Vitamin C wahllos sowohl destruktive als auch nützliche ROS eliminiert, kann es das Fortschreiten von Krankheiten, die durch oxidativen Stress entstehen, nicht aufhalten. Wasserstoffgas ist ein schwaches Reduktionsmittel, und seine Oxidationsreduktionsreaktion tritt nur bei starken Oxidantien auf, die zu Gewebeschäden führen.«[51]

Molekularer Wasserstoff

Molekularer Wasserstoff vergrößert unsere Vitamin-C-Vorräte. Dies fördert andere antioxidative Aktionen, weil eine ausreichende Versorgung mit Vitamin C die Regeneration von Vitamin E und anderen Antioxidantien im Körper ermöglicht. Intravenös zugeführtes Vitamin C ist für Menschen anzuraten, die dem Tod nahe sind. Es ist in der Lage, sie vom Abgrund zurückzuholen, und das Gleiche gilt für Wasserstoff.

Eine Sepsis ist von multiplen Organfunktionsstörungen gekennzeichnet und die häufigste Todesursache bei schwer kranken Patienten. In Labortests mit septischen Mäusen erhöhte die Wasserstoffgas-Inhalation die Überlebensrate und minderte Organschäden.

Biopsien belegten die protektive Wirkung von Wasserstoff bei Sepsis. Die molekulare Wasserstoff-Therapie kann die Entstehung von entzündungsbedingten oder von oxidativem Stress verursachten Verletzungen deutlich reduzieren und dadurch die verschiedenen Organfunktionsstörungen, die typisch sind für eine Sepsis, mindern.[52]

Wasserstoff in der Covid-19-Behandlung

Dr. Cameron Kyle-Sidell ist anerkannter Notfallmediziner in Brooklyn, New York. Er arbeitet für das Maimonides Medical Center und weist vehement darauf hin, dass in den Intensivstationen in ganz Amerika in der Behandlung von Covid-19-Patienten etwas nicht stimmt.

Dr. Isaac Solaimanzadeh, Internist am Interfaith Medical Center in Brooklyn, unterstützt das, was Dr. Kyle-Sidell in einem Video über das Coronavirus sagt: dass es eher einem Höhenlungenödem (*high-altitude pulmonary edema*, HAPE) ähnelt als einer viral bedingten Lungenentzündung. Er sagt:

> »Antivirale Ansätze und Impfstoffe werden zwar in Betracht gezogen, sofortige Gegenmaßnahmen stehen jedoch nicht zur Verfügung. Sowohl Covid-19 als auch HAPE zeichnen sich durch einen verminderten arteriellen Sauerstoffpartialdruck im Verhältnis zum fraktioniert eingeatmeten Sauerstoff aus, was mit Hypoxie und Tachypnoe einhergeht. Bei beiden scheint es zudem eine Tendenz zu niedrigen Kohlendioxidwerten zu geben.«

Kohlendioxid ist ein essenzielles medizinisches Gas. Medizinische Gase lösen natürlich auftretende physiologische Reaktionen aus und stärken die körpereigenen Fähigkeiten zur Prävention und Selbstheilung. Medizinische Gase wie Kohlendioxid, Sauerstoff, Stickstoff, Stickstoffoxid und seit Kurzem auch Wasserstoff können zu Hause oder auf Intensivstationen eingesetzt werden, um die schwersten Symptome der Coronainfektion zu bekämpfen.

Wasserstoff als Rettung bei Atemnot

Das Ziel von Ford und GE Healthcare war es, in 100 Tagen 50 000 Beatmungsgeräte zu produzieren. Alle wollten Beatmungsgeräte. Aber eigentlich hätten sie sich um Wasserstoff-Inhalationsgeräte bemühen sollen. Allzu viele Menschen an den Beatmungsgeräten starben, mit Wasserstoff aber können die Patienten rasch wieder leichter atmen. Ich sage schon seit Jahren, dass in Zukunft Sauerstoff nie mehr ohne Wasserstoff verabreicht werden wird, insbesondere in lebensbedrohlichen Situationen wie Covid-19-Infektionen im Endstadium.

Das Wissen über das Coronavirus entwickelt sich schnell weiter. Inzwischen können mit einer Kombination verschiedener Therapieansätze 99 Prozent am Leben erhalten werden. Seit das Virus in China um sich gegriffen hat, haben sich die medizinischen Behörden keinen Millimeter bewegt. Die offizielle Story lautete lange Zeit: keine Behandlung, kein Impfstoff.

Mit Wasserstoff-Inhalatoren anstelle der Beatmungsgeräte könnte die Geschichte eine ganz andere sein. Angesichts niedrigerer Todesraten müssten wir die globale Wirtschaft nicht zerstören. Wir haben allen Grund, ein Projekt nach dem Vorbild des Manhattan-Projekts zu starten und Tausende von Wasserstoff-Inhalationsgeräten zu bauen – dann müssten wir keine Angst haben, dass Coronaviren uns umbringen könnten. Diese Maschinen können zu Hause und in Intensivstationen eingesetzt werden, aber die Regierung müsste dafür Sorge tragen, dass ausreichend davon produziert werden, damit sie wirklich effektiv sind.

Professor Zhon Nanshan, ein chinesischer Epidemiologe und Lungenfacharzt (der 2003 das SARS-Coronavirus entdeckte), empfiehlt – basierend auf Patientendaten aus Wuhan – die Inhalation des Wasserstoff-Sauerstoff-Gasgemischs. Die Nationale Gesundheitskommission der Volksrepublik China rät zur »Inhalation einer Mischung aus 66,6 Prozent Wasserstoff und 33,3 Prozent Sauerstoff zur Behandlung der Covid-19-Viruspneumonie«. Auf ihrer Liste mit Therapievorschlägen schwer kranker Patienten steht das ganz oben.

Transkript:
Arzt: Wie fühlen Sie sich nach dem Inhalieren von Wasserstoff- und Sauerstoffgas?
Patient: Seit der Inhalation bin ich schon viele Tage hier. Meine Schmerzen im Brustkorb wurden nicht besser. Aber nachdem ich den Wasserstoff-Sauerstoff-Vernebler verwendet habe, waren meine Brustschmerzen weg. Keine Brustschmerzen mehr, überhaupt keine Schmerzen mehr.
Arzt: Großartig!
Patient: Danke, Prof. Wei Chunhua! Heute fühle ich mich hier zum ersten Mal frei.

Transkript:
Arzt: Wie geht es Ihnen?
Patient: Mit diesem Wasserstoff-Sauerstoff-Vernebler geht es mir gut.
Arzt: Haben Sie das Gefühl, dass Ihre Atmung mit diesem Gerät leichter ist?
Patient: Ja, in der Tat.
Arzt: Ihre Atmung ist weicher, nicht wahr?
Patient: Ja, seit ich es das erste Mal verwendet habe.
Arzt: Wie haben Sie sich gefühlt?
Patient: Als wäre die Gasmaske abgenommen worden.
Arzt: Genau so?
Patient: Ja, genau. Vorher habe ich mich nicht getraut, tief einzuatmen, aber mit dem Wasserstoff-Sauerstoff kann ich tiefe Atemzüge machen.
Arzt: Gut! Großartig!

Transkript:
Arzt: Wie geht es Ihnen?
Patient: Mir geht es gut.
Arzt: Gut, ja?
Patient: Ja, alles in Ordnung.
Arzt: Haben Sie das Gefühl, dass Ihr Brustkorb nach der Inhalation sehr entspannt ist? Oder dass Ihnen das Einatmen leichter fällt?
Patient: Ja. Vorher musste ich bei jedem tiefen Atemzug husten. Aber mit dem Wasserstoff-Sauerstoff-Vernebler ist der Husten fast völlig verschwunden. Und wenn ich tief einatme, muss ich nicht husten.
Arzt: Gut, sehr gut!

Transkript:
Arzt: Wie geht es Ihnen jetzt?
Patient: Nachdem ich einen halben Tag lang den Vernebler eingesetzt habe, tut mein Brustkorb überhaupt nicht mehr weh. Keinerlei Schmerz mehr. Vorher tat mir die Brust weh, mein Brustkorb fühlte sich eng an, hier vorne, und auch am Rücken tat es ein bisschen weh. Nachdem ich mit dem Gerät einen halben Tag lang Wasserstoff eingeatmet habe, fühle ich mich besser und schmerzfrei. Vielen Dank!

Wegen des deutlich verringerten Atemwegswiderstands und der hohen Sicherheit wurde in der Intensivmedizin die Inhalation von durch Wasserelektrolyse erzeugtem Wasserstoff-Sauerstoff-Gasgemisch eingesetzt. In einer Pilotstudie linderte das Wasserstoff-Sauerstoff-Gemisch bei den meisten Covid-19-Patienten die Atemnot. Deshalb wurde dessen Inhalation in den neuesten Empfehlungen zur Diagnostizierung und Behandlung von Covid-19 befürwortet.

Brown's Gas - Kombination aus Wasser- und Sauerstoff

Die chinesische Regierung, EU-Organisationen und britische Ärzte befürworteten Brown's Gas (auch HHO- oder HydrOxy-Gas genannt) bereits für die Covid-19-Therapie. Die Inhalation von Brown's Gas hilft bei der Behandlung einer auf Coronaviren zurückgehenden Lungenentzündung. Wasserstoffmoleküle zielen nicht direkt auf das neue Coronavirus, können aber dadurch verursachte Entzündungen beseitigen und nehmen so in der Therapie eine unterstützende Rolle ein. Die Nationale Gesundheitskommission Chinas bestätigt, dass seine wichtigste Eigenschaft die entzündungshemmende Wirkung ohne Nebenwirkungen ist.

Wasserstoff kann sowohl direkt als auch indirekt die Expression von mit der Oxidation assoziierten Genen und von proinflammatorischen Zytokingenen herunterregulieren. Oxidativer Stress und das systemische inflammatorische Response-Syndrom spielen eine wichtige Rolle bei Gewebe- und Organschäden nach polymikrobieller Sepsis und akuter Bauchfellentzündung, die bei unzureichender Behandlung zu einer tödlichen Sepsis fortschreiten kann.

Bislang weisen Studien darauf hin, dass Zytokinstürme und oxidativer Stress bei einer viralen Infektion eng mit einem pathologischen Prozess in Zusammenhang stehen. Obgleich Zytokinstürme und oxidativer Stress versuchen, diese Pathogene zu beseitigen, verursachen sie anscheinend Multiorganschäden und in der Folge tödliche Symptome wie zum Beispiel extensive Lungenödeme, Alveolar- und andere Gewebeblutungen und akutes Atemnotsyndrom.

Stickstoffmonoxid

Dasselbe wird über Stickstoffmonoxid gesagt. 1992 ernannte es das Wissenschaftsmagazin *Science* zum »Molekül des Jahres«, und 1998 erhielt der UCLA-Pharmakologe Louis J. Ignarro den Nobelpreis für Medizin für die Entdeckung der Rolle von Stickstoffmonoxid als »Signalmolekül im Herz-Kreislauf-System«. Stickstoffmonoxid ist ein Gas, das beim Inhalieren die glatte Muskulatur entspannt, damit sich Blutgefäße weiten (dilatieren), insbesondere in der Lunge. Und zusammen mit einem mechanischen Beatmungsgerät wird es bei Atemstörungen bei Frühgeborenen eingesetzt. Auch erhöhte CO_2-Konzentrationen weiten Blutgefäße und wirken sich positiv auf die Sauerstoff-Dissoziation aus.

In Kliniken in Boston, Alabama, Louisiana, Schweden und Österreich haben Forscher eine klinische Studie ins Leben gerufen, um an Patienten mit milden bis mittelschweren Covid-19-Erkrankungen inhaliertes Stickstoffmonoxid zu testen. Die Studie soll herausfinden, ob das Gas die Anzahl der Patienten, die letztlich auf ein Beatmungsgerät angewiesen sind, reduzieren kann. Die Probanden, die der Behandlungsgruppe zugewiesen wurden, atmen zwei- oder dreimal am Tag für etwa 30 Minuten über eine Maske eine hohe Dosis Stickstoffmonoxid ein.

In Italien, wo das Gas unter eher willkürlichen Bedingungen eingesetzt wurde, schien die Behandlung den Sauerstoffgehalt im Blut der Covid-19-Patienten drastisch zu erhöhen, sagte Dr. Lorenzo Berra, Spezialist für Intensivmedizin am Massachusetts General Hospital und Leiter dieser neuen Studie.

Flexibilität der Wasserstoff-Verabreichung

Interessanterweise kann die H_2-Therapie durch Inhalation, orale Einnahme von wasserstoffreichem Wasser, Injektion wasserstoffreicher Kochsalzlösung, direkte Diffusion (Bad, Augentropfen, Eintauchen) und die Wasserstoffmehrung im Darm erfolgen. Jede Methode hat ihre Besonderheiten und Vorteile, aber durch die Injektion wasserstoffreicher Kochsalzlösung gelangt so viel Wasserstoff in den Körper, dass in kürzester Zeit eine antioxidative, entzündungshemmende und antiapoptotische Wirkung erzielt wird.

Fazit

Wir sollten auf die besten Ärzte hören, die sich mit der Situation gut auskennen, und nicht auf die Medien und Gesundheitsbehörden, die ganz andere Prognosen abgeben.

Es ist *lächerlich*, dass das moderne medizinische Establishment nicht die preiswerten verschreibungspflichtigen Medikamente (wie Hydroxychloroquin) oder einfache Nahrungsergänzungsmittel wie Zink, Magnesium, Vitamin C und D oder Selen thematisiert, die fast überall zur Verfügung stehen und seit Langem als sicher und effektiv gelten. In konzentrierter Form sind sie alle exzellente Arzneimittel für Notfall- und Intensivstationen. Auch über Natriumbicarbonat wird nicht gesprochen, obwohl wir ältere wie neuere Indikatoren für seinen Einsatz haben.

Wie bereits erwähnt hat uns Dr. Isaac Solaimanzadeh darauf aufmerksam gemacht, dass Covid-19 und HAPE zu niedrigen Kohlendioxidkonzentrationen neigen. Wie aber können wir den Kohlendioxidspiegel der Patienten erhöhen? Indem wir ihnen oral oder intravenös reichlich Bicarbonate verabreichen. Beamte in den Gesundheitsbehörden sind keine Ärzte, die auf Intensivstationen an vorderster Front verzweifelte Patienten behandeln. Im Kontext dieser Pandemie ist die Zensur alternativer Therapiemöglichkeiten ein Verbrechen, ein Trauerspiel und ein Versagen der grundlegendsten Aufgabe aller Heilkünste.

Vielleicht müssen sich diese Beamten irgendwann vor der Geschichte für ihre Maßnahmen verantworten, die das Leben einer ganzen Zivilisation vernichtet haben, statt sich für Methoden zu entscheiden, die tatsächlich funktionieren.

Eine Revolution in der Intensivmedizin

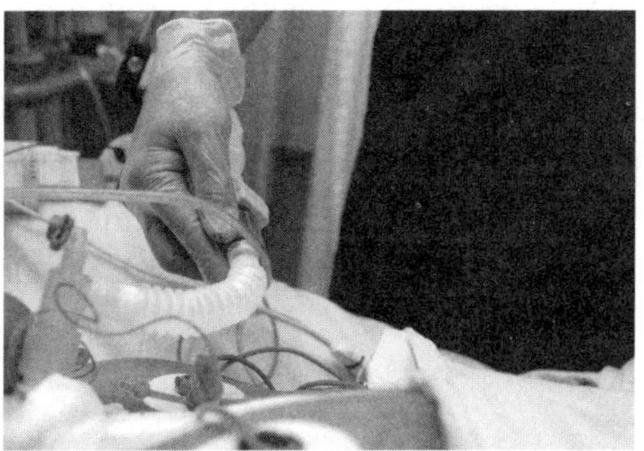

Notaufnahmen und Intensivstationen halten gängige, außerordentlich sichere und effektive Substanzen vorrätig, die jeden Tag Leben retten. Interessanterweise hat aber noch niemand daran gedacht, diese medizinischen Superwaffen gegen chronische Erkrankungen oder Krebs einzusetzen.

In Notaufnahmen und Intensivstationen müssen Medikamente sicher sein und zugleich für einen sofortigen lebensrettenden Schub sorgen. Sind sie sicher und wirksam genug für Notfälle, werden sie auch bei chronischen und akuten Erkrankungen hilfreich sein, weil sie Nährstoffdefizite ausgleichen.

Was die meisten Ärzte und viele Patienten überrascht, ist die Tatsache, dass die besten Heilmittel nicht pharmazeutische Medikamente, sondern hochkonzentrierte Nährstoffe sind. Ihre Wirksamkeit ist in der Welt der Medizin sonst unerreicht. Medikamente, die in einem Notfall wie etwa einem Herzstillstand sofort das Leben retten können, sind dieselben, mit denen Krankheiten bekämpft werden, die die gesamte westliche Schulmedizin seit Jahrzehnten vor Rätsel stellen.

Da Nährstoffe ungiftig sind, können wir mehrere Therapien gleichzeitig einsetzen und den Krebs und alles andere, was das Leben bedroht oder uns krank macht, von vielen Seiten angreifen. Wasserstoff, Sauerstoff, Natrium- und Kaliumbicarbonat, Magnesium, Jod, Selen, medizinisches Cannabis, CO_2, Glutathion, Vitamin C, Vitamin D und Schwefel sind die wichtigsten natürlichen Wirkstoffe, die in der innovativen Intensivpflege und auch bei Ihnen zu Hause eingesetzt werden.

Natriumbicarbonat, ein Standardmedikament in Notaufnahmen, ist ein starkes, natürliches und sicheres Antimykotikum. In Kombination mit Jod deckt es sogar das ganze Spektrum mikrobieller Organismen ab. Die Wirksamkeit von Natriumbicarbonat gegen bestimmte Bakterien und Pilze ist dokumentiert, seine Rolle als Desinfektionsmittel gegen Viren ist jedoch kaum bekannt. Natriumbicarbonat ab einer Konzentration von 5 Prozent führt innerhalb einer Minute zu einer 99,99-prozentigen Reduzierung der Virustiter auf Oberflächen, die mit Lebensmitteln in Berührung kommen.[53]

Intensivpflege bei Krebs in Stadium 4 und 5

Auf Wasserstoff basierende Therapiepläne sind ein ganz neues Konzept in der Intensivbehandlung von Krebs. Krebs schreitet in 4 Stadien fort, wenn aber Ärzte uns aufgeben und das Todesurteil aussprechen, kann man das als Stadium 5 betrachten. In diesem Stadium sind Intensivmaßnahmen erforderlich, um die Patienten von der Schwelle des Todes zu ziehen. Es ist ganz ähnlich wie in Stadium 4, nur hat man da noch etwas mehr Zeit.

Die zunehmende Prävalenz von Krebs führt zu einer wachsenden Anzahl von Krebspatienten, die intensivmedizinisch behandelt werden müssen. Aufgrund der Fortschritte in der Intensivmedizin überleben immer mehr schwerstkranke Krebspatienten.

Auf Intensivstationen wird der Großteil der Medikamente mittels Infusionen oder Injektionen verabreicht. Das können nur wenige auch zu Hause erledigen.

Die meisten von uns können jedoch die gleichen Ergebnisse mit medizinischen Bädern, transdermalen Geräten, Verneblern oder oraler Einnahme (von Wasser, das mit den Wirkstoffen angereichert ist) erreichen. Wir haben bereits Wasserstoff- und Sauerstoff-Geräte für den Privateinsatz, mit deren konzentrierter Kraft Krankheiten geheilt werden können. Die Möglichkeiten waren niemals besser.

Man kann durchaus lernen, die Intensivmedizin in den eigenen vier Wänden sicherer und kostengünstiger anzuwenden als in einer Klinik.

Anweisungen für Notfall- und Intensivversorgung

Ich empfehle, Intensivpatienten an einen Wasserstoff-Inhalator anzuschließen und das Gas kontinuierlich strömen zu lassen, bis eine merkliche Veränderung zu verzeichnen ist. Damit ist auf jeden Fall zu rechnen. Parallel dazu ist Wasserstoffwasser zuzuführen, zur Not über eine Infusion oder eine Ernährungssonde.

Diese intensive Behandlung sollte innerhalb von 8 Stunden bis zu 2 Tagen messbare und deutlich erkennbare Ergebnisse erzielen. Wenn der Wasserstoff-Inhalator auch Sauerstoff in die Kanüle mischt, müssen wir Magnesium, Selen, Jod, Schwefel und Bicarbonat zuführen, um die besten Resultate zu erzielen.

Anmerkung: Laut Forschungsberichten kann Brustkrebs »schwelen« und auch noch nach 20 Jahren wieder aufflammen, wenn die Patientinnen ihn nicht mit Medikamenten mit belastenden Nebenwirkungen unterdrücken. Er wird jedoch nicht »schwelen«, wenn ausreichend Wasserstoff zugeführt wird, um sicherzustellen, dass die zellulären »Brände« nicht zu einem Rezidiv führen. Auch Jod ist wichtig, weil ein Jodmangel die Brüste besonders anfällig für Krebs macht.

Fallstudie: Speicheldrüsenkrebs

In diesem Bericht geht es um einen Mann mit Speicheldrüsenkrebs, der in den Hirnstamm und in die Lunge gestreut hatte und irgendwie auch den Sehnerv beeinträchtigte. Nach der Strahlentherapie des Gehirns vor 15 Monaten brach bei ihm alles zusammen, und er erholte sich nicht so, wie wir es erwartet hatten.

Vergangenen Februar gab man ihm noch 3 Wochen zu leben, er war sehr schwach und hatte Einblutungen unter der papierdünnen Haut. Er konnte nur sehr schwer gehen (wir mussten ihn fast tragen), seine Augen waren geschlossen, und er sprach kaum noch. Leber und Nieren versagten, und er konnte seinen Darm nicht mehr kontrollieren.

Dem Ende nahe bekam er jedoch die Wasserstoff-Sauerstoff-Gastherapie, und im Lauf des Februars machte er beachtliche Fortschritte. Es war erstaunlich. Die Therapeuten, die ihm das Wasserstoff- und Sauerstoffgas verabreichten, glaubten, er würde sich vollständig erholen. Sie sahen, wie das Leben in ihn zurückkehrte. Das Erste, was sie bemerkten, war ein Funkeln in einem Auge, und das schon am ersten Tag. Seine Haut wurde dicker, und die Blutergüsse verblassten. Seine Gelbfärbung und der üble Geruch verschwanden. Sein Darm fing an, wieder so zu arbeiten, wie er sollte. Dann entwickelte er wieder Appetit, wenn es auch schwierig für ihn war, Gewicht zuzunehmen, denn die Bestrahlung hatte den Mann, der 15 Monate zuvor stark und fit gewesen war, gebrochen. Er wurde etwas kräftiger und konnte nun allein zur Toilette gehen, ohne zu stürzen, und er machte Witze und neckte seine Frau. Da war es nicht verwunderlich, dass die Therapeuten optimistisch waren.

Doch das alles drehte sich wieder, als die Ärzte seinen Medikamentenplan änderten. Sein Tod steht nun unmittelbar bevor. Seine Frau hat ihr Möglichstes gegeben und für ihn gekämpft, aber das System ließ ihr keine Wahl.

Die Menschen, die von diesem Fall berichteten, fürchten, dass seine Frau ihm nach seinem Tod schnell nachfolgen wird. Diese Geschichte belegt, was die kombinierte Wasserstoff- und Sauerstoff-Therapie zu bewerkstelligen vermag und wie schwierig die Lage für Patienten im Endstadium sein kann, wenn Ärzte involviert sind.

Geräte zur Wasserstoff-Inhalation

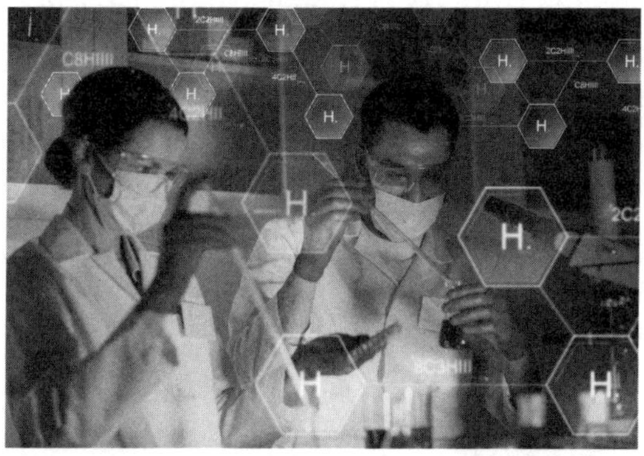

Wasserstoff-Inhalatoren sind in den USA und in Deutschland erhältlich und werden in Japan und China bereits in großem Umfang eingesetzt. Im Kapitel »Wasserstoff in Chirurgie und Intensivmedizin« wurde ein High-End-Wasserstoff-Sauerstoff-Inhalator für den Operationssaal und die Intensivstation vorgestellt, der nach der Zulassung durch die FDA 30 000 Dollar kosten wird. Einen guten Wasserstoff-Inhalator gibt es aber schon für 2000 Dollar zu kaufen.

Ein Paar, das Wasserstoff-Tabletten einnimmt, braucht im Durchschnitt 2 Packungen pro Monat zu etwa 120 Dollar (für die Tabletten mit dem höchsten Wasserstoffgehalt pro Million Teilen). Wenn Sie ein Gerät zur Wasserstoff-Inhalation haben, kann es die ganze Familie zu einem Bruchteil dieser Kosten nutzen. Zum Vergleich: 40 Minuten Wasserstoff-Inhalation entsprechen preislich einer ganzen Flasche »Vital Reaction Molecular Hydrogen«-Tabletten!

Wenn Sie den Inhalator ein Jahr lang täglich 40 Minuten lang einsetzen, entspricht das 21 700 Dollar für Tabletten!

Dieses Kapitel stellt Optionen und Anwendungsgebiete für Patienten und Krankenhäuser vor. Die Preisspanne für Wasserstoff-Inhalatoren ist riesig. Die unten beschriebenen Geräte bieten den meisten, wenn nicht sogar alle Sicherheits- und Therapievorteile einer 30 000 Dollar teuren Maschine, kosten aber nur zwischen 2000 und 7500 Dollar. Ich empfehle den meisten Patienten ein Gerät, das ein Gasgemisch namens HydrOxy (auch Brown's Gas oder HHO-Gas genannt) ausstößt. HydrOxy besteht aus 67 Prozent Wasser- und 33 Prozent Sauerstoff. Wenn Wasser in HydrOxy umgewandelt wird (von flüssig zu gasförmig), dehnt es sich um das 1866-Fache aus. 1 Liter Wasser ergibt also 1866 Liter HydrOxy. Die einzigartigen Eigenschaften dieses Gases und seine therapeutischen Effekte wurden in Wasserstoffstudien bestätigt.

Die meisten Wasserstoff-Inhalatoren sättigen den Körper rasch. Mit Wasserstoff angereicherte eingeatmete Luft liefert in etwa 25 Minuten einen Spitzenlevel im Plasma, und nach dem Beenden der Inhalation dauert es rund 30 Minuten, bis der Ausgangswert wieder erreicht ist.

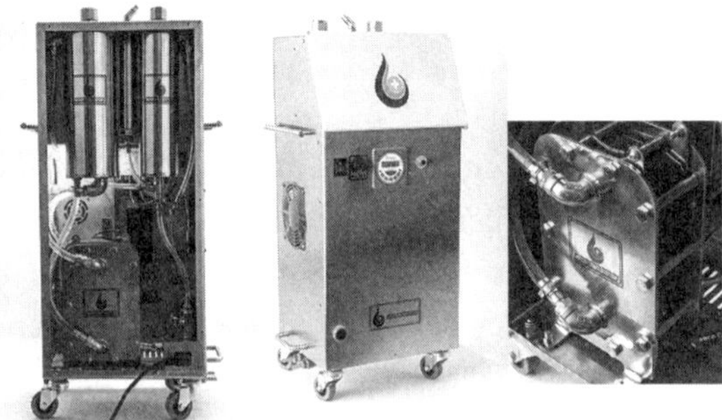

Die Inhalation ist die effektivste Methode, Wasserstoff in den Körper zu transportieren. Inhaliert man 12 Sekunden lang Luft mit 2 Prozent Wasserstoffanteil, bringt das so viel Wasserstoff ins Blut ein, als würde man 1 Liter mit Wasserstoff angereichertes Wasser (1,6 Teile pro Million, ppm) trinken.

Zu beachten gilt, dass nicht das gesamte Gas aus einer Maschine in den Körper gelangt, denn ein Atemzyklus besteht zu einem Drittel aus Einatmen, zu einem Drittel aus Ausatmen und zu einem Drittel aus dem Ruhezustand. Geräte mit einer hohen Ausströmrate sind also nicht so effizient, wie die Hersteller einen glauben machen wollen.

Bei sachgemäßer Bedienung und Einhaltung der empfohlenen Wartungsintervalle haben die unten aufgeführten Geräte eine Lebensdauer von weit über 10 Jahren, selbst wenn sie rund um die Uhr in Betrieb sind. Alle sind mit Netzteilen ausgestattet, die mit 120 Volt und 240 Volt Wechselspannung kompatibel sind.

Das Folgende schrieb mir vor Kurzem eine bemerkenswerte Frau, die in Texas und Costa Rica Heilungszentren betreibt. Sie berichtete von ihrer klinischen Erfahrung, die darauf hindeutet, dass die Inhalation eines Wasserstoff-Sauerstoff-Gemischs (HHO-Gas, Brown's Gas) die effektivste, schnellste und sicherste Methode ist, Entzündungen zu beseitigen, und auch die beste unterstützende Behandlung bei jedweder Erkrankung.

Genita M. Mason, medizinische Direktorin des Ozone Treatment Center in Texas, schrieb: »Nach all diesen Monaten, in denen ich sowohl bei mir als auch bei meinen Patienten mit unterschiedlichen Erkrankungen exzellente Resultate beobachtet habe, kann ich ehrlich sagen, dass die zusätzliche Verwendung von Brown's Gas (66 Prozent Wasserstoff, 33 Prozent Sauerstoff) im Inhalator von Hydrogen Technologies in meinem ohnehin schon hochwirksamen medizinischen Verfahren die Patientenergebnisse, die zuvor bereits überragend waren, noch einmal hochschnellen ließ.

Meine Patienten und ich haben Resultate erzielt, die ich als schier wundersam bezeichnen würde, wenn ich nicht wüsste, dass all das wissenschaftlich zu erklären ist. Müdigkeit, Brain Fog, Sehstörungen, Depressionen, Angstzustände, Hormonmangel, Erschöpfung, neurogenerative Krankheiten, Krebs, Herz-Kreislauf-Erkrankungen, Diabetes, Biotoxin-Vergiftung, alle Darmkrankheiten – wirklich jede Erkrankung, die wir behandeln, hat sich dramatisch verbessert oder ist sogar vollständig verschwunden, nachdem wir in unser Therapieprogramm Wasserstoff-Inhalation und -Wasser aufgenommen hatten.«

Ich stimme Mrs. Mason zu, was die fast wundersame Mischung aus 66 Prozent Wasserstoff und 33 Prozent Sauerstoff (Brown's Gas) anbelangt, die den Inhalationsgeräten mit purem Wasserstoff weit überlegen scheint. Ich habe 3 Jahre lang drei unterschiedliche Wasserstoff-Inhalatoren von drei führenden

Herstellern ausprobiert und intensiv genutzt. Angefangen habe ich mit Aqua-Cure® (Brown's Gas), aber weil mein Sohn dieses Gerät mehr brauchte als ich, stieg ich auf ein teures Hochleistungsgerät für molekularen Wasserstoff um.

An Genita Mason wandte ich mich, weil ich gerade ein Gerät von Hydrogen Technologies erhalten, aber noch nicht angeschlossen hatte und mich fragte, was mich erwarten würde. Heute, 10 Tage nach der ultimativen Schlaftherapie, bei der ich die ganze Nacht lang Wasserstoff und Sauerstoff eingeatmet habe, bin ich in das Gerät regelrecht verliebt. Es fühlt sich schon jetzt so an, als würde es mich 10 Jahre länger leben lassen.

Ich erkannte, dass mein 6000 Dollar teurer Wasserstoff-Inhalator von Vital Reaction einer guten Brown's-Gas-Maschine unterlegen ist.

Die Wahl zwischen Modellen, die das gleiche Gas produzieren, ähnelt dem Autokauf. Wenn Sie bisher einen Kleinwagen gefahren haben, der sie durchaus überall hingebracht hat, und plötzlich in einem Mercedes sitzen, erreichen Sie Ihr Ziel nicht nur schneller, sondern auch mit mehr Leichtigkeit und Komfort.

Meines Erachtens sollte sich jeder, der die finanziellen Mittel hat, für das kostspieligere Gerät entscheiden. Damit haben Sie das ultimative Heilwerkzeug neben dem Bett stehen, das so flüsterleise arbeitet, dass man die Wasserstoff-Therapie die ganze Nacht durch im Schlaf genießen kann. Angesichts all der lächerlichen Dinge, für die reiche Leute heutzutage Geld ausgeben, ist das doch eine Extrainvestition wert.

Allerdings würde ich eine Brown's-Gas-Maschine für 2500 Dollar jederzeit einer 6000 Dollar teuren reinen Wasserstoff-Maschine vorziehen. In Bezug auf den gesundheitlichen Nutzen ist ein Wasserstoff-Inhalator *die* Investition des Lebens – eine Chance, unser Leben zu verlängern und ein Versprechen auf weniger Schmerzen im Fall einer Erkrankung. Und eine hervorragende Möglichkeit, sich selbst zu heilen, wenn man schwer krank ist. Keine Gimmicks, keine Spielchen. Keine unerprobten Techniken. Biologisch absolut sicher.

Endlich habe ich mein längst überfälliges Wunder. Seit vielen Jahren träume ich davon, nicht mehr mit Schmerzen aufwachen zu müssen.

Bei Brown's Gas (HHO-Gas) ist der Sauerstoffanteil relativ gering. George Wiseman, Hersteller des Aqua-Cure-Wasserstoff-Inhalators, empfiehlt für die

HHO-Gas-Inhalation einen Gasfluss von 18 bis 20 Litern pro Stunde für einen normalgewichtigen Erwachsenen. Dabei kommt es zu einem Nettoanstieg des inhalierten Sauerstoffs im HHO-Gemisch von 21 auf 23 Prozent, wenn davon ausgegangen wird, dass das HHO-Gas 33 Prozent Sauerstoff enthält (während die volumetrische Konzentration in der Umgebungsluft 21 Prozent beträgt).

Der Hydrogen-Technologies-Inhalator ist der Mercedes oder BMW unter den Wasserstoff-Inhalationsgeräten. Da ihm kein anderes Gerät in Sachen Langlebigkeit, geringe Lautstärke und Dauerbetrieb das Wasser reichen kann, ist er ideal für Kliniken.

Der Molecular-Hydrogen/Oxygen-Generator besteht aus den qualitativ besten Materialien. Der patentierte Generator wird ganz aus Edelstahl gefertigt. Die Ingenieure sind der Meinung, dass Kunststoffe und Polycarbonate bei längerer Nutzung die Qualität des Gases beeinträchtigen können.

Die 810-Hydrogen-Technologies-Maschine kostet 7500 Dollar. Ich habe sie jetzt 2 Monate lang jede Nacht für die ultimative Schlaftherapie eingesetzt, und ich kann Ihnen sagen: Ich bin ein anderer Mann. Meine Schmerzen sind zu 99 Prozent verschwunden! Aber das AquaCure®-Gerät bietet das gleiche Gas und die meisten ihrer Funktionen zu etwa einem Drittel der Kosten.

https://hydroproducts.info/

Die Hydrogen-Technologies-Maschine liefert bis zu 600 Milliliter Wasserstoff und 300 Milliliter Sauerstoff in der Minute. Ihre große 15-Platten-Elektrolysezelle und die Tankkapazität ermöglichen eine effiziente Gasproduktion bei geringem Stromverbrauch und niedriger Betriebstemperatur.

Der AquaCure® (Modell AC50) ist ein fortschrittliches, benutzerfreundliches HydrOxy-Gerät. Er wurde auf der Grundlage von über 30-jähriger Erfahrung in der Elektrolyseur-Forschung und -Entwicklung und dem Feedback Tausender Kunden entwickelt. Über meine Website *http://hydroproducts.info* bekommen Sie einen beträchtlichen Preisnachlass.

Der AquaCure® ist ein preiswerterer, praktischer, zuverlässiger und vielseitiger Wasserstoff-Inhalator, der jahrzehntelang störungsfrei arbeiten kann und als das weltweit sicherste HydrOxy-Gerät konzipiert ist, mit Sicherheitszertifikat, Druckentlastung und -regelung, variablem Ausstoß, Flüssigkeitsstandskontrolle usw. Er verbraucht rund 200 Watt, um in der Minute bis zu 833 Milliliter (558 Milliliter Wasser- und 275 Milliliter Sauerstoff) HHO-Gas zu produzieren. Er ist eine der besten Optionen, wenn Sie nach einem eigenen HHO-Gas-Inhalator suchen.

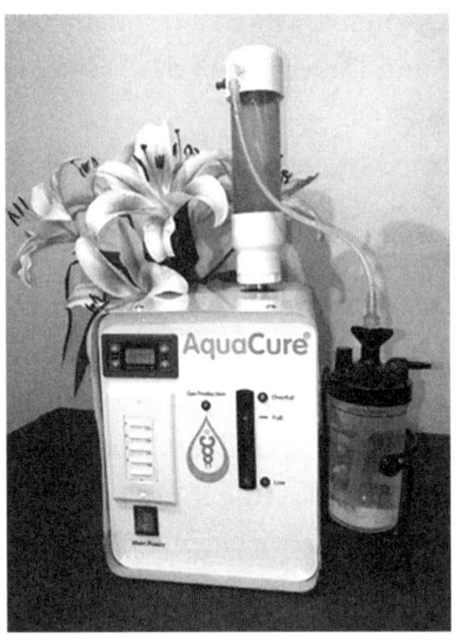

In seinem Edelstahltank befinden sich 10 Elektrolysezellen, um die Größe des Geräts effizient zu minimieren. Das Gehäuse besteht aus handelsüblichem weißem, pulverbeschichtetem Eisen (und nicht aus Edelstahl wie beim Hydrogen-Technologies-Gerät), weil es so konzipiert ist, dass es trotz absoluter Sicherheit und Funktionalität kostengünstiger ist.

Er ist so konstruiert, dass das ausgestoßene Gas kühl gehalten wird, aber der dafür zuständige Ventilator ist etwas lauter als beim Hydrogen-Technologies-Gerät. Er hat eine lebenslange Garantie und ein 1-jähriges Rückgaberecht. Er kann bei minimaler Pflege – nur alle 100 Stunden reines Wasser eingießen und ausspülen – rund um die Uhr betrieben werden.

Inzwischen ist die »Hydroqube«-Serie (liebevoll »QB«-Serie genannt) von Hydrogen Technologies erhältlich. Sie basiert auf der »Proton-Exchange-Membrane«

(PEM-Elektrolysetechnologie), nach der wir unser Design und unsere technischen Spitzenstandards ausgelegt haben.

Durch Spaltung der Moleküle von destilliertem oder entmineralisiertem Wasser erzeugt das Gerät ein Atomzahlenverhältnis von 66,6 Prozent Wasserstoff- und 33,3 Prozent Sauerstoffgas. Der Verkaufspreis liegt bei 4995 Dollar.

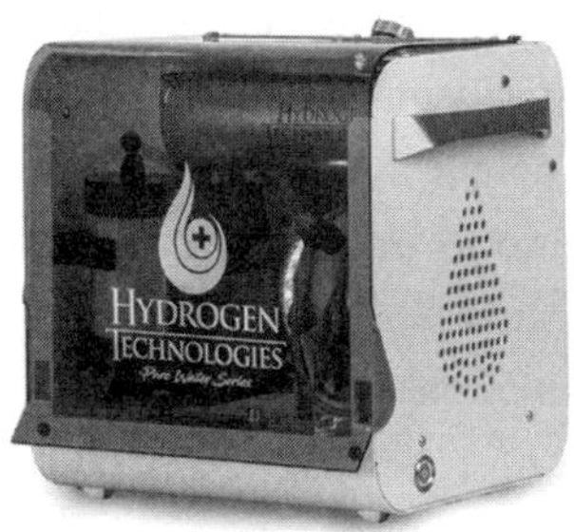

Die Wasserstoff-Inhalation funktioniert perfekt mit Wasserstoffwasser, auch wasserstoffreiches Wasser genannt. Seit ein paar Jahren kann man mit Wasserstoff-Wassergeräten das Trinkwasser mit kleinen Mengen Wasserstoff anreichern. Meines steht im Schrank neben dem Wasser-Ionisator, der für einen hohen pH-Wert, aber niedrige Alkalinität und niedrigen Wasserstoffgehalt sorgt. Maschinen für molekulares Wasserstoffwasser können sich nicht mit Wasserstoff-Inhalatoren oder sogar mit Wasserstoff-Tabletten mit hohem Wasserstoffanteil messen. Der große Vorteil der oben beschriebenen Wasserstoff-Sauerstoff-Inhalatoren ist, dass beide auch Ihr Wasser mit Wasserstoff und Sauerstoff anreichern. Ich verwende nur Wasserstoffgas und bin mit dem Ergebnis mehr als zufrieden.

Wenn Sie Hilfe bei der Wasserstoff-Therapie benötigen, können Sie Kontakt mit mir aufnehmen. Ich helfe Ihnen bei der Wahl des für Sie geeigneten Wasserstoff-Inhalators, schlage vor, wie lange Sie für die gewünschten Ergebnisse das Wasserstoffgas inhalieren sollen und welche anderen Therapien sich ergänzend dazu anbieten. Über meine Website *drsircus.com* bekommen Sie meine volle Unterstützung.

Dies alles können Sie von der Wasserstoff-Inhalationstherapie erwarten:

- Entgiftung
- Wiederherstellung der Jugendlichkeit
- Heilung von Geschwüren und Wunden
- festeres und volleres Haar
- Minderung von Schäden durch freie Radikale
- Senkung der Cholesterinspiegel
- Hilft dabei, Schwermetalle aus dem Körper zu spülen
- Hilft bei der Absorption von Nahrungsergänzungsmitteln
- Besserung von Allergien und Asthma
- verbesserte Blutzirkulation
- niedrigere Konzentration gesättigter Fettsäuren
- geringere körperliche Ermüdung
- schnellere Genesung
- verbesserte periphere Durchblutung
- Reduzierung von Cellulite und Falten
- verbesserte Gedächtnisleistung bei Senioren
- mehr Gehirnleistung
- Reduktion des Säuregrads
- Linderung von Verstopfung und Durchfall
- bessere Blutzuckerwerte

Je schlechter der Zustand des Patienten ist, umso eher sollte er die Wasserstoffgas-Inhalation mit der Zufuhr von Wasserstoffwasser kombinieren. Wenn man aber mit dem Rücken zur Wand steht, ist Wasser mit Magnesiumbicarbonat anzuraten, weil es viel stärker ist als Wasserstoffwasser.

Häufige Aussagen über die Wirkung von Wasserstoff:

- Er lindert Taubheitsgefühle in den Extremitäten.
- Er mindert und beseitigt Ödeme.

- Er lindert Nebenhöhlenbeschwerden.
- Er sorgt für mehr Energie.
- Er verbessert den Blutzuckerwert.
- Er reduziert den Insulinbedarf.
- Ein Unterschied ist schon nach den ersten Behandlungen zu spüren.
- Er sorgt für ein Gefühl der Frische und Leichtfüßigkeit.
- Er lindert Hautprobleme.
- Er erhöht die Kondition.
- Er sorgt für körperliche und energetische Veränderungen.
- Er beseitigt Steifigkeit in Knien und Knöcheln.
- Er stimuliert den jugendlichen Geist, lässt einen sich wacher fühlen.
- Er verbessert die Durchblutung.
- Er reduziert Schmerzen wie zum Beispiel Kopfweh und senkt den Bedarf an Schmerzmitteln.
- Er verbessert das Hautbild drastisch, sorgt für gesünderes Haar und beseitigt Hautflecken.
- Er lindert Verstopfung.
- Er mindert depressive Verstimmungen.
- Er beseitigt Nackenverspannungen und stellt die volle Bewegungsfähigkeit wieder her.
- Er macht die Finger- und Zehennägel stärker.
- Er mindert Haarbruch und Spliss.

Für die Inhalation wird normalerweise ein 2- bis 4-prozentiges Wasserstoffgasgemisch eingesetzt, weil es unterhalb der Entflammbarkeitsgrenze liegt; einige Studien verwenden jedoch eine Mischung aus 66,7 Prozent H_2 und 33,3 Prozent O_2, die nicht toxisch, aber in konzentrierter Form entflammbar ist. Das ist jedoch kein Problem, weil das Gas unmittelbar nach dem Austreten in der Raumluft verdünnt wird. Selbst wenn man während des Inhalierens nahe der Nase ein Streichholz entzünden würde (was nicht anzuraten ist), wäre wohl kaum eine Flamme zu sehen.

Es gibt auch noch andere Methoden, H_2 zuzuführen beziehungsweise zu sich zu nehmen: in Wasser aufgelöste Wasserstoff-Tabletten trinken, in Kochsalzlösung aufgelöstes H_2 injizieren, H_2-Bäder, und H_2-Kochsalzlösung in die Augen tropfen. Auch die transdermale Auftragung von Wasserstoff und CO_2 sowie Wasserstoff-Infusionen können hilfreich sein. Bislang werden sie nur in Japan und China angewandt.

Sicherheit

Wenn Sie lange genug suchen, werden Sie bestimmt jemanden finden, der die Meinung vertritt: »Wir atmen Wasserstoff ja schon ein. In der Luft sind nur Spuren von Wasserstoff (H_2) enthalten, also brauchen wir auch nicht mehr.« Oder jemanden, der so verrückte Dinge sagt wie: »Puren Wasserstoff einzuatmen, bringt einen um«, als ob man durch die vorgestellten Inhalationsgeräte puren Wasserstoff einatmen könnte, was man definitiv nicht kann. Purer Wasserstoff würde einen tatsächlich umbringen – deshalb ist in den Sauerstoffzylindern immer CO_2 enthalten.

Wie bei allen Geräten sollte man Vorsicht walten lassen. Lesen Sie die Bedienungsanleitung gewissenhaft, ehe Sie sie anschalten. Da bei Wasserstoff-Sauerstoff-Maschinen eine extra Portion Vorsicht angebracht ist, befolgen Sie unbedingt die Anweisungen. Wasserstoff und Sauerstoff im perfekten Mischungsverhältnis (stöchiometrisches Verhältnis) können zwar explodieren, bei diesen Inhalatoren ist das jedoch kein Problem, denn das Gasgemisch wird beim Einatmen verdünnt.

Die Geschichte des Wasserstoffs

—

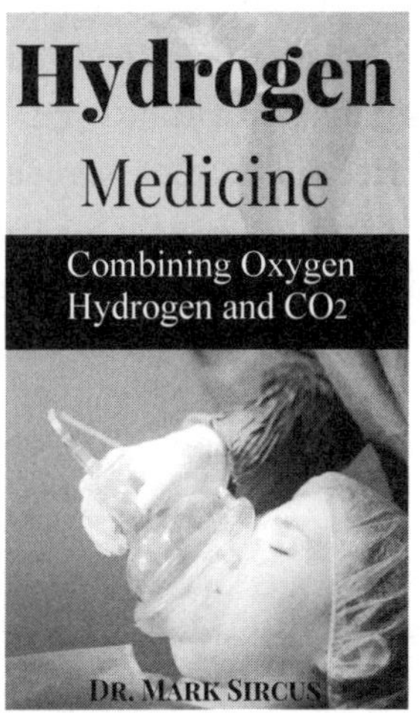

Vor 13,8 Milliarden Jahren wurde das Universum geboren und der physikalische Raum mit Wasserstoff gefüllt. Wasserstoff ist das häufigste Element im Universum. Aller Wasserstoff im Universum hat seinen Ursprung in den ersten Augenblicken nach dem Urknall. Auf der Erdoberfläche ist er nach Sauerstoff und Silizium das dritthäufigste Element. Wasserstoff befindet sich in allen Sternen, und der Planet Jupiter besteht sogar hauptsächlich aus Wasserstoff. Wasser- und Sauerstoff verbinden sich zu Wasser. So ist Wasserstoff das häufigste Atom in unserem Körper.

1970 benutzte der aus Südafrika stammende Elektrochemiker John Bockris in einem Vortrag zum ersten Mal den Begriff »Wasserstoffwirtschaft«. Später beschrieb er in einem Buch, wie eine von Solarenergie und Wasserstoff betriebene Welt aussehen könnte. Aber auch dann änderte sich nichts.

2001 wurde auch über eine entzündungshemmende Wirkung von hyperbarem Wasserstoff auf ein Mausmodell mit chronischer, durch Bilharziose verursachter Leberentzündung berichtet.[54]

2002 stellte der amerikanische Wirtschafts- und Sozialtheoretiker Jeremy Rifkin die Theorie auf, dass Wasserstoff das Erdöl ablösen könnte und die Zukunft der Energie in wasserstoffbetriebenen Brennstoffzellen liegt.

Die Geschichte des Wasserstoffs in der Medizin begann offiziell im Jahr 2007, als Oshawa und Kollegen entdeckten, dass H_2 antioxidative Eigenschaften hat, die das Gehirn vor Ischämie-Reperfusionsschäden und Schlaganfällen schützen, indem sie selektiv Hydroxylradikale neutralisieren.[55]

Seitdem wurden Hunderte von Studien veröffentlicht, die Wasserstoff als sicheres und effektives Arzneimittel bei mehr als 150 Krankheiten beschreiben.

Heute steigen viele Länder für Autos, Züge, Busse und Lkws auf die Wasserstoffenergie um.

Fazit

Wasserstoff, das einfachste und kleinste Element im Universum, wird uns »zu einem klügeren, intellektuelleren und gesünderen Lebensstil führen«, schreiben Xuejun Sun, Shigeo Ohta und Atsunori Nakao in ihrem richtungweisenden Buch *Hydrogen Molecular Biology and Medicine*. Sie sind dieser Meinung, weil Wasserstoff eine Arznei ist – die sicherste Arznei, die es gibt. Unsere Existenz hängt vom Wasserstoff ab.

Entzündungen, Schäden durch freie Radikale, oxidativer Stress und Wasserstoff

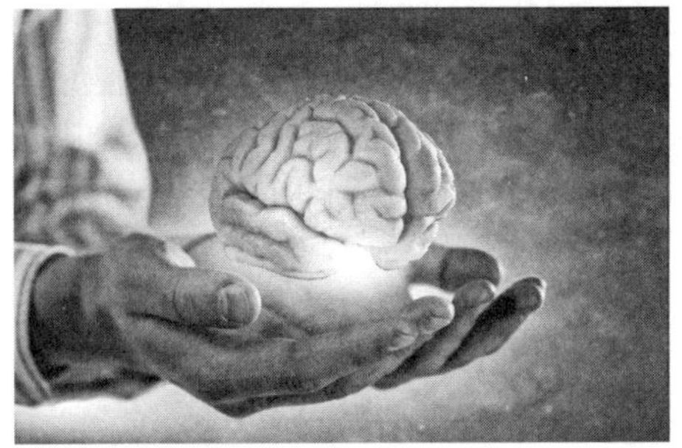

Seit Dr. Denham Harman 1956 seine Theorie der freien Radikale veröffentlichte, haben mehr als 300 000 Studien bestätigt, dass freie Radikale die Hauptursache für Krankheiten und das Altern sind. Oxidativer Stress ist eine Pest der modernen Gesellschaft. Wir sind ständig oxidativem Stress ausgesetzt – ob in Form von Giftstoffen in der Luft, die wir rund um die Uhr einatmen, von medizinisch induzierter Strahlung,[56] pharmazeutischen Medikamenten, Chemotherapie, sogar WLAN und anderen EMF-produzierenden Geräten.[57]

Viele Erkrankungen wie zum Beispiel das chronische Erschöpfungssyndrom, Fibromyalgie, Diabetes, Alzheimer, Angstzustände, Schlaflosigkeit und Krebs haben ihre Wurzeln in oxidativem Stress. Er wird direkt oder indirekt von der toxischen Wirkung von Antikrebsmedikamenten auf nicht kanzeröses Gewebe verursacht. Bei einer Chemotherapie entstehen durch die von oxidativem Stress verursachte Lipidperoxidation zahlreiche Aldehyde, die zelluläre Ziele angreifen.[58] Der durch alle verschreibungspflichtigen Medikamente ausgelöste oxidative Stress ist die Wurzel vieler schrecklicher Krankheiten. Reaktive Metaboliten, die in diesem Prozess entstehen, führen zu oxidativem Stress und beeinträchtigen die Funktion der Enzyme, die die Verstoffwechslung der Medikamente steuern, was zu Toxizität führt.[59]

Laut der Weltgesundheitsorganisation ist die Umweltverschmutzung eine größere globale Gefahr als Ebola und HIV. In ihrem aktuellen Bericht geht einer von vier Todesfällen bei Kindern unter 5 Jahren auf Umweltbelastungen wie Luftverschmutzung und kontaminiertes Wasser zurück. Giftstoffe in Luft und Wasser führen zu oxidativem Stress, der wiederum Krankheiten, Krebs und Tod verursacht. Epidemiologische Studien haben ganz klar einen Zusammenhang zwischen der Konzentration fotochemischer und partikelförmiger Schadstoffe in der Luft und Herz-Kreislauf-Erkrankungen, verminderter Lungenfunktion, vermehrten Klinikeinweisungen sowie Sterblichkeit ergeben.

Schwermetalle

Schwermetalle verstopfen Rezeptoren, brechen und verbiegen Schwefelverbindungen in Enzymen wie zum Beispiel Insulin, sie schädigen die DNA und bringen generell alles durcheinander, was mit gesundem biologischem Leben zu tun hat.

Dr. Harold Buttram sagt: »Die derzeitige Selbstgefälligkeit bezüglich des Kontakts mit chemischen Stoffen ist hauptsächlich auf Toxizitätstests zurückzuführen, die auf Tierversuchen basieren und bei denen eine einzelne Chemikalie bewertet wird, um auf einen geschätzten ›sicheren‹ Wert für den Menschen zu schließen. Das Delaney Amendment von 1958 verlangt solche Tests, in denen potenziell giftige Substanzen auf ihre krebserregenden Eigenschaften untersucht werden müssen. Dieses System hat einige Schwachstellen und Unzulänglichkeiten. Es berücksichtigt nicht den gleichzeitigen Kontakt mit mehreren Chemikalien und deren additive Auswirkungen.«

Die meisten Krebspatienten stehen unter psychologischen und physiologischen Belastungen, die zur Krebsbildung im Körper beitragen. Psychologische Stressfaktoren sind etwa unentrinnbarer Schock, unterdrückter emotionaler Schmerz und Wut, Depressionen, Isolation, Schlafmangel, emotionale Traumata und umständebedingte Belastungen. Physiologische Stressfaktoren sind zum Beispiel Mangelernährung, Chemikalien, Toxine, EMF-Strahlung, Parasiten, Leber-, Darm- und Nierenerkrankungen sowie Bewegungsmangel.

Krebs ist ein Paradebeispiel für Schwermetalltoxizität, Schäden durch freie Radikale, pathogene Infektionen, Mineralien- und Vitamindefizite, Entzündungen, mitochondrielle Fehlfunktion, Unterdrückung des Immunsystems, genetische Mutationen, Zellwandschäden und oxidativen Stress.

Zur Behandlung von Krebs stehen viele Methoden zur Verfügung. Am besten ist es, all diese Probleme gleichzeitig anzugehen, was ein auf Wasserstoff basierender Behandlungsplan ermöglicht. Häufige Umweltfaktoren, die zum Tod durch Krebs beitragen, sind Ernährung und Adipositas (30–35 Prozent), Tabak (25–30 Prozent), Infektionen (15–20 Prozent), Strahlenbelastung (sowohl ionisierende als auch nicht ionisierende, bis zu 10 Prozent) sowie Stress, Bewegungsmangel und Umweltschadstoffe und Vererbung (5–10 Prozent).

Studien haben in den letzten rund 10 Jahren in der Gesamtbevölkerung eine Zunahme an Gehirntumoren ergeben. In den letzten 20 Jahren zeigten viele Forschungsarbeiten, wie oxidativer Stress zu chronischen Entzündungen führt, die die meisten chronischen Krankheiten, auch Krebs, verursachen.

Die zelluläre Exposition mit ionisierender Strahlung führt zu Oxidationen, die die molekularen Strukturen von Makromolekülen durch direkte Strahlungsinteraktionen mit Makromolekülen oder Radiolyseprodukten im Wasser verändern. Zudem kann sich der oxidative Schaden von den angezielten Zellen auf benachbarte, nicht angepeilte Bystander-Zellen ausbreiten, das geschieht durch redoxmodulierte interzelluläre Kommunikationsmechanismen. Menschen, die schon früh im Leben Mobiltelefone nutzen, haben ein größeres Risiko, Gehirntumore zu bekommen, als jene, die erst als Erwachsene damit anfangen.

Reaktive Sauerstoffspezies (ROS) sind ein Nebenprodukt des normalen Stoffwechsels. Wenn unsere Zellen aus Glucose Energie gewinnen, entsteht selbst unter optimalen Bedingungen eine ganze Kaskade freier Radikale, die oxidativen Stress verursachen. Je mehr Zucker wir zu uns nehmen, umso größer ist unser oxidativer Stress. Wenn unser Immunsystem Bakterien und Entzündungen bekämpft, leiden wir unter erhöhtem oxidativem Stress. Und wenn unser Körper Pestizide, Herbizide oder Fungizide entgiftet, sorgt das für oxidativen Stress.

Die Oxidation nimmt zu, wenn wir körperlich und/oder emotional unter Stress stehen. Wenn wir aber ausreichend Antioxidantien zur Verfügung haben, wird ein Gleichgewicht aufrechterhalten, und es entstehen keine Schäden. Oxidativer Stress ist ein Ungleichgewicht zwischen der Produktion freier Radikale und der körpereigenen Fähigkeit, ihre schädlichen Auswirkungen zu bekämpfen oder zu entgiften, indem Antioxidantien sie neutralisieren.

Wasserstoff in der Anti-Aging-Medizin

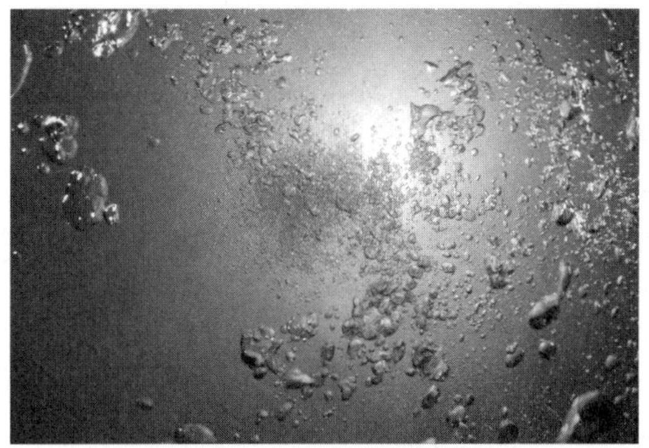

Es gibt keinen Einzelfaktor, der uns länger Leben ließe – das hindert uns aber nicht daran, zu wissen, wie wir länger und gesünder leben können. Einige medizinische Wissenschaftler glauben, dass wir unser Maximum in Sachen Körpergröße, Lebensdauer und physische Leistungsfähigkeit erreicht haben.

Laut einer aktuellen Studie hat der Mensch biologische Grenzen, und menschengemachte Umweltfaktoren beeinflussen diese Grenzen. Angesichts der zunehmenden Verschmutzung und Strahlenbelastung gab es in der Medizin durchaus Grund zur Verzweiflung – bis zur Entdeckung des Wasserstoffs.

Dr. Mercola merkte kürzlich an: »Wenn es jemals eine Pille geben wird, die ewige Jugend verspricht, wird sie wohl jeder haben wollen. Tatsache ist aber, dass Ihr Lebensstil und die Entscheidungen, die Sie Tag für Tag treffen, eine unglaublich große Rolle dafür spielen, wie Sie altern. Und ich bezweifle, dass jemals ein

Medikament entwickelt wird, das es Ihnen erlaubt, ein Junkfood essender Couch-Potato zu sein und trotzdem rückwärts zu altern. Entscheidend ist, Ihre Mitochondrien gesund zu halten, und Lifestyle-Strategien wie Ernährung und Bewegung sind der Schlüssel dazu.«

Sauerstoff ist Medizin, und Wasserstoff wird ebenfalls Medizin sein, insbesondere auf Intensivstationen, in Notfallambulanzen und Operationssälen. Die Wasserstoff-Therapie ist keine Quacksalberei. Wasserstoff hält das Universum, Autos, Lkws und Raketen am Laufen, und wenn man ihn in ausreichenden Mengen zu sich nimmt, wird er das Leben verlängern, weil er Schutzwirkungen hat und die Mitochondrien gesund und funktionsfähig erhält – genau das, was Mercola sagt.

Wissenschaftler haben eine ganze Pipeline voller vielversprechender Anti-Aging-Substanzen, die nur auf Humanstudien warten. Der nicht patentierbare Wasserstoff steht jedoch nicht auf ihrer Liste. Laut Joe Betts-LaCroix ist das Anti-Aging-Geschäft »eine 8-Milliarden-Dollar-Industrie aus Zeug, das nichts bewirkt«. Er glaubt, der Schlüssel zur Langlebigkeit liege einzig darin, degenerativen Erkrankungen vorzubeugen.

Wasserstoff wirkt präventiv und heilend und vollbringt so höchste medizinische Leistungen, selbst auf Intensiv- und Notfallstationen. Wasserstoff, das kleinste, einfachste Atom und Molekül überhaupt (H^- und H_2), ist das sicherste Anti-Aging-Mittel zur Verlängerung unseres Lebens.

Molekularer Wasserstoff ist ein starkes Antioxidans und hilft, Zellen und Gene vor Schäden durch freie Radikale zu schützen. Zusammen mit seiner entzündungshemmenden Wirkung trägt diese Eigenschaft dazu bei, die Lebensspanne zu verlängern, weil das Altern von Gewebedegeneration, oxidativem Stress und Entzündungen verursacht wird.

Wenig überraschend kam im Juli 2016 eine japanische Studie zu dem Schluss, dass es »stichhaltige Hinweise« dafür gibt, dass Wasserstoff sich positiv auf die Gefäße auswirkt. Die Wissenschaftler beobachteten spezifische, lang anhaltende antioxidative und Anti-Aging-Effekte auf vaskuläre endotheliale Zellen durch den Nrf2-Signalweg, selbst nach nur flüchtiger H_2-Exposition. Daraus schlossen sie, dass der Konsum von wasserstoffreichem Wasser das Leben verlängern kann.[60]

Die Studie »Effects of Hydrogenated Water on Intracellular Biomarkers«[61] zeigte, dass mit Wasserstoff angereichertes Wasser die Telomerase-Aktivität ankurbelt. Telomerase ist ein Enzym, das für die Gesundheit der Telomere – der Schutzkappen am Ende der Chromosomen, die die Alterung beeinflussen – zuständig ist. Die Studie kam zu dem Schluss, dass molekularer Wasserstoff dazu beiträgt, Telomere vor dem Verfall zu schützen und so »die Altersregulierung zu verbessern«. Dieselben Wissenschaftler untersuchten auch, wie sich Wasserstoff auf die Insulin-Signalübertragung auswirkt.

In Bezug auf die Alterung verringert die antioxidative Wirkung von Wasserstoffgas oder -wasser den Abbau unserer Telomere. Die Telomere der meisten Zellen im menschlichen Körper werden mit jeder Runde der DNA-Replikation etwas kürzer, weil ihnen das Enzym Telomerase fehlt. Das ist aber nicht der einzige Faktor für den Verlust telomerischer DNA. Oxidative Schäden werden in telomerischer DNA weniger gut repariert als anderswo im Chromosom. Oxidativer Stress beschleunigt den Telomerverlust, während Antioxidantien ihn verlangsamen.[62]

Für 8000 Dollar bekommen ältere Patienten bei der Firma Ambrosia LLC aus Monterey, Kalifornien, Infusionen mit dem Blut eines jungen Spenders. Sie könnten sich selbst aber für viel weniger Geld behandeln – und sogar Ihre ganze Familie ohne zusätzliche Kosten. Mit Wasserstoff kann jeder länger leben.

Angestellte im Silicon Valley folgen merkwürdigen Modeerscheinungen in puncto Revitalisierung. Sie sind der Meinung, der Code des Alterns könnte gehackt werden, und der Tod sei nur eine Option. Man kann darauf warten, dass sie das Anti-Aging-Wunder von molekularem Wasserstoff für sich entdecken, der das Überleben unter großem Stress enorm erleichtern kann. Fragen Sie nur Tiefseetaucher, was sie einatmen, um in 600 Metern Tiefe am Leben zu bleiben. Wasserstoff!

https://www.youtube.com/watch?v=OguvsUhb8z0

Wenn Sie wissen wollen, was Wasserstoff für ältere Menschen tun kann, sollten Sie sich dieses Video ansehen. Im Endeffekt heißt es darin: Wenn gar nichts anderes mehr hilft, dann hilft Wasserstoff. Am Ende des Videos sprechen Patient und Arzt über Wunder. Die Wasserstoff-Medizin aber ist eine medizinische Wissenschaft.

Bislang haben wir kaum Fortschritte im Ausloten der Grenzen der menschlichen Lebensspanne gemacht. Klar, viele Menschen leben heute länger, weil wir in Sachen Ernährung, Heilung akuter Krankheiten wie Infektionen und in der Behandlung einer Handvoll chronischer Erkrankungen besser geworden sind. Aber das höchste dokumentierte Alter hat sich bei etwa 115 Jahren eingependelt.

Mit der Wasserstoff-Inhalationstherapie in Kombination mit erhöhter Sauerstoffzufuhr und CO_2-Speicherung können wir nun unsere Lebensjahre über alle Erwartungen hinaus ausdehnen und dabei bei bester Gesundheit bleiben.

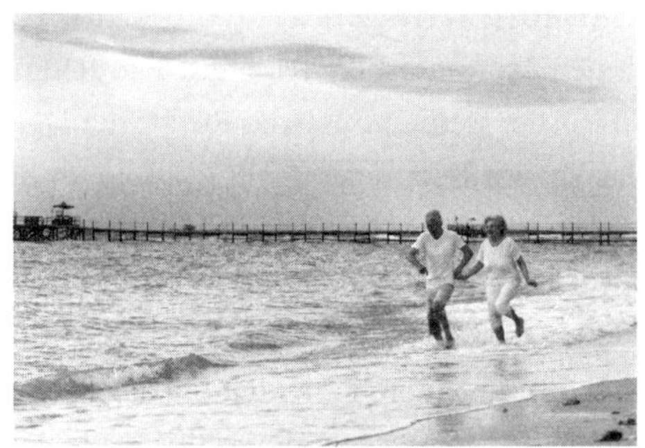

Die Welt ergraut in nahezu halsbrecherischem Tempo. Die meisten Gesundheitsausgaben werden für die besondere Pflege in den letzten 2–3 Lebensjahren aufgewendet – hauptsächlich bei Krebs und für die Intensivbetreuung von Herzinfarkt- und Schlaganfallpatienten. Mehr als 100 Millionen Amerikaner werden derzeit wegen der einen oder anderen degenerativen Erkrankung behandelt – das kostet insgesamt über 700 Milliarden Doller im Jahr. Die Krankenkassenbeiträge schießen derart in die Höhe, dass sich die meisten Menschen das Älterwerden gar nicht mehr leisten können.

> *Es genügt, jeden Tag 10 Minuten lang große Bewegungen auszuführen, um die Durchblutung anzukurbeln und Giftstoffe auszuspülen, und den ganzen Körper über ausreichend Sauerstoff und Nährstoffe mit Energie zu versorgen.*
>
> Miranda Esmonde White

Das Gegenteil einer müden, erschöpften Zelle ist eine stoffwechselaktive Zelle mit vitalen Mitochondrien. Zu den Myriaden Kennzeichen von starken, stoffwechselaktiven Mitochondrien gehören folgende:

- hoher Bicarbonat- und Kohlendioxidgehalt (alkalische Bedingungen)
- gesunder Sauerstofftransport
- gesunder Gehalt an Magnesiumionen
- gesunde Schlaf- und Atemmuster
- durchschnittliche Körpertemperatur
- generell gesunde Nährstoffkonzentrationen

Krankheiten, einschließlich Krebs, gehen auf mitochondriale Dysfunktion und Sauerstoffmangel (Hypoxie) zurück, das bestätigen angesehene Wissenschaftler wie Albert Szent-Györgyi, Otto Warburg, Emanuel Revici und Linus Pauling. Fast 80 Jahre nachdem Otto Warburg vermutete, dass Krebs durch mitochondriale Fehlfunktion verursacht wird, haben nun Studien des Karolinska-Instituts in Schweden, des Boston College und der Washington University School of Medicine seine Theorie bestätigt.

Wissenschaftler gehen davon aus, dass die Alterung auf Schäden durch freie Radikale und chronische niedriggradige Entzündungen zurückzuführen ist, die sich im Lauf der Zeit aufbauen. Alle lästigen Alterserscheinungen wie verlangsamter Stoffwechsel, Steifigkeit, Gebrechlichkeit, Schmerzen und andere Beschwerden gehen auf toxische Ablagerungen und Defizite der wichtigsten Nährstoffe wie Sauerstoff, Kohlendioxid, Wasserstoff und Magnesium zurück. Die beste Methode, unseren Alterungsprozess umzukehren, ist die Kombination mehrerer Therapien, die sich gegenseitig unterstützen.

Es liegt an Ihnen, länger zu leben

Wenn Sie 100 Jahre alt werden möchten, sollten Sie auf mehr als nur die Ernährung achten. Eine in *International Psychogeriatrics* veröffentlichte Studie untersuchte

Menschen, die in abgelegenen italienischen Dörfern leben und über 90 Jahre alt wurden. Sie fand heraus, dass diese Senioren noch immer einen Lebenszweck hatten, nach wie vor aktiv waren und bestimmte Persönlichkeitsmerkmale wie kontrollierende und gebieterische Sturheit aufwiesen.

Die ältesten Probanden hatten noch andere Gemeinsamkeiten, zum Beispiel positives Denken, eine strenge Arbeitsmoral und enge Bande zu Familie, Religion und Heimat. Die meisten Studienteilnehmer arbeiteten nach wie vor im Haushalt und auf ihrem Land. Dadurch sahen sie laut den Studienautoren auch noch im hohen Alter einen Sinn im Leben.

In meinem Buch *Heart Health* schreibe ich, dass Menschen mit offenem und strahlendem Herz ewig jung bleiben. Das weit geöffnete spirituelle Herz ist ein Jungbrunnen und eine Kraft, die uns hilft, Angriffe aus der Umwelt, Infektionen und Krankheiten abzuwehren. Nichts trägt einen Menschen so gut durch die Jahrzehnte wie die Liebe und eine selbstlose Haltung.

Bedingungslose Liebe ist das stärkste Stimulans unseres Immunsystems.

Dr. Bernie Siegel

Dr. Norman Shealy und Dr. Caroline Myss glauben, dass zu lieben und geliebt zu werden ein entscheidender Faktor für ein stabiles Immunsystem ist, die Lebenserwartung erhöht und das allgemeine Glücksgefühl steigert. Was hat Liebe mit einem stressfreien Leben zu tun? »Alles!«, sagt Dr. Brenda Schaeffer.

Sich jung zu fühlen und jung zu bleiben, ist kein alberner Traum. Menschen, die sich »im Herzen jung« fühlen, werden mit größerer Wahrscheinlichkeit sehr alt. Senioren, die sich 3 oder noch mehr Jahre jünger fühlten, als sie tatsächlich waren, hatten über 8 Jahre gesehen eine geringere Todesrate als jene, die sich so alt fühlten, wie sie waren, oder noch etwas älter. Rund 25 Prozent derjenigen, die sich älter fühlten, starben – bei denen, die sich jünger fühlten, waren es nur 14 Prozent, und bei jenen, die sich ihrem Alter entsprechend fühlten, waren es 19 Prozent. Mehr als zwei Drittel der Studienteilnehmer fühlten sich 3 oder mehr Jahre jünger als ihr tatsächliches Alter, etwa ein Viertel fühlte sich dem

Alter entsprechend, und etwa 5 Prozent fühlten sich über ein Jahr älter, als sie waren.

Diese Ergebnisse zeigen, wie mächtig Optimismus für die Gesundheit sein kann, sagte James Maddux, emeritierter Psychologieprofessor und leitender Wissenschaftler am Center for the Advancement of Well-Being an der George Mason University Fairfax, Virginia.

»Optimismus ist in vielerlei Hinsicht eine sich selbst erfüllende Prophezeiung«, so Mason. »Hat man das Gefühl, dass das Leben und die Gesundheit großenteils unter Kontrolle sind, und glaubt daran, in der Lage zu sein, Stress zu bewältigen, das Richtige zu essen und Sport zu treiben, dann wird man diese Dinge auch eher tun.«

Im Vergleich zu den Menschen, die sich jung fühlten, starben mehr als doppelt so viele Menschen, die sich älter fühlten, an Herzerkrankungen – das Verhältnis lag bei 4,5 Prozent zu 10,2 Prozent.

Die Anti-Aging-Wirkung von Wasser- und Sauerstoff – ein Erfahrungsbericht

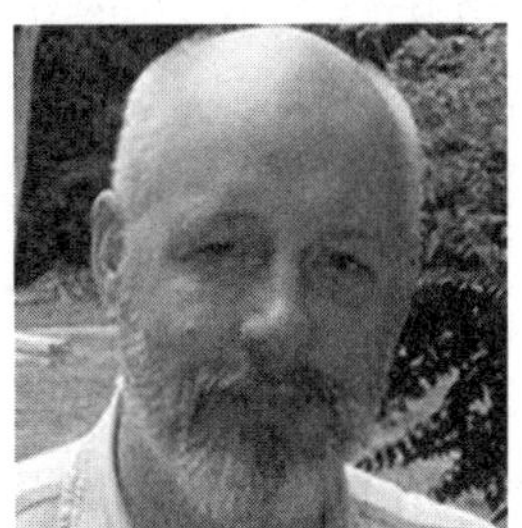

»2005 fing ich an, Wasserstoff-Sauerstoff(HydrOxy)-Wasser zu trinken. Im März 2016 dann begann ich, täglich während der Arbeit am Computer HydrOxy zu inhalieren. Nach ein paar Monaten fühlte ich mich pro Monat, den ich das Gas eingeatmet hatte, um ein Jahr jünger.

Dann passierte etwas Faszinierendes. Vor Kurzem habe ich mit einem improvisierten Pfostenrammer einen Stahlpfosten niedergerissen und mir dabei schwer die Schulter verstaucht. Ich konnte nur unter großen Schmerzen meinen Arm heben. Dann geschah das Erstaunliche: Meine Schulter heilte innerhalb von 3 Tagen! Noch nie war eine Verstauchung so schnell abgeheilt!

Mein Sehvermögen hat sich verbessert. Seit meinem 9. Lebensjahr habe ich eine Brille getragen, jetzt brauche ich sie nur noch zum Autofahren.

Meine Schuppenflechte ist verschwunden. Ich habe keine dicken, weißen, abschuppenden Stellen mehr an Ellbogen, Knien und Füßen. Das passierte, 3 Wochen nachdem ich mit dem Inhalieren von HydrOxy angefangen hatte.

Meine Haut ist glatt und geschmeidig, und meine Altersfältchen verschwinden nach und nach.

Auch meine Narben (die ich seit der Kindheit habe) scheinen zu verschwinden.

Meine ›Altersflecken‹ verblassen.

Meine Neuropathien sind weg. Ich bin so dankbar, dass ich meine linke Hand und meine Schienbeine wieder spüre.

Mein Haar wird wieder dunkler (inzwischen ist es meliert statt rein grau).

Meine Haare scheinen auch wieder mehr zu wachsen (sie werden dicker und wachsen auch wieder auf meiner kahlen Stelle am Kopf).

Mein Tinnitus ist noch da, aber zuweilen kaum noch wahrnehmbar.

Ich habe Fett verloren und baue Muskelmasse auf, und das ohne gezieltes Training.«

George Wiseman

Im Oktober 2017 ergänzte er noch:

»Meine Warzen an Händen und Fußsohlen sind verschwunden.

Mein Haar wächst nun definitiv nach.

Ich habe keine Verstopfung mehr.

Ich habe keine Arthritis mehr.

Seit 2005 war ich nicht mehr krank (nicht mal ein Schnupfen), und das OHNE Medikamente und ohne Grippeimpfung.

Ich habe 20 überschüssige Kilos abgenommen (von 110 auf 90 Kilo). Und mein Herzgeräusch ist ebenfalls verschwunden.«

Wasserstoff, Bicarbonat, Magnesium und ATP

Dr. Peter Mitchell wurde 1978 für seine Theorie über die Chemiosmose der Nobelpreis für Chemie verliehen. Laut seinem Modell ist Wasserstoff für die ATP-Produktion in den Mitochondrien, der Energiequelle in den Zellen und im ganzen Körper, essenziell. Verantwortlich dafür ist die Wasserstoff-Dehydrogenase, ein Flavoprotein, das durch molekularen Wasserstoff (H_2) die Umwandlung von NAD^+ zu NADH beschleunigt; $H_2 + NAD^+ \rightarrow H^+ + NADH$.

Unser Körper ist auf die Energie, die wir aus der Nahrung gewinnen, angewiesen. Die Nahrung durchläuft viele Prozesse, und schließlich wird ATP freigesetzt. Unsere Nahrung ist eine der Hauptquellen von Wasserstoff. Ist sie frisch und unverarbeitet, liefert sie reichlich Wasserstoff. Der Wasserstoff im Essen ist in komplexen Molekülen gebunden, die verstoffwechselt (aufgebrochen) werden müssen, um den Wasserstoff freizusetzen.

Wasserstoff gehört zu den Urelementen, aus denen sich alles Leben auf der Erde entwickelt hat. Auch Menschen können ohne Wasserstoff nicht leben. Die Wissenschaft beschreibt uns zwar als kohlenstoffbasierte Lebensform, wir sind aber auch eine wasserstoffbasierte Lebensform. Wenn Pflanzen das Sonnenlicht absorbieren, speichern sie durch Fotosynthese negativ geladene Wasserstoffionen. Wenn wir unverarbeitete Pflanzen essen, nutzen unsere Zellen die Nährstoffe dieser Pflanzen mit der elektrischen Ladung der Wasserstoffionen. Wenn unser Körper Wasserstoff und Sauerstoff verbrennt, produziert er die Energie, die wir zum Leben brauchen.

Wasser enthält sowohl Wasserstoff als auch Sauerstoff, der das Feuer der Oxidation liefert. Das Wort Hydrogen, ein anderes Wort für Wasserstoff, stammt aus dem Griechischen und bedeutet »Wassererzeuger«. Wasser entsteht, wenn Wasserstoff durch Sauerstoff verbrannt (oxidiert) wird. Es wird tagtäglich in unserem Körper gebildet, wenn wir Wasserstoff verbrennen, um ATP zu produzieren. Wasserstoff und Sauerstoff befinden sich in einem kontinuierlichen Kreislauf, der Wasser und Energie erzeugt.

Die Magnesiumforschung ist schon lange der Ansicht, dass die Funktionen des Magnesiums (wie zum Beispiel die Calciumregulierung) nur dann voll zum

Tragen kommen, wenn der Körper ausreichend hydriert ist. Die Bedeutung des Wassers für die pH-Balance, den Abtransport toxischer Elemente aus dem Körper und die vollständige Nutzung von Mineralstoffen für die ATP-Energieerzeugung kann gar nicht hoch genug eingeschätzt werden.

Im Rahmen einer offenen Studie tranken vierzehn Patienten – fünf davon litten an progressiver Muskeldystrophie, vier an Polymyositis-Dermatomyositis und fünf an mitochondrialen Myopathien – 12 Wochen lang täglich 1 Liter mit molekularem Wasserstoff angereichertes Wasser. Das Wasserstoffwasser verbesserte bei mitochondrialer Myopathie die mitochondriale Funktion und reduzierte bei Polymyositis und Dermatomyositis die entzündlichen Prozesse.[63]

Um das Konzept und das Geschehen der Verlängerung der zellulären Lebensspanne, der zellulären Gesunderhaltung und Vitalität zu verstehen, muss man sich eingehend mit den Mitochondrien der Zelle, dem Krebs- oder Citratzyklus, dem Elektronentransportsystem und der wichtigen Rolle des Wasserstoffs für die ATP-Bildung befassen.

https://www.youtube.com/watch?v=mfgCcFXUZRk

Negativ geladene Wasserstoffionen können in den Mitochondrien ATP bilden und freie Radikale effektiv einfangen. H^- verwandelt NAD^+ in den Mitochondrien in NADH. Das NADH wird dann im Elektronentransportsystem verarbeitet, um 3-ATP-Moleküle zu generieren. In der Regel entsteht beim Citratzyklus NADH, aber H^- ermöglicht es, den Citratzyklus zu umgehen, indem NAD^+ zu NADH recycelt wird.

Geschädigte Mitochondrien führen zur Entstehung scheinbar nicht miteinander verwandter Erkrankungen wie

- Schizophrenie
- bipolare Störung
- Demenz
- Alzheimerkrankheit
- Epilepsie

- Migräne
- Schlaganfall
- neuropathische Schmerzen
- Ataxie
- transitorische ischämische Attacke
- Kardiomyopathie
- koronare Arterienkrankheit
- chronisches Erschöpfungssyndrom
- Fibromyalgie
- Retinitis pigmentosa
- Diabetes
- Hepatitis C
- primär biliäre Zirrhose

Dr. Michael R. Eades sagt: »Hochenergetische Elektronen, die durch die innere Mitochondrienmembran transportiert werden, reißen sich gelegentlich los und werden freie Radikale. Diese bösartigen freien Radikale können dann andere Moleküle angreifen und beschädigen. Da diese freien Radikale innerhalb der Mitochondrien freigesetzt werden, greifen sie als Nächstes die Fette in den Mitochondrienmembranen an. Sind genug dieser Fette beschädigt, funktioniert die Membran nicht mehr richtig. Dann wird das ganze Mitochondrium beeinträchtigt und stellt seine Funktion ein. Und wenn genug Mitochondrien sterben, funktioniert die Zelle nicht mehr und geht in die Apoptose – eine Art zellulären Suizids – über. Diese chronischen Zellbeschädigungen und -einbußen sind im Grunde die Definition des Alterns.«

Schwefelwasserstoff und die mitochondriale Funktion

Schwefelwasserstoff (H_2S) fungiert in niedriger Konzentration als Elektronendonator für die Mitochondrien und als anorganisches Substrat für den mitochondrialen Elektronentransport. Die H_2S-Spende kann therapeutische Wirkung haben. H_2S zu nutzen, um den Stoffwechsel bei Bedarf zu unterdrücken (in den »Winterschlaf« zu versetzen), wurde für verschiedene Erkrankungen vorgeschlagen. Bei anderen gesundheitlichen Problemen (zum Beispiel Entzündungen, septischem Schock, Brandwunden und bestimmten Krebsformen) kommt es zu einer H_2S-Überproduktion – hier könnten H_2S-Biosynthese-Inhibitoren künftig eine therapeutische Funktion einnehmen. Schwefelwasserstoff könnte eine große Rolle für das Hinauszögern des Alterungsprozesses spielen. Molekularen Wasserstoff zu verwenden ist jedoch weit einfacher und sicherer.

Magnesiumbicarbonat – ein medizinischer Durchbruch

Erhöhter oxidativer Stress, der exponentiell mit einer Verschiebung des pH-Werts in Richtung sauer verbunden ist, ist für die Mitochondrien gefährlich und führt zu oxidativer Belastung. Wenn unser Gewebe zu sauer wird und das für die ATP-Produktion benötigte Magnesium fehlt, lässt der Zellstoffwechsel nach, was Adipositas und Diabetes zur Folge hat.

»Mg^{2+} ist für den Energiehaushalt aller Zellen von großer Bedeutung, weil Mg^{2+} von ATP, der wichtigsten Energiekomponente im Körper, gebunden werden muss. ATP ohne gebundenes Mg^{2+} ist nicht in der Lage, die Energie zu erzeugen, die normalerweise von bestimmten Körperenzymen genutzt wird, um Proteine, DNA und RNA herzustellen und Natrium, Kalium oder Calcium in die und aus den Zellen zu transportieren. ATP ohne ausreichend Mg^{2+} ist nicht funktionsfähig und führt zum Zelltod«, schreibt Dr. Boyd Haley.

Magnesiumbicarbonat ist der Heilige Gral der Magnesiumzufuhr, weil es auf direktem Weg in die Zellen gelangt und die mitochondrialen Energiefabriken ankurbelt. Ich empfehle allen, mit Wasserstoff und Sauerstoff angereichertes Wasser oder Magnesiumbicarbonat-Wasser zu trinken. Trinken Sie sich sozusagen ins Leben zurück. Und immer, wenn man Wasserfastenkuren macht, sollte man dafür diese Arten von Wasser verwenden.

Magnesiumbicarbonat ist ein komplex hydriertes Salz, das nur unter bestimmen Bedingungen in Wasser existiert. Das Magnesiumion ist Mg^{2+}, und das Bicarbonation ist HCO_3^-. Somit hat Magnesiumbicarbonat zwei Bicarbonationen: $Mg(HCO_3)_2$.

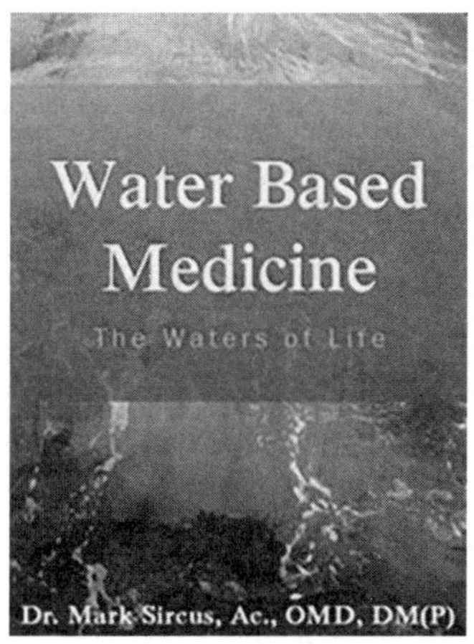

Magnesium ist die Laterne des Lebens und ein Cofaktor für mehr als 300 enzymatische Reaktionen. Es ist für den Adenosintriphosphat(ATP)-Stoffwechsel, die DNA- und RNA-Synthese und -Reproduktion sowie die Proteinsynthese von großer Bedeutung.

Zusammen wirken Magnesium und Bicarbonat dem Energieabfall in den Mitochondrien während des kontinuierlichen Bombardements durch Toxine entgegen. Magnesiumbicarbonat neutralisiert die Säure, die bei Stoffwechselprozessen und der ATP-Hydrolyse entsteht, und sorgt dafür, dass mehr ATP hydrolysiert oder mehr Energie produziert wird. Es schützt die Mitochondrien in den Körperzellen vor überschüssigen Säurekonzentrationen, verbessert die mitochondriale Funktion und erhöht das ATP.

Das ideale alkalische Wasser hat einen hohen Magnesium- und Bicarbonatgehalt. Geräte, die Wasser mit hohem pH-Wert (alkalisch) herstellen, können mit magnesium- und bicarbonatreichem Wasser nicht mithalten. Das Werk von Russell Beckett, einem Tierarzt mit einem Doktortitel in biochemischer Pathologie, ebnete den Weg zum Verständnis der hohen Bedeutung von Bicarbonat in Verbindung mit Magnesium. Wasser, die als Medizin gelten können, sind das australische Unique Water, das kalifornische Noah's Water und das slowenische Donat Mg (ein natürliches Mineralwasser) sowie ein in Florida hergestelltes Magnesiumbicarbonat-Konzentrat.

Magnesium- und bicarbonatreiches Mineralwasser wird leicht absorbiert. Weil Bicarbonate den pH-Wert des Körpers kontrollieren, kann Natriumbicarbonat den Körper schnell und weitaus effektiver alkalisieren als eine Diät. Ich empfehle ein Produkt namens pH Adjust, weil es neben Natriumbicarbonat auch Kaliumbicarbonat (das die Natriumbelastung reduziert und das wichtige Kalium liefert) und etwas Magnesium enthält. Magnesiumbicarbonat eignet sich zur langfristigen Einnahme.

Magnesiumbicarbonat ist eine der angenehmsten Methoden, den Körper mit dem notwendigen Magnesium zu versorgen (hohe Bioverfügbarkeit, keinerlei Calcium), und Bicarbonat trägt zur Kontrolle des Blut-pH-Werts bei. Magnesiumbicarbonat kann dem Körper helfen, überschüssiges Calcium auszuscheiden. Das bei Weitem beste Magnesium-Ergänzungsmittel ist Magnesiumbicarbonat-Wasser, entweder als natürliches Mineralwasser oder mit aufgelöstem MagBicarb-Konzentrat.

Bicarbonat

Verfügt der Körper über ausreichend Bicarbonat, hält er der Toxizität chemischer Substanzen besser stand. Deshalb empfiehlt die Armee es, um die Nieren vor radiologischer Vergiftung zu schützen.

Eine kürzlich im *Clinical Journal of the American Society of Nephrology* veröffentlichte Studie fand heraus, dass ausgeglichene Bicarbonatspiegel im Körper das Risiko, früh zu sterben, mindern. Dazu wurden die Daten einer großen Studie über Gesundheit, Alterung und Körperaufbau von 2287 Probanden analysiert.

Dr. Kalani Raphael, Professor an der University of Utah, und seine Kollegen untersuchten pH-Wert sowie den Kohlendioxid- und Bicarbonatspiegel im

Zusammenhang mit langfristigem Überleben. »Schwerstkranke Patienten mit gravierenden Säure-Basen-Anomalien haben eine sehr geringe Chance, ihre Erkrankung zu überleben.« Dr. Raphael fand heraus, dass niedrige Bicarbonatspiegel mit einem um 24 Prozent erhöhten Risiko für vorzeitigen Tod in Zusammenhang stehen.

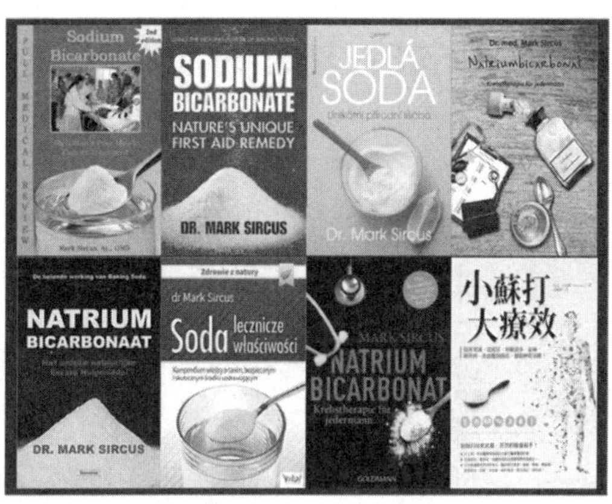

Bicarbonat transportiert Magnesium in die Mitochondrien. Magnesium gelangt nicht ohne Weiteres in die Mitochondrien, wenn aber viel Bicarbonat vorhanden ist, fließt es hinein. Laut den »Dietary Reference Intakes«-Richtlinien des Institute of Medicine steht der Magnesium-Einstrom mit dem Bicarbonat-Transport in Zusammenhang. Bicarbonat stimuliert die ATPasen, indem es direkt auf sie einwirkt.

Das Bicarbonat-Puffersystem wirkt sowohl bei intra- als auch bei extrazellulären Flüssigkeiten. Es besteht aus Kohlensäure (H_2CO_3) und Natriumbicarbonat ($NaHCO_3$). Ist eine starke Säure vorhanden, reagiert sie mit Natriumbicarbonat, um Kohlensäure und Natriumchlorid zu produzieren, wodurch die erhöhte Konzentration an positiven Wasserstoffionen reduziert wird. Ist eine starke Base vorhanden, reagiert diese mit der Kohlensäure und bildet Natriumbicarbonat und Wasser, wodurch die Alkaliverschiebung minimiert wird. Bicarbonation-Konzentrationen verringern die Bildung von Säure durch das Enzym Carboanhydrase (Prinzip von Le Chatelier). In Gegenwart von Magnesium- und Bicarbonationen wird durch dieses Enzym weniger Säure produziert.

H_2O_2 - Wasserstoffperoxid

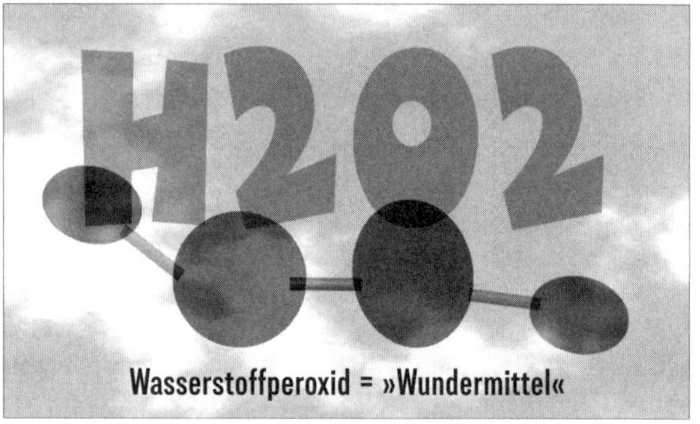

Anscheinend ist Wasserstoff in all seinen Formen (außer H^+-Ionen) als leistungsstarke Medizin gut für unsere Gesundheit, sogar bei Krebs. Wasserstoffperoxid (H_2O_2) gilt als eines der besten Hausmittel überhaupt und ist eines der wenigen »Wundermittel«, die der breiten Masse noch zur Verfügung stehen. Es ist sicher, leicht zu bekommen und spottbillig. Und das Beste: Es wirkt! Wussten Sie, dass Sie schon kurz nach Ihrem ersten Atemzug Ihre erste Portion Wasserstoffperoxid zu sich genommen haben? Ja, tatsächlich: Die Muttermilch (insbesondere das Kolostrum) enthält H_2O_2 in hoher Konzentration.

Wasserstoffperoxid ist die älteste bekannte Sauerstoff-Therapie. Es versorgt den Körper mit zusätzlichem wertvollem Sauerstoff. Und Sauerstoff, die in Krankenhäusern meistverordnete natürliche Substanz, ist unsere wichtigste Energiequelle. Alle Zellen in unserem Körper brauchen dieses wertvolle Gas in ausreichender Menge, um zu überleben und normal zu funktionieren. Sauerstoff vollbringt wahre medizinische Wunder. Er bedeutet Leben, und H_2O_2 ist eine preiswerte Möglichkeit, mehr Sauerstoff und somit mehr Energie zu bekommen.

Vor der Einnahme von H_2O_2 muss niemand Sorge haben, weil es eine natürliche Substanz ist, die der Körper bildet, um sich vor feindlichen Pathogenen zu schützen. Es stimuliert das Immunsystem und natürliche Killerzellen (NK-Zellen), die Krebszellen angreifen und verhindern, dass sie sich im ganzen Körper ausbreiten. Die Zellen, die für die Bekämpfung von Infektionen und Eindringlingen zuständig sind (unsere weißen Blutkörperchen und T-Zellen), bilden Wasserstoffperoxid, um damit die Übeltäter zu oxidieren. Das ausgeprägte Blubbern, das man sieht, wenn Wasserstoffperoxid auf eine Wunde oder einen Schnitt voller Bakterien trifft, ist der Sauerstoff, der freigesetzt wird, um die Bakterien zu zerstören. H_2O_2 ist kein unerwünschtes Abfallprodukt oder Gift, sondern wesentliche Voraussetzung der Gesundheit.

Wenn Blutplättchen (Thrombozyten) auf Partikel im Blut treffen, setzen sie Wasserstoffperoxid frei. Im Dickdarm produziert Lactobacillus acidophilus H_2O_2, das verhindert, dass sich die allgegenwärtigen Candida-Hefepilze vermehren. Wenn Candida aus dem Darm gelangen, verlassen sie das natürliche Kontrollsystem und setzen sich in den Organen fest, wodurch es zum chronischen Erschöpfungssyndrom kommt.

H_2O_2 – egal, ob es durch die Immunreaktion gebildet wird oder aber oral, intravenös oder äußerlich verabreicht wird – tötet Viren und andere Krankheitserreger durch Oxidation ab. Zugleich wird die Sauerstoffproduktion angekurbelt, um normale Zellen zu revitalisieren.

Die Befürworter von H_2O_2 halten es für eines der erstaunlichsten Wunderheilmittel aller Zeiten. Es gehört gleich neben Natriumbicarbonat, Kaliumbicarbonat, Jod, Selen, Schwefel und Magnesium in jeden Medizinschrank. Sie alle sind Superhelden-Arzneimittel, weil sie die Wurzel des Lebens nähren.

Wie Natriumbicarbonat und Magnesium hat Wasserstoffperoxid vielerlei mögliche Anwendungsgebiete bei geringem bis gar keinem Risiko. Die FDA (nicht eben meine Lieblingsbehörde) hat Wasserstoffperoxid die Kennzeichnung

»GRAS« *(Generally Recognized As Safe)* verliehen, das heißt, sie stuft es als sicher ein. Einer der Vorteile der Peroxid-Therapie besteht darin, dass es so leicht erhältlich ist wie Bicarbonat.

Die chemische Formel von Wasserstoffperoxid ist H_2O_2, es enthält also ein Sauerstoffatom mehr als Wasser (H_2O). Wasserstoffperoxid ist geruch- und farblos, aber nicht geschmacklos. Bei richtiger Lagerung ist es eine sehr stabile Verbindung. Wird es an einem dunklen Ort ohne Verunreinigungen aufbewahrt, zerfällt es sehr langsam mit einer Rate von etwa 5–10 Prozent im Jahr.

Bei Kontakt mit anderen Verbindungen kommt es bei Wasserstoffperoxid schnell zur Dismutase. Das extra Sauerstoffatom wird freigesetzt, zurück bleibt H_2O (Wasser). In der Natur besteht Sauerstoff aus zwei Atomen (O_2) – eine sehr stabile Verbindung. Ein einzelnes Sauerstoffatom ist jedoch sehr reaktiv und wird freies Radikal genannt. Eine hervorragende Methode, Peroxid zuzuführen, sind Bäder mit bis zu 550 Milliliter 35-prozentigem Wasserstoffperoxid pro Vollbad. Besser noch ist eine Mischung aus 1 Kilogramm Meersalz, 500 Gramm Bicarbonat und 550 Milliliter 35-prozentigem Wasserstoffperoxid.

Wasserstoffperoxid ist eine reaktive Chemikalie, die konzentriert toxisch ist. Weil wir es in konzentrierter Form (35 Prozent) kaufen, muss es immer verdünnt werden, ehe es in den Körper gelangt. Das heißt, 30 Milliliter 35-prozentiges Wasserstoffperoxid in Lebensmittelqualität müssen mit 325 Milliliter reinem Wasser gemischt werden. Für die innere Anwendung wird ausschließlich 35-prozentiges Wasserstoffperoxid in Lebensmittelqualität verwendet, nachdem es auf 5 Prozent verdünnt wurde. Da 35-prozentiges Wasserstoffperoxid die Haut verbrennt und entzündbar ist, muss es immer sorgfältig verdünnt werden.

Das englische Medizinjournal *Lancet* berichtete 1920 über die intravenöse Infusion von H_2O_2 in der Behandlung der epidemischen Lungenentzündung nach dem Ersten Weltkrieg. In den 1940er-Jahren behandelte Pater Richard Willhelm, der Pionier in der Peroxid-Propagierung, von bakteriell bedingten psychischen Erkrankungen über Hautkrankheiten und Kinderlähmung alles mit Wasserstoffperoxid. Doch als in den 1940er-Jahren auch verschreibungspflichtige Medikamente auf den Markt kamen, nahm das Interesse an Wasserstoffperoxid merklich ab.

In den letzten 25 Jahren erschienen in den gängigen medizinischen Zeitschriften Tausende von Artikeln über Wasserstoffperoxid. Und weitere zigtausend Artikel über seinen therapeutischen Einsatz wurden in alternativen Publikationen veröffentlicht.

H_2O_2 wirkt bei unzähligen Gesundheitsproblemen wahre Wunder, indem es den Sauerstoffgehalt im Gewebe erhöht. Nachdem Sie das letzte Kapitel gelesen haben, ist Ihnen sicherlich klar, dass unser Sauerstoffbedarf nicht gedeckt wird. Wasserstoffperoxid ist eine von vielen Verbindungen, die dazu beitragen, die Sauerstoffzufuhr in unsere Zellen zu erhöhen. Sauerstoff ist für viele Funktionen essenziell – etwa für die Produktion von Schilddrüsen- und Sexualhormonen sowie die Weitung von Blutgefäßen im Herz und im Gehirn. Und bei Diabetikern fördert er die die Glucoseverwertung.

Anmerkung: Verwenden Sie für die Verdünnung von Wasserstoffperoxid kein gechlortes Leitungswasser!

Wenn Wasserstoffperoxid als eigenständiges Heilsystem verwendet wird (siehe *One-Minute Cure* von Madison Cavanaugh), sollte man mit dreimal täglich 3 Tropfen beginnen und sich dann von Tag zu Tag auf dreimal täglich 25 Tropfen steigern. Dann verringert man die Menge wieder bis zu dreimal 3 Tropfen und beginnt von vorne oder hört auf.

Höhere Dosierungen sind nicht möglich, weil einem sonst übel wird. Wenn Sie noch andere Methoden zur Sauerstoffanreicherung anwenden, etwa Bicarbonat einnehmen, das langsame Atmen praktizieren oder Jod und Magnesium einnehmen (die ebenfalls den Sauerstoffgehalt erhöhen), brauchen Sie nicht so viel Wasserstoffperoxid.

Eine Alternative ist eine 3-prozentige H_2O_2-Lösung in der Sprühflasche. Sprühen Sie die Lösung fünf- bis zehnmal täglich in den Mund und atmen Sie den Nebel tief in die Lunge ein.

Der zertifizierte Kardiologe Dr. Thomas Levy glaubt wie einige andere, dass H_2O_2 eine Möglichkeit für zu Hause darstellt, um jedwedes Virus – einschließlich das Coronavirus – auszumerzen. Die wichtigste Komponente in dieser Therapie ist gewöhnliches 3-prozentiges Wasserstoffperoxid für den Haushalt, das in Drogerien und Apotheken in 1-Liter-Flaschen für 5–10 Euro zu kaufen ist.

Wasserstoffperoxid (H_2O_2) besteht aus einem Wassermolekül (H_2O) mit einem extra Sauerstoffatom, und genau dieses macht es für Viren so tödlich. Die tolle Nachricht ist, dass es eine sichere und einfache Methode gibt, diese gängige Substanz zu verabreichen, die fast genauso effektiv ist wie eine Infusion. Denn wie Bicarbonat und Glutathion kann H_2O_2 auch vernebelt werden.

Krebs, Entzündungen und Wasserstoff

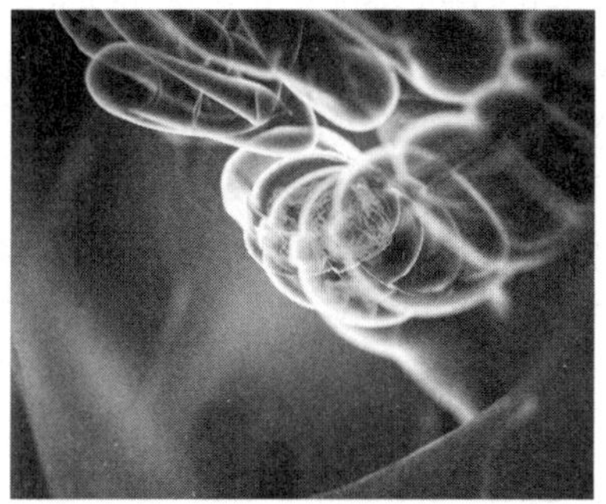

Zahlreiche Publikationen bestätigen die biologischen und medizinischen Vorzüge von H_2, um durch direkte Reaktionen mit starken Oxidantien oxidativen Stress zu reduzieren sowie indirekt verschiedene Genexpressionen zu regulieren. Darüber hinaus wirkt H_2 entzündungshemmend und antiapoptotisch und stimuliert den Energiestoffwechsel.[64]

Da sich Krebs als Entzündung definieren lässt, können wir mit dem Einsatz von Wasserstoff den Kampf gewinnen. Dr. Johannes Fibiger war ein dänischer Wissenschaftler, Arzt und Professor für pathologische Anatomie. 1926 wurde ihm für die erste kontrollierte Krebs-Infizierung von Labortieren der Nobelpreis für Physiologie oder Medizin verliehen. Seine Arbeit war für die Krebsforschung von entscheidender Bedeutung.

1907 sezierte er mit Tuberkulose infizierte Ratten und fand in den Mägen von drei Tieren Tumore. Nach eingehenden Untersuchungen schloss er daraus, dass die offensichtlich bösartigen Tumore auf eine Entzündung des Magengewebes zurückgingen, die wiederum von Larven eines Wurms, bekannt als *Gongylonema neoplasticum*, verursacht worden war. Die Würmer hatten Schaben befallen, die von den Ratten gefressen worden waren.

1913 erzeugte er in Mäusen und Ratten Magentumore, indem er ihnen mit dem Wurm infizierte Schaben verfütterte. Er wies nach, dass die Tumore Metastasen bildeten, und untermauerte damit die damals vorherrschende Vorstellung, dass Krebs durch Gewebereizung verursacht wird.

Fibigers Forschungsarbeit inspirierte den japanischen Pathologen Yamagiwa Katsusaburō, in Labortieren Krebs hervorzurufen, indem er ihre Haut mit Kohleteer-Derivaten bestrich – eine Methode, die Fibiger bald selbst übernahm. Spätere Studien zeigten zwar, dass die Gongylonema-Larven nicht allein für die Entzündungen verantwortlich waren, aber Fibigers Erkenntnisse waren eine notwendige Vorstufe für die Herstellung chemischer Karzinogene (krebserregender Substanzen), ein wichtiger Schritt in der Entstehung der modernen Krebsforschung.

Das lateinische Wort für Entzündung, *inflammatio*, bedeutet »Anzünden, Brandstifung«, und genau das bewirken Entzündungen bei Krebs. Ein Mikromilieu mit chronischen Entzündungen schafft die Voraussetzungen für Krebs. Am wichtigsten dabei ist, dass Entzündungen die Ausbreitung und Mutation von Krebszellen fördern und zugleich die Mutationen in der Entwicklung von Krebszellen vorantreiben.

Oxidativer Stress spielt in der Entstehung von Entzündungen eine entscheidende Rolle. Da wir bereits wissen, dass Wasserstoffgas und -wasser freie Radikale und oxidativen Stress eliminieren, können wir daraus schließen, dass sie Entzündungen mindern.

Laut dem National Cancer Institute weisen die Ergebnisse zahlreicher chemischer, Zellkultur- und Tierstudien darauf hin, dass Antioxidantien die Krebsentstehung verlangsamen oder ganz verhindern. Antioxidantien sind Nährstoffe (Vitamine und Mineralstoffe) und Enzyme (körpereigene Proteine, die chemische Reaktionen unterstützen). Sie spielen eine Rolle in der Prävention chronischer Krankheiten wie Krebs, Herzerkrankungen, Schlaganfall, Alzheimer, rheumatoider Arthritis und grauem Star.

Wasserstoff ist das ultimative Antioxidans und hilft uns, den Kampf gegen Krebs zu gewinnen. Krebspatienten, die an menschenwürdigen Behandlungsmethoden interessiert sind und sich keiner toxischen Chemo- oder Strahlentherapie aussetzen möchten, werden sich näher mit der Wasserstoff-Therapie beschäftigen wollen. In Kombination mit Sauerstoff- und CO_2-Therapie und sogar mit einer konzentrierten Form von medizinischem Cannabis als natürliche Alternative zur Chemotherapie werden sie sich bald viel besser fühlen.

Krebs beginnt mit Entzündungen

Zwischen chronisch andauernden Entzündungen im Körper und dem Entstehen von Krebs gibt es einen engen Zusammenhang, den Biologen bis auf die Ebene einzelner Signalmoleküle zurückverfolgt haben. Dabei fanden sie Hinweise auf die Krebsentwicklung. Wir wissen bereits, dass Entzündungen die Wurzel von Schmerzen und der meisten Erkrankungen wie Diabetes und Herzleiden sind. Dennoch beginnen wir gerade erst, der bedeutenden und zentralen Rolle von Entzündungen in der Entstehung und Aufrechterhaltung von Krebs Aufmerksamkeit zu schenken.

Dr. Alexander Hoffmann, Assistenzprofessor für Chemie und Biochemie an der University of California, San Diego, sagt: »Wir haben einen grundlegenden zellulären Mechanismus identifiziert, der mit chronischen Entzündungen und Krebs in Zusammenhang stehen könnte. Tierstudien haben gezeigt, dass für die normale Entwicklung des Immunsystems und anderer Organsysteme kleine Entzündungen notwendig sind. Wir haben herausgefunden, dass das Protein p100 der Zelle einen Weg weist, wie Entzündungen die Entwicklung beeinflussen können. Aber es kann auch zu viel des Guten geben. Bei chronischen Entzündungen kann zu viel p100 die Entwicklungswege überaktivieren, was zu Krebs führt.«

Entzündungen stehen mit der Entstehung von Krebs in Zusammenhang. Im *Scientific American* heißt es: »Chronische Entzündungen, die zu Herzerkrankungen, Alzheimer und einer Vielzahl anderer Gesundheitsprobleme beitragen, zu verstehen, könnte ein Schlüssel für das Verständnis der Rätsel rund um Krebs sein.« Entzündungen sind der Brennstoff, der Krebs nährt, und sicherlich ein entscheidender Faktor bei der Krebsentwicklung.

»Entzündliche Reaktionen spielen eine entscheidende Rolle in verschiedenen Stadien der Tumorentwicklung, etwa in Anbahnung, Wachstum, bösartiger Umwandlung, Verbreitung und Metastasierung. Entzündungen beeinflussen auch die Immunüberwachung und das Ansprechen auf Therapien. Immunzellen, die in Tumore eindringen, stehen in umfassender und dynamischer Interaktion mit Krebszellen«, sagen Forscher von den Fakultäten Pharmakologie und Pathologie der School of Medicine an der University of California in San Diego.

Dr. Sergei I. Grivennikov schreibt: »Die Präsenz von Leukozyten in Tumoren, die im 19. Jahrhundert von Rudolf Virchow festgestellt wurde, lieferte den ersten Hinweis auf einen möglichen Zusammenhang zwischen Entzündungen und Krebs. Doch erst in den letzten 10 Jahren wurden eindeutige Beweise dafür gefunden, dass Entzündungen in der Tumorentstehung eine entscheidende Rolle spielen. Man konnte einige zugrunde liegende molekulare Mechanismen klären. Dass Entzündungen in der Tumorentstehung eine Rolle spielen, ist nun allgemein anerkannt, und es ist deutlich geworden, dass ein inflammatorisches Mikromilieu eine essenzielle Komponente aller Tumore darstellt. Nur eine kleine Minderheit aller Krebserkrankungen wird von Keimbahnmutationen verursacht, die überwiegende Mehrheit (90 Prozent) jedoch geht auf somatische Mutationen und Umweltfaktoren zurück.«

Ein inflammatorisches Mikromilieu, in dem verschiedene Entzündungszellen leben, sowie ein Netzwerk von Signalmolekülen sind ebenfalls unabdingbar für das bösartige Fortschreiten von transformierten Zellen. Dies ist auf die mutagene Veranlagung anhaltender infektionsbekämpfender Substanzen an chronischen Entzündungsherden zurückzuführen. Eine chronische Entzündung ist ein schleichender Vorgang, der nie abklingt. Der betroffene Patient kann sie zuweilen gar nicht spüren, und in der Regel kann man nicht darauf getestet werden.

Die Forschung über den Zusammenhang von Entzündungen und Krebs konzentriert sich auf Zytokine und Chemokine und ihre nachgeschalteten Angriffsziele. Chronische Entzündungen aufgrund von Infektionen oder Krankheiten wie chronischer entzündlicher Darmerkrankung stehen mit 25 Prozent aller Krebsfälle in Zusammenhang. Forscher vom Comprehensive Cancer Center der Ohio State University fanden heraus, dass Entzündungen den Anstieg eines Moleküls namens microRNA-155 (miR-155) stimulieren. Dies wiederum führt zu einem Rückgang von Proteinen, die an der DNA-Reparatur beteiligt sind, und zu einer höheren Rate an spontanen Genmutationen – und das kann Krebs auslösen. »Unsere Studie zeigt, dass miR-155 von inflammatorischen Stimuli dysreguliert wird und dass die Überexpression von miR-155 die spontane Mutationsrate erhöht, was zur Tumorentstehung beitragen kann«, sagt die Hauptautorin und promovierte Wissenschaftlerin Dr. Esmerina Tili. »Man hat bereits vermutet, dass Entzündungen bei Krebs eine wichtige Rolle spielen, und unsere Studie präsentiert einen molekularen Mechanismus, der erklärt, wie das vor sich geht.«

Dr. Vijay Nair schreibt in seinem Buch *Prevent Cancer, Strokes, Heart Attacks, and Other Deadly Killers*: »Darmkrebs, Magenkrebs, Speiseröhrenkrebs, Lungenkrebs, Leberkrebs, Brustkrebs, Gebärmutterhalskrebs, Eierstockkrebs, Prostatakrebs und Bauchspeicheldrüsenkrebs stehen alle mit Entzündungen in Zusammenhang. Das ist eine gute Nachricht, denn es bedeutet, dass Krebs nicht aus dem Nichts entsteht. Er ist vermeidbar!«

Alle Arten von Entzündungen können zu Krebs führen:

- Lungenkrebs wird von chronischen rauchinduzierten Entzündungen verursacht.
- Speiseröhrenkrebs wird von Entzündungen aufgrund von saurem Reflux verursacht.
- Magenkrebs wird von Entzündungen aufgrund von H. pylori (dem Bakterium, das Geschwüre hervorruft) verursacht.
- Blasenkrebs wird von infektiösen Entzündungen in den Harnwegen verursacht.
- Leberkrebs wird von Entzündungen aufgrund von Hepatitis B oder C verursacht.
- Lymphome werden von Entzündungen aufgrund des Epstein-Barr-Virus (das das Pfeiffersche Drüsenfieber auslöst) verursacht.

- Gebärmutterhalskrebs wird von Entzündungen, die das humane Papillomvirus (das Feigwarzen auslöst) verursacht, ausgelöst.
- Nierenkrebs wird durch von Nierensteinen ausgelöste Entzündungen verursacht.
- Darmkrebs wird durch vom Reizdarmsyndrom ausgelöste Entzündungen verursacht.

Ob nun Entzündungen durch Infektionen (wie Hepatitis), mechanischen Irritationen (wie Nierensteinen) oder chemischen Irritationen (wie Magensäure) verursacht werden – das Ergebnis ist das gleiche. Chronische niedriggradige Entzündungen erhöhen das Krebsrisiko dramatisch.

Dr. Otis Brawley, damals medizinischer Direktor der American Cancer Society, sagte, er glaube, dass die entzündungshemmende Wirkung von Aspirin dazu beitragen könne, Herzerkrankungen und Krebs zu verhindern. »Vielleicht verursacht eine Entzündung den Krebs nicht direkt, sie kann ihn aber begünstigen – sie kann der Dünger sein, der ihn wachsen lässt«, so Brawley.

Eine aktuelle MIT-Studie[65] bietet einen umfassenden Blick auf die chemischen und genetischen Veränderungen, zu denen es kommt, wenn Entzündungen sich zu Krebs entwickeln. Einer der deutlichsten Risikofaktoren für Leber-, Darm- und Magenkrebs ist eine chronische Entzündung dieser Organe, die häufig durch virale oder bakterielle Infektionen verursacht ist. Da orthodoxe Krebstherapien Entzündungen nicht behandeln, behandeln sie auch den Krebs nicht wirklich.

Schwermetalle spielen in der Zunahme der Krebsraten eine wichtige Rolle.[66,67] Wir vergiften die Welt permanent mit Schwermetallen, und unsere Gehirnzellen und andere Gewebe leiden darunter. Über 80 Prozent der Schwermetalle werden über die guten Bakterien im Darm aus dem Körper entfernt. Leider kontrollieren jedoch nach wie vor verrückte Menschen die westliche Medizin und ermuntern die Ärzte, im Übermaß Antibiotika einzusetzen, die auch die freundlichen Darmbakterien abtöten. Eine Kontamination mit Schwermetallen führt zu Entzündungen!

An einem Modell mit Zymosan-induzierter generalisierter Inflammation wurden die Effekte einer Behandlung mit 2-prozentigem H_2 auf die Überlebensrate und Organschäden untersucht. Das aus Bäckerhefe *(Saccharomyces cerevisiae)* hergestellte Reagenz Zymosan wird seit vielen Jahren in der Entzündungs- und Immunologieforschung eingesetzt.

Die positiven Wirkungen einer H_2-Behandlung bei Zymosan-induziertem Organschaden wurden mit niedrigeren Konzentrationen oxidativer Produkte, einer gesteigerten Aktivität der antioxidativen Enzyme und einem niedrigeren Gehalt an frühen und späten proinflammatorischen Zytokinen in Serum und Gewebe in Zusammenhang gebracht. Dass die H_2-Behandlung in einem Modell mit Zymosan-induzierter generalisierter Inflammation vor multiplen Organschäden schützte, wies auf die potenzielle Verwendung von H_2 als therapeutischen Wirkstoff in der Behandlung entzündungsbedingter Multiorgandysfunktionssyndrome hin.[68]

Wasserstoff bei psychischen Störungen

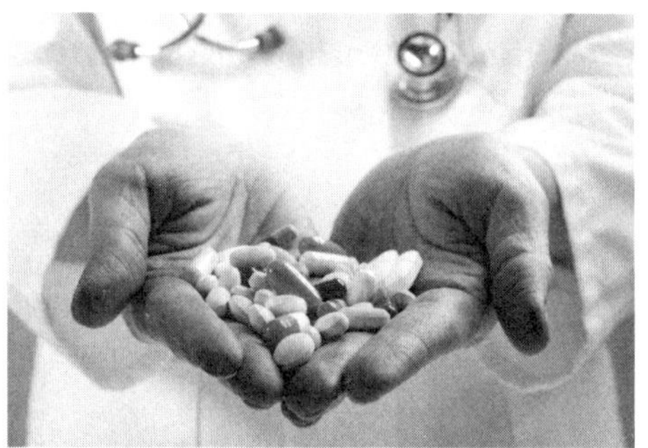

Antidepressiva gehören in den USA zu den meistverordneten Medikamenten, aber wegen ihrer Nebenwirkungen und ihrer Trial-and-Error-Wirkung lassen sie häufig zu wünschen übrig. Einigen Studien zufolge sind sie nur um etwa 50 Prozent effektiver als Placebos. Bis vor Kurzem hielten Ärzte wie Patienten diese Medikamente für das beste Mittel gegen lähmende Erkrankungen. Heute könnte Wasserstoffgas diese geradezu obszönen Arzneimittel ersetzen.

Einer von sechs Amerikanern nimmt regelmäßig Medikamente dieser Kategorie ein. Und jetzt werden sogar Kinder in diesen Pharma-Terrorismus hineingezogen. Die Citizens Commission on Human Rights, die Überwachungsorganisation für mentale Gesundheit, weist darauf hin, dass in den USA derzeit mehr als eine Million Kinder unter 6 Jahren solche Psychopharmaka einnehmen. Daten von IMS Health zufolge wird diese Situation mit steigendem Alter noch schlimmer: 4 130 340 Kinder zwischen 6 und 12 Jahren nehmen Psychopharmaka ein.

Diese Zahl ist alarmierend, bedenkt man die fürchterlichen Nebenwirkungen und die Unwirksamkeit dieser schädlichen Wirkstoffe.

Psychopharmaka bei Säuglingen

Etwa die Hälfte dieser Kinder sind 4–5 Jahre alt, und unglaubliche 274 804 sind noch kein Jahr alt. Bei Kleinkindern zwischen 2 und 3 Jahren steigt die Anzahl jener, die Psychopharmaka verordnet bekommen, auf 370 778. Psychopharmaka, die Kindern am häufigsten verabreicht werden, sind Angstlöser. 227 132 Babys unter 1 Jahr und 248 000 Kinder zwischen 4 und 5 Jahren nehmen diese Medikamente ein. Experten halten diese Schätzungen sogar für zu niedrig. Dass die tatsächlichen Zahlen wohl weit höher sind, ist zum Teil darauf zurückzuführen, dass einige Ärzte dazu neigen, Psychopharmaka nicht bestimmungsgemäß zu verordnen (»Off-Label-Use«).

In Europa leiden vier von fünfzehn Personen unter schweren Depressionen und Angststörungen. Neuropsychiatrische Probleme sind in Europa die zweithäufigste Ursache für Arbeitsunfähigkeit – sie sind für 19 Prozent der Fälle verantwortlich, Herz-Kreislauf-Erkrankungen nur für 4 Prozent. In 28 EU-Ländern mit 466 Millionen Einwohnern sind mindestens 21 Millionen von Depressionen betroffen, davon sind fast 80 Prozent Männer. Die Behandlung psychischer Störungen ist kostspielig. In Europa lagen die jährlichen Gesamtaufwendungen für Depressionen im Jahr 2004 bei rund 118 Milliarden Euro, das entspricht 253 Euro pro Einwohner. Die Kosten für Depressionen entsprechen einem Prozent der gesamten europäischen Wirtschaft.[69]

Wasserstoff fürs Gehirn

Wasserstoffgas ist aufgrund seiner antientzündlichen und -oxidativen Eigenschaften bei neurologischen und psychischen Störungen hilfreich. Immer mehr Daten weisen auf das Vorhandensein und den Einfluss von oxidativem Stress bei verschiedenen psychischen Erkrankungen wie bipolarer Störung, Schizophrenie und Autismus hin. Deshalb könnte die Verabreichung von Wasserstoffmolekülen als neuartige Therapie bei bipolarer Störung, Schizophrenie und anderen Störungen, die durch oxidative, entzündliche und apoptotische Dysregulierungen gekennzeichnet sind, eingesetzt werden.[70]

Aufgrund seines geringen molekularen Gewichts kann Wasserstoff die Blut-Hirn-Schranke rasch überwinden, wodurch die Zellen vor Degeneration geschützt und die Gehirnfunktionen verbessert werden. C. H. Chen et al.[71] fanden heraus, dass die Schutzwirkung von Wasserstoff im Gehirn von Ratten nach einer Dextrose-Injektion mit einer Senkung des oxidativen Stresses und des Blutzuckerspiegels einhergeht. Das Trinken von wasserstoffreichem Wasser verhindert in Gehirnscheiben von Vitamin-C-depletierten SMP30/GNL-Knockout-Mäusen während der Hypoxie-Re-Oxygenierung die Superoxidbildung.[72] Molekularer Wasserstoff hat auch den kognitiven Verfall verhindert. Der Konsum von Wasserstoffwasser unterdrückte bei Mäusen während chronischer körperlicher Einschränkung den Anstieg von oxidativem Stress und beugte stressinduzierten Beeinträchtigungen bei Hippocampus-abhängigen Lernaufgaben vor.[73]

Insbesondere bipolare Störung und Schizophrenie werden mit erhöhtem oxidativem und inflammatorischem Stress in Verbindung gebracht. Darüber hinaus wirkt sich Lithium, mit dem bipolare Störungen meist behandelt werden, auf den oxidativen Stress und apoptotische Signalwege aus, dasselbe gilt für Valproat und einige atypische Antipsychotika zur Behandlung von Schizophrenie. Molekularer Wasserstoff wurde an Tiermodellen für die Behandlung von Erkrankungen wie Hypoxie und neurodegenerativen Störungen präklinisch getestet. Bei neurologischen Erkrankungen wie der Parkinsonkrankheit kam es zu verblüffenden klinischen Ergebnissen.

Bei Schizophrenie wird häufig über mitochondriale Dysfunktion gesprochen. Und mitochondriale Störungen können auch bei Psychosen vorhanden sein. mtDNA spielt in der Neurobiologie von Schizophrenie eine Rolle. Die mitochondriale Expression ist bei Schizophrenie verändert. Die Mitochondrienanzahl ist bei Schizophrenie im Vergleich zu normalen Kontrollgruppen vermindert. Wie wir aber gesehen haben, wirkt sich Wasserstoff positiv auf die

Mitochondrien aus und sollte in der Behandlung von Schizophrenie an vorderster Front stehen.

Zur bekannten Pathogenese der Parkinsonkrankheit gehört erhöhter oxidativer Stress, der sich in vermehrter Lipidperoxidation und vermindertem Glutathionspiegel in der Substantia nigra äußert. Wasserstoffwasser schützt auch im Rattenmodell vor Parkinson[74] und erhöht die Überlebensrate nach zerebraler Ischämie/Reperfusion.[75] Es reguliert bei Parkinson-Tiermodellen in den dopaminergen Neuronen innerhalb der Substantia nigra den Marker von oxidativem Stress herunter.

Fazit

Jeder wünscht sich Gesundheit und ein erfülltes Leben. Chronischer oxidativer Stress und Entzündungen führen zu einer Minderung der Funktionstüchtigkeit des zentralen Nervensystems und verminderter Lebensqualität (*quality of life*, QOL). Bei gesunden Personen erhöhen Alterung, Stress im Beruf und kognitive Überlastung über mehrere Stunden ebenfalls den oxidativen Stress, was darauf hindeutet, dass sich die Lebensqualität erhöhen lässt und die Folgen des Alterns sich mindern lassen, wenn die Akkumulation von oxidativem Stress verhindert wird.

Eine Studie untersuchte mithilfe psychophysiologischer Tests, wie sich das Trinken von wasserstoffreichem Wasser auf die QOL erwachsener Probanden auswirkt. Die Ergebnisse dieser placebokontrollierten Doppelblindstudie weisen darauf hin, dass wasserstoffreiches Wasser die QOL durch die Verbesserung der Nervensystemfunktionen wie Stimmung, Ängstlichkeit und autonome Nervenfunktion erhöht.[76]

Weniger essen und weniger Diabetes mit Wasserstoff

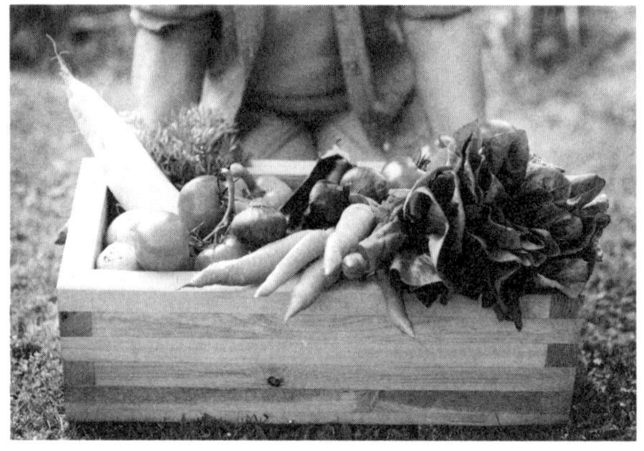

Wasserstoff ist das dominierende Element im menschlichen Körper – er ist Hauptbestandteil von Wasser, der DNA und den meisten anderen organischen Molekülen. Makronährstoffe wie Kohlenhydrate, Proteine und Fette enthalten Wasserstoff als Teil ihrer chemischen Struktur. Das heißt, dass auch jedes Nahrungsmittel Wasserstoff enthält.

Früchte und Vollkorn sind gesunde Lieferanten von Kohlenhydraten, die wiederum Wasserstoffquellen sind. Kohlenhydrate, auch Zucker genannt, sind Moleküle, die Kohlenstoff, Wasserstoff und Sauerstoff enthalten. Die chemische Struktur von Glucose, dem einfachen Zucker, den unsere Zellen zur Energiegewinnung nutzen, hat sechs Kohlenstoffatome, zwölf Wasserstoffatome und sechs Sauerstoffatome.

Fleisch, Geflügel, Fisch, Milchprodukte und Hülsenfrüchte sind Proteine aus Aminosäuren, die Wasserstoff enthalten. Die chemische Struktur von Aminosäuren variiert, aber alle beinhalten Kohlenstoff, Wasserstoff, Sauerstoff und Stickstoff. Fette, auch Lipide genannt, sind Makronährstoffe aus Kohlen-, Wasser- und Sauerstoff.

Die Rolle des Wasserstoffs in der Nahrungskette bekommt kaum Aufmerksamkeit, obwohl er ein wesentlicher Bestandteil unserer Nahrung ist, sagte der Pionier in der Wasserstoff-Forschung Patrick Flanagan. Wenn wir uns ansehen, was im Körper einer gesunden Person geschieht, wenn sie Wasserstoff inhaliert oder trinkt, erkennen wir, dass die Zufuhr von gasförmigem Wasserstoff den Wasserstoff aus der Nahrung, den der Körper während der Verdauung abbaut, bis zu einem gewissen Grad ersetzt.

Wir können zu Recht davon ausgehen, dass Wasserstoff uns nährt und Kraft verleiht. Ein 60-jähriger Mann, der (mit vielen jungen Helfern) ein Fundament ausgrub, konnte die ganze Zeit mit den Stärksten mithalten. Dieser alte junge Mann aß nur eine Mahlzeit am Tag, verbrachte aber jeden Tag 2 Stunden damit, Wasserstoff zu inhalieren und zu trinken.

Diese Geschichte ist hinsichtlich der Lebensverlängerung von Bedeutung, denn weniger ist mehr: Die Einschränkung der Kalorienzufuhr erhöht laut entsprechenden Studien die Lebenserwartung bei allen Tierarten. Eine grobe Faustregel besagt, dass die Einschränkung der Kalorienzufuhr um 30 Prozent die Lebenserwartung um bis zu 30 Prozent erhöht. Je besser wir uns mit Wasserstoff aus insulinunabhängigen Quellen versorgen, umso stärker ist sein Anti-Aging-Effekt. Forscher fanden heraus, dass der NAD^+-Spiegel mit dem Alter zwar sinkt, mit Kalorienrestriktion und Bewegung aber erhöht werden kann.

Die Aufgabe von Insulin ist es, den Körper zu mobilisieren, um auf die Nahrungsaufnahme zu reagieren. Wie ein Lagerhausverwalter, der eine Warenlieferung bekommt, sorgt das ins Blut freigesetzte Hormon dafür, dass sich vielerlei Systeme schnellstens mobilisieren. Der Insulin-»Rezeptor« leitet diese Signale an die Körpergewebe weiter, sodass die Nährstoffe je nach Bedarf genutzt oder aber als Fett eingelagert werden.

Die Kalorienrestriktion führt zu einer Abnahme der Insulin-Signalwege (sowohl durch IGF-I als auch durch Insulin). Diese Reduzierung der Insulin-Signale ist einer der wichtigsten Mechanismen, durch den die Kalorienrestriktion die Lebensspanne verlängert.

Ein hoher Insulinspiegel im Blut ist für gewöhnlich die Folge eines hohen Blut-Glucosespiegels. Ein hoher Insulinspiegel signalisiert einen hohen »Ernährungsstatus«, der die internen Zustände der Zellen in Richtung eines erhöhten Wachstumsniveaus und eines verringerten Reparaturniveaus verschiebt. Erhöhtes Wachstum und verminderte Reparatur entsprechen einem Anstieg der Abfallprodukte, die sich in den Zellen anhäufen – das verursacht auf Zellniveau das Altern.

Wasserstoff hat keine Kalorien, kann aber Raketen ins All schießen. Wasserstoff verbrennt sauberer als jeder andere Kraftstoff. Angesichts der Tatsache, dass die Nahrung unser Kraftstoff und Wasserstoff der am leichtesten verfügbare und sauberste Kraftstoff ist, beginnen wir zu verstehen, warum Wasserstoff ein so funktionelles Medikament ist und warum er unser Leben verlängern kann.

Diabetes

Wenn wir schon über Kalorienrestriktion und deren starke positive Auswirkungen auf unseren Körper sprechen, sollten wir auch gleich Diabetes und das, was viele ganzheitliche Mediziner schon seit Jahren wissen, thematisieren. In Newcastle und Glasgow in Großbritannien berichten Ärzte über eine neue Studie, nach der fast die Hälfte der Patienten mit Typ-2-Diabetes in einer »Wendepunkt«-Studie die Krankheit rückgängig machten.

Die Studienteilnehmer hielten bis zu 5 Monate eine kalorienarme Diät aus Suppen und Shakes ein, um eine massive Gewichtsabnahme anzukurbeln. Die 65-jährige Isobel Murray etwa hatte anfangs 95 Kilogramm gewogen und 25 Kilogramm abgenommen und brauchte keine Diabetesmedikamente mehr. Sie sagte: »Ich habe mein Leben zurückbekommen.« Isobel war eine von 298 Probanden. Ihr Blutzuckerspiegel war zu hoch. Bei jedem Arztbesuch wurde ihre Medikation erhöht. Dann machte sie 17 Wochen lang eine reine Flüssigdiät, verzichtete auf Kochen und Einkaufen und nahm nur vier flüssige Mahlzeiten am Tag zu sich.

Die Ergebnisse der Studie, die zeitgleich in der medizinischen Fachzeitschrift *The Lancet* veröffentlicht und von der International Diabetes Federation vorgestellt wurden:

- 46 Prozent der Patienten befanden sich ein Jahr später in der Remission.
- Bei 86 Prozent derer, die mindestens 15 Kilogramm abnahmen, war ihr Typ-2-Diabetes in Remission.
- Nur 4 Prozent gelangten mit den besten derzeit angewandten Therapien in Remission.

Professor Roy Taylor von der Newcastle University sagte in einem BBC-Interview: »Bevor wir mit dieser Arbeit begannen, hielten Ärzte und Spezialisten Diabetes Typ 2 für irreversibel.«

Es gibt Hinweise darauf, dass molekularer Wasserstoff den Genesungsprozess bei Diabetes erleichtert. In Tierstudien mindert Wasserstoff Adipositas und Diabetes durch Induktion von hepatischem FGF21 und Stimulierung des Energiestoffwechsels.[77] Die Supplementierung wasserstoffreichen Wassers verbessert bei Patienten mit Typ-2-Diabetes oder eingeschränkter Glucosetoleranz den Lipid- und Glucosestoffwechsel.[78]

Mit Wasserstoff angereichertes Wasser …

- reduziert oxidativen Stress in der Leber und verringert Leberfett,
- unterdrückt eine Gewichtszunahme und senkt Zucker- und Triglyceridspiegel im Blut,
- zeigt eine ähnliche Wirkung wie eine Diät,
- erhöht den FGF21-Spiegel (FGF21 ist ein Protein, das den Energieverbrauch reguliert, vor Adipositas durch Überernährung schützt und den Blutzucker- und Triglyceridspiegel senkt) in der Leber,
- kurbelt den Energiestoffwechsel an.

Die Wissenschaft hatte Mühe zu verstehen, wie die Zufuhr einer kleinen Menge Wasserstoff in wasserstoffreichem Wasser so deutliche klinische Auswirkungen haben konnte. Eine Studie zeigte, dass Wasserstoff in der Leber gespeichert wird, indem er sich an Glucosemoleküle bindet.

Organe und Muskeln nutzen Glucose als Brennstoff. Kohlenhydrate, Proteine und Fette müssen in Glucose umgewandelt werden, damit der Körper sie verwerten kann. Glycogen ist in Muskeln und in der Leber eingelagerte Glucose. Die Leber setzt nach Bedarf Glycogen an die Organe und Muskeln frei. Wasserstoff sammelt sich in den Glycogenspeichern der Leber an, nachdem er über wasserstoffreiches Wasser zugeführt wurde. Der Wasserstoff ist dann als Antioxidans und Entzündungshemmer verfügbar, wenn der Körper ihn braucht.

Wenn irgendein Teil des Körpers Glucose braucht, erhält dieses Organ oder dieser Muskel auch H_2. Dadurch werden die antioxidativen Mechanismen gestärkt und Schäden durch freie Radikale verringert. Da Schäden durch freie Radikale zur Entwicklung von Diabetes beitragen, erschweren verbesserte antioxidative Funktionen die Entstehung von Diabetes. Mäuse, denen H_2-Wasser verabreicht wurde, wiesen niedrigere Konzentrationen von Molekülen, die auf Schäden durch freie Radikale hinweisen, auf. Die mit H_2 behandelten Mäuse wiesen fast die gleichen Konzentrationen dieser Moleküle auf wie nicht diabetische Mäuse.

In Tierstudien wurde H_2 auch subkutan injiziert und »verbesserte in einem Mausmodell den Typ-2-Diabetes mellitus und mit diabetischer Neuropathie zusammenhängende Ergebnisse deutlich. Das Körpergewicht der mit H_2 behandelten Mäuse veränderte sich während des gesamten Experiments nicht. Im Vergleich zu den unbehandelten Kontrollmäusen waren ihre Glucose-, Insulin-, LDL- und Triglyceridspiegel im Serum deutlich niedriger, während ihr HDL-Cholesterinspiegel im Serum deutlich höher war. Sowohl Glucosetoleranz als auch Insulinsensitivität wurden in den mit H_2 behandelten Mäusen verbessert. Die Analyse der diabetischen Nephropathie ergab eine signifikante Reduzierung des Urinvolumens, des Gesamtproteins und des Beta2-Mikroglobulins, des Niere-Körpergewicht-Verhältnisses und der Nierenfibrose im Zusammenhang mit der subkutanen H_2-Injektion.«[79]

Diabetes ist eine inflammatorische Erkrankung, verursacht von einer Kombination aus Faktoren wie Stress, Chemikalien- und Schwermetalltoxizität,

Strahlenbelastung, Magnesium-, Jod- und Bicarbonatmangel sowie einer unausgewogenen Ernährung mit Schwerpunkt auf übermäßiger Kohlenhydratzufuhr, die alle zusammen das zelluläre Haus in Zeitlupe niederbrennen. Zu viel Zucker und Dehydrierung führen zu Entzündungen im Körper. Damit beginnt ein langwieriger Prozess, in dessen Verlauf man mit schweren Krankheiten, einschließlich Krebs, konfrontiert wird.

»Die Kontrolle von Blutzuckerspiegel, Insulinproduktion, Säure-Basen-Gleichgewicht sowie Bicarbonat- und Enzymproduktion in der Bauchspeicheldrüse vor und nach dem testweisen Kontakt mit allergenen Substanzen zeigt, dass die Bauchspeicheldrüse das erste Organ ist, dessen Funktion durch Belastungen eingeschränkt wird«, schreiben Dr. William H. Philpott und Dr. Dwight K. Kalita in ihrem Buch *Brain Allergies*.

Dr. Lisa Landymore-Lim erklärt in ihrem Buch *Poisonous Prescriptions*, wie Medikamente, die ahnungslosen Patienten verordnet werden, an der Entstehung einer gestörten Glucosekontrolle und Diabetes beteiligt sind. Mit Schwermetallen wie Arsen, Quecksilber und sogar Fluorid kann bei Versuchstieren leicht Diabetes herbeigeführt werden. Wir werden mit Nahrungsmitteln voller Pestizide, Herbizide, Konservierungsstoffe, Zusatzstoffe und Quecksilber vergiftet – um nur ein paar Gifte zu nennen, die jeden Menschen auf der Erde belasten.

Magnesium ist essenziell für Diabetiker

Die Umkehrung der Insulinresistenz ist der erste Schritt zur Überwindung von Diabetes und Herzerkrankungen. Mit einer verminderten Insulinausschüttung gehen niedrige Magnesiumspiegel im Serum und in den Zellen einher. Magnesium verbessert die Insulinsensitivität und mindert dadurch die Insulinresistenz. Magnesium und Insulin brauchen einander. Ohne Magnesium setzt unsere Bauchspeicheldrüse nicht genug Insulin frei – oder das freigesetzte Insulin ist nicht effektiv genug –, um unseren Blutzucker zu kontrollieren.

Eine brasilianische Studie, die in der Fachzeitschrift *Clinical Nutrition* veröffentlicht wurde, fand heraus, dass ein niedriger Magnesiumspiegel die Symptome von Diabetes Typ 2 verschlimmert, was zu niedrigen Insulinspiegeln und einem erhöhten Blutzuckerspiegel führt. Wie gut ein Diabetiker seinen Blutzuckerspiegel kontrollieren kann, hängt direkt mit seinem Magnesiumspiegel zusammen. Der Mineralstoff spielt in den Insulinrezeptorzellen eine wichtige Rolle.

Insulinresistenz und Magnesiumabbau führen zu einem Teufelskreis aus einer sich verschlimmernden Insulinresistenz und vermindertem intrazellulärem Magnesium. Da Magnesium ein essenzieller Cofaktor für die am Kohlenhydratstoffwechsel beteiligten Enzyme ist, bedroht alles, was den Magnesiumspiegel gefährdet, den gesamten Stoffwechsel.

Über 68 Prozent der gesamten US-Bevölkerung weisen einen Magnesiummangel auf. Und bis zu 80 Prozent der Patienten mit Typ-2-Diabetes haben ein Magnesiumdefizit, weil sie aufgrund außer Kontrolle geratener Blutzuckerspiegel mehr Magnesium verbrauchen als andere. Diese Schätzungen unterbewerten das Problem noch, da der Spiegel dieses lebenswichtigen Mineralstoffs im Blut und nicht innerhalb der Zellen gemessen wurde. Diabetiker verbrauchen mehr Magnesium, weil sie aufgrund des erhöhten und schwankenden Blutzuckers vermehrt urinieren, sodass sie ihre Magnesiumspeicher ständig wieder auffüllen müssen.

Eine von Adela Hruby geleitete Tufts-Studie fand heraus, dass Menschen mit der höchsten Magnesiumzufuhr ein um 37 Prozent geringeres Risiko hatten, hohe Blutzuckerwerte oder zu viel zirkulierendes Insulin – beides Diabetes-Vorstufen – zu bekommen. Unter den Menschen, die beides bereits entwickelt hatten, hatten jene mit der höchsten Magnesiumzufuhr ein um 32 Prozent geringeres Risiko, an Diabetes zu erkranken, als jene mit der niedrigsten Magnesiumzufuhr.

Diabetes und Natriumbicarbonat

Parhatsathid Napatalung aus Thailand schreibt: »Die Bauchspeicheldrüse nimmt Schaden, wenn der Körper metabolisch übersäuert ist. Weil er Bicarbonate zu halten versucht, wird Insulin und damit auch Diabetes zum Problem. Ohne den Puffer der Bicarbonate hat die Krankheit weitreichende Folgen, weil der Körper übersäuert.«

Die Bauchspeicheldrüse ist eine lange, schmale Drüse, die sich von der Milz bis zur Mitte des Zwölffingerdarms erstreckt. Sie hat drei Hauptfunktionen. Zunächst liefert sie Verdauungssäfte, die Pankreasenzyme in einer basischen Lösung enthalten, um für die richtigen Bedingungen für den Verdauungsprozess im Dünndarm zu sorgen. Dann produziert die Bauchspeicheldrüse auch Insulin, das durch den Stoffwechsel und andere Kohlenhydrate den Blutzucker kontrolliert. Und drittens produziert sie Bicarbonat, um Magensäuren zu neutralisieren und für ein Milieu zu sorgen, in dem die Pankreasenzyme effektiv wirken können.

Allergien beginnen mit der Unfähigkeit des Körpers, ein bestimmtes Enzym oder ausreichend Enzyme zu bilden, damit der Verdauungsprozess effektiv ablaufen kann. Damit geht die Unfähigkeit, genügend Bicarbonat zu produzieren, einher, das wiederum für die korrekte Funktion der Pankreasenzyme notwendig ist. Wenn das passiert, gelangen unverdaute Proteine in den Blutkreislauf und verursachen weitere allergische Reaktionen. Entzündungen sind ein solches Szenario: Sie sind systemisch, können sich aber auf die Bauchspeicheldrüse konzentrieren und zu einer Abnahme der Bicarbonatproduktion, des Insulins und der nötigen Enzyme führen.[80]

Das Bicarbonation agiert als Puffer, um den richtigen Säuregrad (pH-Wert) im Blut und in anderen Körperflüssigkeiten aufrechtzuerhalten. Die Bicarbonatspiegel werden gemessen, um den Säuregehalt des Blutes und anderer Körperflüssigkeiten zu kontrollieren. Der Säuregehalt wird von der Nahrung oder von Medikamenten sowie von der Nieren- und Lungenfunktion beeinflusst. Die chemische Formel für Bicarbonat in den meisten Laborberichten ist HCO_3- oder wird als Konzentration von Kohlendioxid (CO_2) dargestellt.

Der normale Bicarbonatspiegel im Serum liegt bei 22–30 mmol/l. Ein Bicarbonattest wird in der Regel zusammen mit Tests auf andere Elektrolyte im Blut durchgeführt. Abweichungen des normalen Bicarbonatspiegels können auf Krankheiten zurückgehen, die die Atemfunktion beeinträchtigen, auf Nierenerkrankungen, Stoffwechselstörungen oder ein Versagen der Bauchspeicheldrüse. Die Bauchspeicheldrüse, die hauptsächlich für die pH-Kontrolle verantwortlich ist,[81] ist eines der ersten Organe, die von einer Verschiebung des pH-Werts in den sauren Bereich betroffen sind.

Seriöse Medizin für die Haut

—

Eine Frau zog sich mit kochendem Tee eine Verbrennung 1. Grades am Bauch zu. Sie saß im Bett und bekam eine Tasse Tee gereicht. Zuvor hatte sie ihre Hände eingecremt und merkte nicht, dass sie glitschig waren. Angesichts der großen Fläche der Verbrennung und der Schmerzen war sie ziemlich besorgt. Anfangs war es gar nicht so schlimm, aber im Lauf der Zeit tat es immer mehr weh. Sie trug auf die betroffene Fläche Wasserstoffwasser auf.

30 Minuten später war die Röte vollständig verschwunden, die Schmerzen ließen nach, und die Stelle fühlte sich »pelzig« an, wenn ihr Shirt dagegen rieb. Das war um 23 Uhr. Sie konnte beschwerdefrei schlafen, und am nächsten Morgen hatte sie gar keine Schmerzen mehr.

Sonnenbrand und Wasserstoff

Einmal war ich den ganzen Tag in der Sonne und zog mir im Gesicht, am Hals und am Nacken bis zu den Schultern einen Sonnenbrand zu. Ich füllte ein 120-Milliliter-Fläschchen mit Wasser und H_2, ließ die Mischung 5 Minuten ziehen und besprühte damit mehrmals in 30 Minuten die betroffenen Hautstellen. Das Ergebnis war verblüffend, denn die Schmerzen ließen schnell nach. Hier die Resultate dieses Experiments nach ein paar Tagen:

- Das mit H_2 angereicherte Wasser nahm rasch den Schmerz und das Unbehagen.
- Es linderte den Schmerz NICHT, wenn ich es auf die Hautoberfläche rieb.
- Es linderte den Schmerz NICHT, wenn ich die Haut zusammendrückte (tiefere Schäden?).
- Es minderte die Rötung/Färbung NICHT.
- Es machte die Haut weicher.
- Meine Haut schälte sich nicht – nur eine sehr dünne Schicht, aber nicht großflächig wie sonst üblich.
- Inzwischen hat meine Haut wieder die normale Färbung.
- Falten verschwinden!

Wasserstoff für eine jugendliche Haut

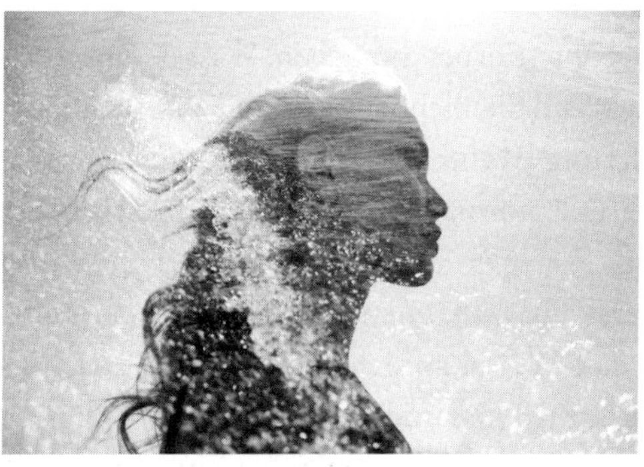

Der berühmte Dermatologe Dr. Nicholas Perricone hält Wasserstoff für ein sehr wirksames Mittel im Kampf gegen Falten. Eine neue japanische Studie, die im *Journal of Photochemistry and Photobiology* veröffentlicht wurde, bestätigte das, was Japaner seit Jahren predigen. Die Forscher fanden heraus, dass ein tägliches Bad in Wasserstoffwasser im Lauf von 3 Monaten die Falten am Hals reduzieren kann. Und bei einer Kontrollgruppe von UV-geschädigten menschlichen Fibroblasten (die für die Kollagenproduktion in der Haut zuständigen Zellen) wurde eine Verdoppelung der Kollagenproduktion festgestellt, nachdem sie 72 Stunden lang in Wasserstoffwasser getränkt worden waren.

Molekularer Wasserstoff hat nachweislich antioxidative Eigenschaften und trägt dazu bei, freie Radikale, die die Haut vorzeitig altern lassen, aus dem Körper zu entfernen. Frauen und Schönheitsexperten springen auf den Wasserstoff-Zug auf, weil sie die verschönernde Wirkung der Wasserstoffanwendung *sehen* können.

Wir vergessen gern, dass die Haut unser größtes und wichtigstes Organ ist. Wenn wir mit eigenen Augen sehen können, wie Wasserstoff auf der Haut wirkt, können wir uns – auch ohne wissenschaftliche Studien – vorstellen, dass er sich auf die inneren Organe und die Art, wie wir altern, ähnlich auswirkt.

Wasser – eine wasserstoffreiche Substanz

Alle Zellen in unserem Körper brauchen Wasser, um zu funktionieren und gesund zu bleiben. Wenn Sie nicht ausreichend Wasser trinken, leiden Ihre Zellen unter Dehydrierung. Wenn Sie also wasserstoffreiches Wasser trinken, das noch besser hydriert als normales Wasser, wird Ihre Haut besser durchfeuchtet und sieht jünger aus.

Wenn Sie Wasserstoffgas einatmen oder in Wasser verdünnt trinken möchten, denken Sie daran, dass Wasser an sich eine wasserstoffreiche Substanz ist. Wenn Sie nicht genug Wasser trinken und Ihre Haut nicht mit ausreichend Wasserstoff versorgen, wird sie trocken und schuppig. Je weniger feucht Ihre Haut ist, umso mehr neigt sie zur Faltenbildung.

Schlaganfall mit Wasserstoff und Magnesium vorbeugen und behandeln

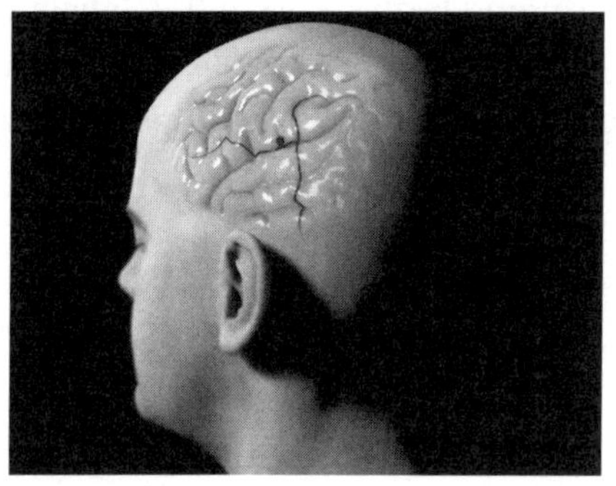

Dr. Matthias Rath glaubt, dass Herzinfarkte und Schlaganfälle keine eigentlichen Krankheiten sind, sondern die Folgen einer Mangelernährung. »Herzerkrankungen werden weniger durch das verursacht, was man isst, sondern durch das, was man nicht isst.«[82] Was auch immer wir glauben oder uns ausdenken – eine traumatische Hirnverletzung (*traumatic brain injury*, TBI) oder ein Schlaganfall sind in der Regel verheerende Ereignisse, aber weil in der Schulmedizin kaum jemand auf Dr. Rath hört, werden Herzerkrankungen und Schlaganfälle weiterhin viele Menschen dahinraffen. Im Zeitalter von Covid-19 schenken ihm angesichts der Hysterie um Viren und Impfstoffe noch weniger Menschen Aufmerksamkeit.

In den USA erleiden jedes Jahr um die 795 000 Menschen einen Schlaganfall, davon 610 000 zum ersten Mal. Schätzungsweise 7,2 Millionen Amerikaner über 20 Jahren hatten schon einmal einen Schlaganfall. Ein Hirninfarkt oder ischämischer Schlaganfall ist weltweit die häufigste Todesursache.

Forscher versuchen, eine Komplementärtherapie bei ischämischem Schlaganfall zu finden, um die Prognose zu verbessern und das Zeitfenster für die Reperfusionsbehandlung zu erweitern. In der Schulmedizin gibt es kaum Behandlungsmethoden, die die Hirnschäden nachweislich verringern und das Gesamtergebnis für die Patienten verbessern. Das würde sich jedoch ändern, wenn auf Dr. Rath gehört würde und sich die Ärzte mit Wasserstoffgas und hohen Magnesiumdosen beschäftigten.

Dieses Kapitel widmet sich zwei neuroprotektiven Wirkstoffen, die in Kombination eine Wende in der Schlaganfallprävention und -behandlung bedeuten könnten. Der ideale neuroprotektive Wirkstoff ist ungiftig, leicht zu verabreichen, kann die Blut-Hirn-Schranke überwinden und bietet Schutz in allen Stadien, einschließlich der Prävention. Wasserstoffgas ist hier genau das Richtige.

Wasserstoffgas ist für Schlaganfallpatienten essenziell

Jeder Arzt und jeder Patient sollte wissen, dass Wasserstoff viele der erforderlichen Charakteristika eines erfolgreichen Neuroprotektors erfüllt: Er ist leicht erhältlich und einfach herzustellen, er diffundiert rasch durch die Lipidmembranen, er ist inert und sicher zu verabreichen, und er reagiert nur mit den aggressiven ROS. Zugleich vermittelt er mehrere pathopsychologische Signalwege, die zu Apoptose und Zelltod führen.

Wasserstoffgas eliminiert Hydroxylradikale und Peroxynitritanionen und hat bei Patienten mit ischämischem Schlaganfall therapeutische Wirkung. Viele Studien belegen seine antioxidativen, entzündungshemmenden und antiapoptotischen Eigenschaften.

Zahlreiche Resultate aus Experimenten deuten darauf hin, dass bei allen Formen von Schlaganfallschäden die Bildung von freien Radikalen erhöht ist, was zu alimentärem oxidativem Stress führt. Bei Ischämie gibt es mehrere Mechanismen zur Bildung freier Radikale, darunter intrazelluläre Kalziumüberlast, mitochondriale Dysfunktion, NMDAR-vermittelte Exzitotoxizität und Freisetzung induzierbarer

Stickstoffmonoxid-Synthase. Übermäßig viele freie Radikale wie ROS und Hydroxylradikale können zelluläre Makromoleküle beschädigen und durch die Beeinflussung von Signalwegen zu Autophagie, Apoptose und Nekrose von Zellen führen. Zudem verursachen freie Radikale auch DNA-Schäden und Zellalterung.

Der Erfolg des Wasserstoffs bei Schlaganfallpatienten liegt in der Verringerung freier Radikale als wichtigstem pathologischem Mechanismus der Hirnschädigung nach einem Schlaganfall begründet. Wenn wir die schädlichen freien Radikale eindämmen, können wir die Hirnschäden minimieren. Es kann gar nicht genug betont werden, dass die Wasserstoffgas-Therapie spezifisch Hydroxylradikale anpeilt, die als Hauptauslöser für Freie-Radikal-Kettenreaktionen gelten. Eine Studie zeigte sogar, dass Augentropfen mit Wasserstoff die Hydroxylradikale bei Ischämie/Reperfusion der Netzhaut direkt reduzieren.[83] Wasserstoff kann auch 8-Hydroxydesoxyguanosin mindern und die DNA-Oxidation verringern.

In einem klinischen Versuch mit 25 Patienten mit zerebraler Ischämie wurde über 7 Tage zweimal täglich 1 Stunde lang 3-prozentiger Wasserstoff verabreicht. Die Wasserstoffkonzentration erreichte nach 20 Minuten ein Plateau und sank dann 6–18 Minuten nach Beendigung der Verabreichung im arteriellen beziehungsweise venösen Blut auf 10 Prozent. Fazit: Immer mehr Zell-, Tier- und Humanstudien deuten darauf hin, dass Wasserstoff während der Revaskularisation als Neuroprotektor sicher verabreicht werden kann.

Es ist an der Zeit, dass Wasserstoff in der Behandlung von Schlaganfallpatienten in den Mittelpunkt rückt. Magnesium-Injektionen und -Infusionen sowie mit Magnesiumbicarbonat angereichertes Wasser wären ebenfalls angebracht.

Magnesium zur Vorbeugung und Behandlung von Schlaganfällen

Ein Magnesiummangel kann zu Stoffwechselveränderungen führen, die zu Herzinfarkten und Schlaganfällen beitragen können.

National Institutes of Health

Wenn das Trinkwasser mit Magnesium angereichert ist, tut das unserer Gesundheit und unserem ganzen Leben gut. Einer der größten Vorteile, wenn man viel magnesiumreiches Wasser trinkt, ist die Prävention von Herzerkrankungen und Schlaganfällen, sogar bei Kindern. Laut Dr. Jerry L. Nadler verhindert Magnesium die Verengung von Blutgefäßen und beugt so einem Blutdruckanstieg, Schlaganfällen und Herzinfarkten vor. Magnesium hemmt die Freisetzung von Thromboxan, einer Substanz, die Blutplättchen klebrig macht.

Eine 10-jährige Studie, die in Wales mit 2182 Männern durchgeführt wurde, fand heraus, dass jene, die sich magnesiumarm ernährten, ein um 50 Prozent erhöhtes Risiko, an einem Herzinfarkt zu sterben, hatten als jene, die ein Drittel mehr Magnesium zu sich nahmen. Bei den Männern mit einer magnesiumreichen Ernährung war die Wahrscheinlichkeit auf ein kardiovaskuläres Ereignis wie einen nicht tödlichen Herzinfarkt, einen Schlaganfall, Angina pectoris (Thoraxschmerzen) oder eine Herzoperation nur halb so hoch.[84]

2006 veröffentlichte das *Journal of the American College of Nutrition* einen Artikel, der bewies, dass die Konzentration von C-reaktivem Protein steigt, wenn die Magnesiumzufuhr sinkt. Die Leber produziert C-reaktives Protein (CRP), das sich als starker Prädikator für klinische Ereignisse von Herz-Kreislauf-Erkrankungen wie Herzinfarkt und Schlaganfall erwiesen hat – selbst in Fällen, in denen hohe Cholesterinspiegel erwartet werden können.

Magnesium und Schlaganfall

In meiner Praxis hat die Verabreichung von Magnesium in den frühen Stadien eines Schlaganfalls die besten Resultate erbracht.

Dr. Al Pinto

Am effektivsten sind Behandlungen in den ersten Stunden nach einem Schlaganfall. Wenn innerhalb von 24 Stunden nach dem Schlaganfall mit einer Magnesiumtherapie begonnen wird, zeigt sich nach 30 Tagen ein Trend zu einem besseren funktionellen Ergebnis als bei Kontrollgruppen.

Vor über 10 Jahren fand im kalifornischen Los Angeles die FAST-MAG-Studie statt, bei der das Personal noch im Krankenwagen den Patienten Magnesium injizierte. Diese Studie, »Field Administration of Stroke Therapy – Magnesium« (FAST-MAG), war von den National Institutes of Health (NIH) und dem National Institute of Neurological Disorders and Stroke (NINDS) finanziert worden und hatte zum Ziel, die Wirksamkeit und Sicherheit von Magnesium in der Verbesserung der langfristigen funktionellen Ergebnisse nach einem akuten Schlaganfall zu bewerten.

Die FAST-MAG-Studie befasste sich mit dem entscheidenden Faktor eines verzögerten Behandlungsbeginns, der alle bisherigen klinischen Humanversuche mit neuroprotektiven Medikamenten einschränkte.[85] Die FAST-MAG-Pilotstudie zeigte, dass die Verabreichung von Magnesium bei akutem Schlaganfall möglich, sicher und potenziell zielführend ist. Das Grundkonzept bestand darin, Magnesium innerhalb von 1 bis 2 Stunden nach dem Schlaganfall zu injizieren, wenn neuroprotektive akute Maßnahmen am erfolgversprechendsten sind.

Mit den Felderfahrungen bei der Verabreichung im Krankenwagen konnten die Medizinier die erste neuroprotektive Studie durchführen, die jemals in einem Zeitfenster von 0 bis 2 Stunden nach dem Schlaganfall stattfand. Die meisten Schlaganfallpatienten erhalten in diesem Zeitfenster keine Behandlung. In der Regel kommen sie im Krankenhaus zu spät an – mit katastrophalen Folgen. Wenn Krankenwagen mit Wasserstoffgas-Maschinen ausgestattet wären, könnten wir die Ergebnisse verbessern.

Forscher sind der Ansicht, dass Magnesium die chemischen Prozesse verlangsamt, die bei einem unbehandelten Schlaganfall 12 Millionen Gehirnzellen pro Minute abtöten und zu langfristigen Beeinträchtigungen und zum Tod führen. Jeder einzelne Augenblick ist für das Ergebnis entscheidend. Mindestens neun präklinische Studien haben an Tiermodellen eines fokalen ischämischen Schlaganfalls die Wirkung von systemischem Magnesiumsulfat auf die endgültige Infarktgröße untersucht. Acht davon wiesen eine erhebliche Verringerung (zwischen 26 und 61 Prozent) der Infarktgröße nach.

Frühe Studien an Ratten und Mäusen zeigten, dass Magnesium in hoher Konzentration den Bereich des Gehirns, der in der Folge eines Schlaganfalls dauerhaft verloren ist, verkleinern kann.

Dr. Jose Vega

»Wie schützt Magnesium das geschädigte Gehirn?«, fragt Dr. Vega. »Die Reaktion des Gehirns auf einen Sauerstoff- und Nährstoffmangel (zum Beispiel bei Ischämie) besteht unter anderem aus der lokalen Freisetzung von Chemikalien, die die Gehirnzellen noch stärker schädigen können als die Ischämie allein. Die schädlichste dieser Chemikalien ist die Aminosäure Glutamat, die Gehirnzellen in geringer Menge zur Kommunikation brauchen. Bei einem Schlaganfall aber führt die große Menge an freigesetztem Glutamat zu einer Calciumüberflutung der Gehirnzellen, wodurch sie vorzeitig absterben. Magnesium kann das Glutamat daran hindern, diese Calciumüberflutung auszulösen, und schützt die Gehirnzellen so vor dem vorzeitigen Tod.«

Dr. Tavia Mathers und Dr. Renea Beckstrand von der Brigham Young University schrieben 2009 im *Journal of the American Academy of Nurse Practitioners*, dass Magnesium für 2010 als Wirkstoff angekündigt wurde, der für die Verringerung des Schlaganfallrisikos hilfreich sein könnte.[86]

Dr. Saver und Kollegen[87] untersuchten die neuroprotektive Wirkung früh einsetzender Magnesium-Infusionen bei ischämischem oder hämorrhagischem Schlaganfall in der Praxis. Drei Viertel der Infarktkohorte wurden innerhalb von 2 Stunden nach Auftreten des Infarkts behandelt und knapp ein Drittel innerhalb 1 Stunde nach dem Auftreten. Im Frühstadium kam es zu dramatischen ersten Resultaten (42 Prozent der Patienten mit Infarkt vor weniger als 2 Stunden), und auch die Ergebnisse in den allgemeinen Funktionen nach 90 Tagen waren sehr gut (69 Prozent aller Patienten und 75 Prozent der früh behandelten Gruppe).

Niedrige CSF-Mg^{2+}-Spiegel bei Patienten mit akutem ischämischem Schlaganfall zum Zeitpunkt der Einlieferung prognostizierten eine höhere Sterblichkeit innerhalb einer Woche.[88]

Eine essenzielle Voraussetzung dafür, dass ein pharmakologischer Wirkstoff die Gehirnneuronen bei einem Schlaganfall schützt, ist seine Fähigkeit, ungehindert die Blut-Hirn-Schranke zu passieren. Mehrere Studien belegen, dass Magnesium sowohl bei Tieren als auch bei Menschen diese Schranke überwindet.[89] Da Magnesiumionen die Blut-Hirn-Schranke passieren, erhöht intravenös verabreichtes Magnesiumsulfat die Rückenmarksflüssigkeit und die Extrazellulärflüssigkeit im Gehirn deutlich.

Dr. Jerry Nadler: »Eine höhere Magnesiumzufuhr über die Ernährung war einer der Faktoren, die mit einem verminderten Schlaganfallrisiko bei Männern mit Bluthochdruck in Zusammenhang standen. Laut einer Umfrage unter 45 000 Männern zwischen 40 und 75 Jahren war das Gesamtrisiko für Männer im Quintil mit der höchsten Zufuhr an Kalium, Magnesium und Ballaststoffen (aber nicht Calcium) deutlich niedriger als für Männer aus dem Quintil mit der niedrigsten Zufuhr.«

Magnesium wirkt auf den N-Methyl-D-Aspartat(NMDA)-Rezeptor und hat kaum Nebenwirkungen. Es kann ischämische Schäden reduzieren, indem es den regionalen Blutfluss erhöht, spannungsempfindliche Calciumkanäle antagonisiert und den NMDA-Rezeptor blockiert. Systemisch verabreichtes Magnesium in Dosierungen, die die physiologische Konzentration im Serum verdoppeln, verringert in Tiermodellen mit Schlaganfall die Infarktgröße deutlich. Es besteht ein Zeitfenster von bis zu 6 Stunden nach dem Eintreten des Infarkts, und es wurden günstige Dosis-Wirkung-Eigenschaften im Vergleich zu zuvor getesteten neuroprotektiven Wirkstoffen festgestellt.[90]

Diabetes, Magnesium, Bicarbonate und Wasserstoff

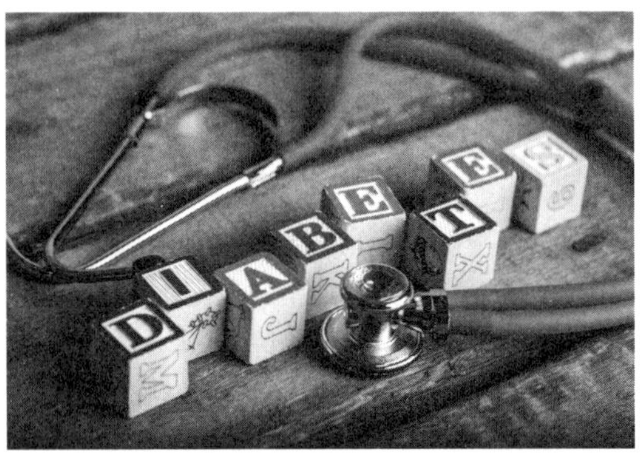

Mein Buch über Diabetes *(New Paradigms in Diabetic Care)* handelte im Wesentlichen von der essenziellen Kraft von Magnesium und Bicarbonaten, die in Kombination Diabetes kontrollieren und sogar heilen können. Im Jahr 2020, mit 67 Jahren und nach lebenslangem zu hohem Zuckerkonsum, wurde bei mir Diabetes diagnostiziert, mit einem Nüchternblutzucker von 132. Glücklicherweise wusste ich, was zu tun war, und ich konnte die Diagnose innerhalb von 2 Wochen zunichtemachen, indem ich meine Magnesiumzufuhr erhöhte.

Magnesium ist für uns alle lebenswichtig, weil es an der Produktion, der Form und der Effektivität von Insulin sowie an der Insulinsensitivität der Zellen beteiligt ist. Gerade habe ich zu Mittag Waffeln mit reichlich Honig und Marmelade verzehrt, aber mein Blutzucker liegt bei gerade einmal 151, ganze 20 Punkte unter dem Normalwert.

Blutzuckerwerte

	nüchtern	kurz nach dem Essen	3 Stunden nach dem Essen
Normalwert	80–100	170–200	120–140
Prädiabetes	101–125	190–230	140–160
Diabetes	126+	220–300+	200+

Anmerkung: Ehe ich zum eigentlichen Thema dieses Kapitels übergehe, möchte ich erwähnen, dass wir in einer außergewöhnlichen Zeit leben. Die Welt bebt und entgleitet uns unter den Füßen, und das bedeutet Stress, großen Stress sogar. Menschen sterben, begehen Suizid, werden depressiv, verlieren ihre Lebensgrundlage, werden von den Medien belogen, sind mit einem dramatischen Klimawandel (in Richtung Kälte) konfrontiert und stehen vor dem Zusammenbruch vieler Systeme und einer Plage von Viren und inzwischen auch Impfstoffen. Aus medizinischer Sicht, und das gilt insbesondere für Diabetiker, ist das wichtigste Gegenmittel gegen all den Stress Magnesium, gefolgt von Bicarbonaten. Unabhängig davon, was Sie sonst noch unternehmen, sollten Sie Ihre Magnesiumzufuhr erhöhen, aber vergessen Sie auch nicht die heilende, nährende Sonne und Vitamin-D-Zufuhr.

Wie Magnesium ist auch Insulin eine Art gemeinsamer Nenner, eine zentrale Größe im Leben. Die Aufgabe von Insulin ist es, überschüssige Nährstoffressourcen zu speichern. Dieses System ist eine evolutionäre Errungenschaft, um in Zeiten des Überflusses Energie und lebensnotwendige Nährstoffe zu speichern, um dann in Zeiten des Hungers zu überleben. Wir würdigen es zu wenig, dass Insulin für den Eintritt des Zuckers in die Zellen verantwortlich ist.

Niedrige Magnesiumkonzentrationen im Serum und in den Zellen gehen mit Insulinresistenz, beeinträchtigter Glucosetoleranz und verminderter Insulinausschüttung einher.[91] Magnesium stärkt die Insulinsensitivität und mindert dadurch die Insulinresistenz.[92] Magnesium und Insulin brauchen einander. Ohne Magnesium schüttet unsere Bauchspeicheldrüse nicht genug Insulin aus – oder das ausgeschüttete Insulin ist nicht effektiv genug –, um unseren Blutzucker zu kontrollieren.[93]

Weißer Reis, weißer Zucker, Weißbrot und weiße Nudeln sind weiß, weil ihnen alle Mineralstoffe, Vitamine und Ballaststoffe entzogen wurden. Sie sind wahres Gift für uns, weil sie zu einem Magnesiummangel führen können. Und dieser Magnesiummangel treibt Diabetes auf ein pandemisches Niveau hoch.

Dr. Carolyn Dean weist darauf hin, dass ein Magnesiummangel ein eigenständiger Prädiktor für Diabetes ist und dass Diabetiker mehr Magnesium brauchen als die meisten anderen. Magnesium ist für die Produktion, Funktion und den Transport des Insulins notwendig.

Eine in der Fachzeitschrift *Clinical Nutrition* veröffentlichte Studie eines brasilianischen Forscherteams fand heraus, dass niedrige Magnesiumspiegel die Symptome bei Typ-2-Diabetes verschlimmern, was zu einem niedrigen Insulinspiegel und erhöhten Blutzuckerwerten führt. Wie Diabetiker ihren Blutzucker kontrollieren können, steht in direktem Zusammenhang mit ihrem Magnesiumspiegel, weil dieser Mineralstoff eine große Rolle in Insulinrezeptorzellen spielt.

Diabetes Typ 2 ist heilbar, wenn man nicht auf die Ärzte hört. Er ist nicht die aussichtslose Krankheit, wie es uns die meisten Ärzte weismachen wollen. Wenn Sie den Weg einschlagen, den die westliche Medizin vorgibt, haben Sie den Kampf schon verloren.

Bicarbonat und Diabetes

Die Physiologie des Bicarbonats wird bei Diabetes ebenso wie in der Onkologie völlig ignoriert. Parhatsathid Napatalung aus Thailand schreibt: »Die Bauchspeicheldrüse nimmt Schaden, wenn der Körper metabolisch übersäuert ist. Weil er Bicarbonate zu halten versucht, wird Insulin und damit auch Diabetes zum Problem. Ohne den Puffer der Bicarbonate hat die Krankheit weitreichende Folgen, weil der Körper übersäuert.«

Das Verständnis von Natriumbicarbonat beginnt mit einem Ausflug in die Bauchspeicheldrüse, die in unserem Körper für die Bicarbonatproduktion zuständig ist.

Die Bauchspeicheldrüse ist eine lange, schmale Drüse, die sich von der Milz bis zur Mitte des Zwölffingerdarms erstreckt. Sie hat drei Hauptfunktionen.

Zunächst liefert sie Verdauungssäfte, die Pankreasenzyme in einer basischen Lösung enthalten, um für die richtigen Bedingungen für den Verdauungsprozess im Dünndarm zu sorgen. Dann produziert die Bauchspeicheldrüse auch Insulin, das durch den Stoffwechsel und andere Kohlenhydrate den Blutzucker kontrolliert. Und drittens produziert sie Bicarbonat, um Magensäuren zu neutralisieren und für ein Milieu sorgt, in dem die Pankreasenzyme effektiv wirken können.

Allergien beginnen mit der Unfähigkeit des Körpers, ein bestimmtes Enzym oder ausreichend Enzyme zu bilden, damit der Verdauungsprozess effektiv ablaufen kann. Damit geht die Unfähigkeit, genügend Bicarbonat zu produzieren, einher, das wiederum für die korrekte Funktion der Pankreasenzyme notwendig ist. Wenn das passiert, gelangen unverdaute Proteine in den Blutkreislauf und verursachen weitere allergische Reaktionen. Entzündungen sind ein solches Szenario: Sie sind systemisch, können sich aber auf die Bauchspeicheldrüse konzentrieren und zu einer Abnahme der Bicarbonatproduktion, des Insulins und der nötigen Enzyme führen.

Das Bicarbonation agiert als Puffer, um den richtigen Säuregrad (pH-Wert) im Blut und in anderen Körperflüssigkeiten aufrechtzuerhalten.

Diabetes hat viele Ursachen. Schwermetalle, giftige Chemikalien und Strahlenbelastung beeinträchtigen, schwächen und zerstören das Pankreasgewebe. Verfügt der Körper über ausreichend Bicarbonat, hält er der Toxizität chemischer Substanzen besser stand. Deshalb empfiehlt die Armee es, um die Nieren vor radiologischer Vergiftung zu schützen. Ähnliches gilt für den Magnesiumspiegel. Magnesium, Bicarbonat und Jod schützen uns vor dem kontinuierlichen Angriff schädlicher Chemikalien und Strahlen im Wasser, im Essen und in der Luft.

Wasserstoff als Medizin für Diabetiker

Die Wasserstoff-Medizin ist neu und war den meisten noch unbekannt, als ich mein Buch *New Paradigms in Diabetic Care* schrieb. Inzwischen ist es offensichtlich, dass dieses einfache Gas dazu beitragen könnte, die Diabetes-Flut zum Stillstand zu bringen. Molekularer Wasserstoff lindert Typ-2-Diabetes, indem er oxidativen Stress verhindert. Oxidativer Stress steht nachweislich mit verschiedenen Erkrankungen wie Diabetes, Bluthochdruck und Atherosklerose in Zusammenhang. Man weiß, dass Wasserstoff oxidativen Stress reduziert.

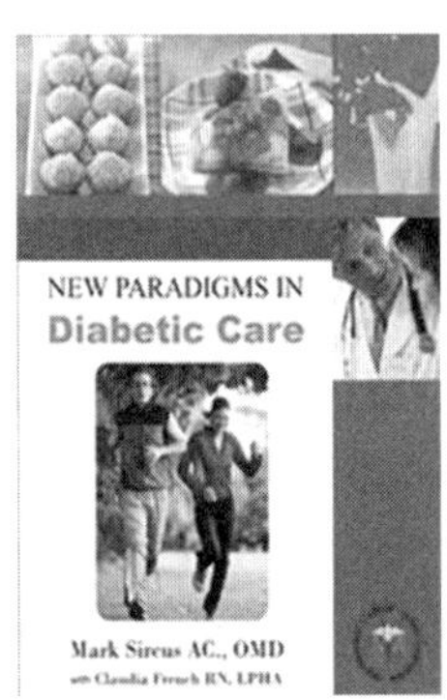

Eine Supplementierung mit Wasserstoffwasser und -gas verbessert bei Menschen mit Typ-2-Diabetes oder beeinträchtigter Glucosetoleranz den Lipid- und Glucosestoffwechsel. Wasserstoff verbessert in Tiermodellen mit Typ-1-Diabetes erwiesenermaßen die glykämische Kontrolle, indem er in der Skelettmuskulatur die Glucoseaufnahme fördert. Die Wasserstoff-Inhalationstherapie eignet sich auch hervorragend bei diabetischer Neuropathie, unabhängig, wo im Körper sie sich manifestiert.

Zimt

Zimt wurde als Mittel gegen Diabetes im Jahr 2003 bekannt, als Alam Khan in einer Studie herausfand, dass ein paar Gramm Cassia-Zimt am Tag den Nüchternblutzucker senken könnte. Khan verabreichte Typ-2-Diabetikern 40 Tage lang nach dem Zufallsprinzip 1 Gramm, 3 Gramm oder 6 Gramm Zimt. Alle drei Gruppen konnten damit ihre Nüchternblutzucker- und Blutfettwerte verbessern.

https://www.youtube.com/watch?v=da1vvigy5tQ

In diesem TED Talk sagt eine Expertin für Adipositas, dass Insulinresistenz im Wesentlichen eine Kohlenhydratintoleranz ist. Was sie nicht sagt, ist, dass ein Magnesiummangel die Kohlenhydratintoleranz verursacht.

Welche Ernährung für Diabetiker?

Forscher haben einen Zusammenhang zwischen einem höheren Konsum von weißem Reis und Typ-2-Diabetes festgestellt. »Wir fanden heraus, dass weißer Reis wahrscheinlich das Risiko für Typ-2-Diabetes erhöht«, sagte Dr. Qi Sun von der Harvard School of Public Health. Probanden, die mehr weißen Reis aßen, hatten ein um 55 Prozent höheres Risiko, die Krankheit zu entwickeln, als jene, die am wenigsten aßen. Weißer Reis, weißer Zucker, Weißbrot und weiße Nudeln sind weiß, weil ihnen alle Mineralstoffe (Magnesium), Vitamine und Ballaststoffe entzogen wurden. Sie sind wahres Gift für uns, weil sie zu einem Magnesiummangel führen können.

Eine in der Zeitschrift *Diabetologia* publizierte Studie stellte fest, dass eine Ernährung mit nur 600 Kalorien am Tag Diabetes rückgängig machen kann. Nach einer Woche mit dieser Diät gingen die Blutzuckerwerte der Patienten auf Normalwerte zurück – das bedeutet, dass sich ihr Diabetes in Remission befand. Acht der elf Patienten waren noch 3 Monate, nachdem sie die Diät beendet hatten, diabetesfrei.

Dr. Lisa Landymore-Lim erklärt in ihrem Buch *Poisonous Prescriptions*, wie zahlreiche Medikamente, die ahnungslose Menschen heute einnehmen, am Entstehen einer gestörten Glucosekontrolle und eines Diabetes beteiligt sind. Als Beispiele zieht sie die Wirkstoffe Streptozocin und Alloxan heran, die in der Forschung dazu verwendet werden, um bei Laborratten Diabetes herbeizuführen.

Behandlung von Parkinson

—

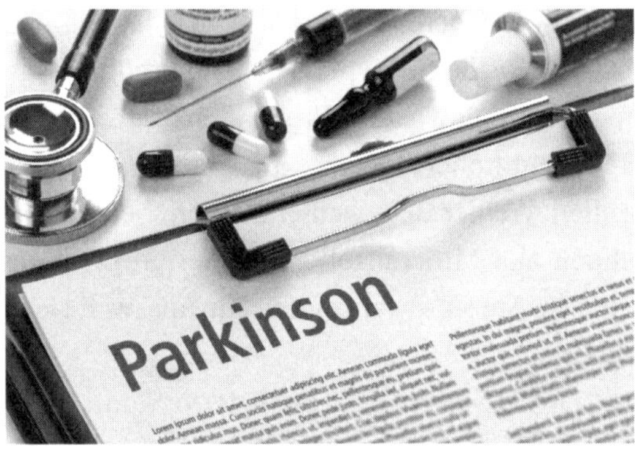

Wasserstoff und Magnesium

»Als ich mit Dr. Sircus in Kontakt trat, um einen Termin zu vereinbaren, war ich verzweifelt auf der Suche nach Hilfe. Der Zustand meines betagten Ehemanns, bei dem Parkinson diagnostiziert worden war, begann sich plötzlich im Lauf von 5 Monaten zu verschlechtern. Er hatte keinen Appetit, nahm ab und verlor allmählich die Fähigkeit zu gehen, sogar mit Gehhilfe. Seine Beine waren von den Knöcheln bis zu den Hüften geschwollen, und auch seine geistige Verwirrtheit wurde schlimmer.

Dr. Sircus erstellte einen umfassenden Behandlungsplan, zu dem ein Gerät zum Inhalieren von Wasserstoffgas (AquaCure®) gehörte. Mein Mann fing an, dreimal am Tag 5–10 Minuten lang zu inhalieren, und verlängerte diese Zeitdauer langsam, bis Dr. Sircus dann grünes Licht gab, dass er den ganzen Tag das Gas einatmen sollte.

Ich wusste nicht, was zu erwarten war, und wollte meine Hoffnungen nicht zu hoch ansetzen, aber nach etwa 3 Wochen konnte ich eine Veränderung zum Besseren feststellen. Es fing beim Appetit an, der kräftig zurückkam (neben seinem eigenen Frühstück aß er auch noch die Hälfte von meinem auf), seine Beine waren nicht mehr geschwollen, und sein altes Ich kam langsam zurück. Ob er jetzt ein gesunder Mann ist? Natürlich nicht, aber inzwischen glaube ich, dass er mit dem Wasserstoffgas seinen Gesamtzustand und seine Lebensqualität verbessern kann.

Das Wasserstoffgas hat auch meine chronischen Schmerzen am Knöchel aufgrund einer alten Verletzung innerhalb von 2 Tagen gelindert. Die Schmerzen gingen um mehr als 50 Prozent zurück.«

Francisca

Die positiven Auswirkungen von Wasserstoffwasser auf motorische Defizite wurden sowohl in Tiermodellen für Parkinson als auch bei Parkinsonpatienten nachgewiesen.[94]

M. Hirayama, M. Ito, T. Minato et al.

Eine der effektivsten Methoden, um oxidativen Stress zu mindern, besteht darin, Wasserstoffwasser zu trinken und Wasserstoffgas zu inhalieren. Der neuroprotektive Mechanismus des Wasserstoffs reduziert die Lebensstil-induzierten oxidativen Schäden bei neurodegenerativen Erkrankungen wie Parkinson.

Viele irreversible Schäden bei Erkrankungen des Nervensystems gehen auf Nervenentzündungen, zu hohen oxidativen Stress, mitochondriale Dysfunktion und Zelltod zurück.

Mit gasförmigem Wasserstoff kann man alle Arten von medizinischen und therapeutischen Resultaten erzielen – ganze Legionen von Experten, Ärzten, Biochemikern, Physikern und Pharmazeuten sind begeistert von diesem Gas. In einer Studie von Ichihara et al. ist in Bezug auf die Effektivität von Wasserstoff als Medizin die Rede von »drastischen Auswirkungen«. Solch ein Enthusiasmus ist in der ansonsten so nüchternen Welt der Forschung selten.

Mit den Suchbegriffen »Ohsawa« und »Wasserstoff« kann sich jeder im Internet einen Eindruck verschaffen, wie erstaunlich weit das Thema Wasserstoff-Therapie bereits vorangeschritten ist, hauptsächlich an bekannten Universitäten in Japan, Korea, China und nun auch in den USA.

Parkinson und Magnesium

Mit Parkinson hatte ich erstmals vor 15 Jahren zu tun. Eine Patientin meiner Frau kam schwerfällig mit einem Rollator als Gehhilfe in die Praxis. Ihre Hände zitterten unkontrolliert, und es ging ihr miserabel. Wir gaben ihr etwas Magnesium zur oralen und transdermalen Verwendung mit. 2 Wochen später kam sie wieder, aber diesmal ohne ihren Rollator, aber mit dem breitesten Lächeln, das ich je gesehen habe. Ein bisschen Magnesium bewirkte bei ihr etwas, das keines ihrer Medikamente geschafft hatte.

Manche Menschen haben einen so ausgeprägten Magnesiummangel, dass schon die Supplementierung mit geringen Mengen den Unterschied ausmachen kann. In dieser Pandemie sehen wir, wie sehr pharmazeutische Interessen die Medizin kontrollieren und wie sehr dies den Menschen schaden kann. Aber wir können auch mit eigenen Augen sehen, was eine konzentrierte Ernährungsmedizin bewirken kann, das Pharmazeutika nicht bewirken können.

Vor einigen Jahren besuchte ich eine Frau, die an Parkinson litt. Ich ließ ihr Jod, Natriumbicarbonat und Magnesium da, und bei meinem nächsten Hausbesuch wirkte sie wie ein neuer Mensch. Ihre Hände zitterten kaum mehr. Heute können wir dank des Aufkommens der Wasserstoff-Inhalationstherapie Parkinsonpatienten noch mehr Erleichterung versprechen. Alle Patienten mit chronischen Erkrankungen sollten einen umfassenden Behandlungsplan aus Naturheilmitteln befolgen, um die bestmöglichen Resultate zu erzielen. Dazu gehört auch Atemtraining, denn unsere Atmung kontrolliert nicht nur körperliche, sondern auch emotionale und mentale Parameter.

Laut der National Parkinson Foundation werden in den USA alljährlich 50 000–60 000 neue Parkinsonfälle diagnostiziert, die zur Million, die bereits

Parkinson hat, noch dazukommen. Weltweit leiden etwa 4–6 Millionen Menschen daran.

Die derzeitige Medizin kennt für Parkinson kein Heilmittel. Ein Grund dafür ist, dass die Verantwortlichen sich weigern zu erkennen, wie Giftstoffe aus Schwermetallen und Chemikalien direkt zu Ernährungsdefiziten führen und somit Krankheiten verursachen. Parkinson und andere neurologische Störungen sprechen auf natürliche allopathische Heilmittel gut an. Es gibt reichlich Hinweise und Belege dafür, dass Menschen nicht unter der sich verschlimmernden Krankheit bis hin zur vollständigen Behinderung leiden müssten. Unbehandelt führt Parkinson zu einem Verfall aller Gehirnfunktionen und einem frühzeitigen, qualvollen Tod![95]

Magnesium, Schwermetalle und Dopamin

Es gibt kaum Zweifel daran, dass ein niedriger Magnesiumspiegel zu den Schwermetallablagerungen im Gehirn beiträgt, die Parkinson, Multipler Sklerose und Alzheimer vorausgehen. Magnesium schützt die Zellen vor Aluminium, Quecksilber, Blei, Cadmium, Beryllium und Nickel und ist sozusagen der Spitzenreiter unter den Wirkstoffen, die das Gehirn abschirmen.

Nervenzellen nutzen eine Chemikalie im Gehirn namens Dopamin, um Muskelbewegungen kontrollieren zu helfen. Zur Parkinsonkrankheit kommt es, wenn die Nervenzellen im Gehirn, die Dopamin bilden, langsam zerstört werden. Ohne Dopamin können die Nervenzellen in diesem Teil des Gehirns nicht mehr richtig Signale senden. Das führt zum Verlust der Muskelfunktion, und im Lauf der Zeit wird der Schaden immer größer.

Es ist erwiesen, dass bei Ratten eine anhaltend zu geringe Magnesiumzufuhr zum kompletten Verlust dopaminerger Neuronen führt.[96] In einem In-vitro-Rattenmodell für Parkinson mit 1-Methyl-4-Phenylpyridinium(MPP^+)-Toxizität in dopaminergen Neuronen wirkte Magnesium sowohl präventiv als auch lindernd.[97] Magnesium schützt dopaminerge Neuronen in der Substantia nigra vor der

Degeneration. Magnesium wirkt deutlich vorbeugend gegen Neuriten- und Neuronenpathologie sowie lindernd auf Neuritenpathologie.[98]

Ein Bericht über Magnesium

Ich hatte ein wunderbares Gespräch mit Karin, die ihren Vater Peter pflegt, der seit über 18 Jahren an Parkinson leidet. Vor der Behandlung mit Magnesiumöl ging es ihm so schlecht, dass er gar nicht mehr sprechen konnte. Er konnte sich einfach nicht artikulieren! Er war kaum noch einsatzfähig, und freiwillig tat er gar nichts mehr. Sein Sabbern war so schlimm und dauerhaft, dass Karin anfing, ihn in seinem Schlafzimmer zu isolieren. Woche für Woche wurde es ärger. Er hatte sogar begonnen, sie tätlich anzugreifen.

Sie trug zweimal das Magnesiumöl auf, und am nächsten Tag stand er auf, wusch sich das Gesicht, putzte sich die Zähne und zog sich selbst seinen Bademantel an – ohne dass man es ihm sagen musste. Das war seit 2 Jahren nicht mehr vorgekommen. Und was noch wichtiger war: Er sabberte nicht mehr.

Nach nur 3 Tagen war sein Sprachvermögen deutlich besser geworden. Karin rieb ihn gewissenhaft dreimal täglich am ganzen Körper mit Magnesium ein. Sein Blick wurde klarer, seine Konzentration anhaltender und intensiver, und seine Ausdrucksfähigkeit wurde immer besser. Zumindest kann er zwei oder drei Wörter aneinanderreihen und erstarrt nicht vollends.

Sein Verhalten hat sich mit dem Magnesiumöl enorm verbessert. Er schaut sie nicht mehr böse an und weigert sich nicht mehr, zu schlucken oder etwas zu tun, worum sie ihn bittet. Alles in allem eine bemerkenswerte Verbesserung, und das Beste: Er kann ihr jetzt zu verstehen geben, was er möchte und braucht.

Cannabis und Parkinson

Cannabinoide sind starke Antioxidantien, die Neuronen vor dem Tod bewahren können, ohne dass Cannabinoid-Rezeptoren aktiviert werden. Anscheinend können Cannabinoide den fortschreitenden Verfall des dopaminergen Systems im Gehirn aufhalten oder sogar zum Erliegen bringen.

Dr. Evžen Růžička, praktizierender Neurologe an der Karls-Universität in Prag, sagte: »Unseres Wissens ist dies die erste Studie, die die Wirkung von Cannabis auf die Parkinsonkrankheit untersuchte, und unsere Erkenntnisse weisen darauf hin, dass es einige Symptome lindern kann.«[99]

In einem 2007 in *Nature* veröffentlichten Artikel berichteten Forscher von der Stanford University School of Medicine, dass Endocannabinoide – natürliche Chemikalien, die im Gehirn vorkommen und den aktiven Komponenten in Marihuana und Haschisch ähneln – dazu beitrugen, bei Mäusen, die an einer der Parkinsonkrankheit ähnlichen Erkrankung litten, eine drastische Verbesserung herbeizuführen.

Dr. Robert Malenka, Professor für Psychiatrie und Verhaltenswissenschaften im Nancy Friend Pritzker Psychiatric Building der University of San Francisco, und Dr. Anatol Kreitzer kombinierten ein Medikament, das bei Parkinson verordnet wird (Dopamin), mit einer experimentellen Verbindung, die die Endocannabinoid-Konzentration im Gehirn erhöhen kann. Als sie die Kombination an Mäusen mit einer parkinsonähnlichen Erkrankung testeten, wechselten die Mäuse innerhalb von 15 Minuten von einem erstarrten in einen frei beweglichen Zustand. »Sie verhielten sich im Grunde normal«, stellte Kreitzer fest.

Jod

Jod befindet sich in großen Mengen im Gehirn und im Ziliarkörper des Auges. Ein Jodmangel kann an der Entstehung der Parkinsonkrankheit und Glaukom beteiligt sein.

Dr. James Howenstein

Langfristiger Jodmangel scheint mit Anomalitäten im dopaminergen System, zum Beispiel zu vielen Dopaminrezeptoren, in Zusammenhang zu stehen.

Die Hypothese, dass Parkinson mit dem von Vereisung ausgelösten Jodmangel im Boden und in der Nahrung in Verbindung steht, ist nicht neu.

> *Im Gehirn konzentriert sich Jod in der Substantia nigra, einem Bereich, der mit der Parkinsonkrankheit assoziiert wird.*
>
> Dr. David Brownstein

Wasserstoff-Dosierungen

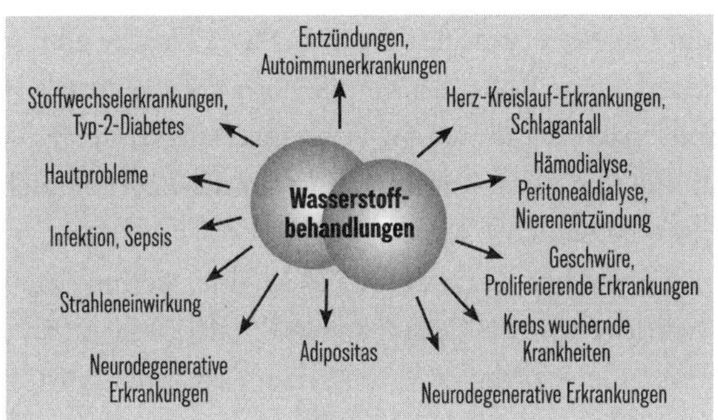

Mehrere Ärzte erzielen – sowohl persönlich als auch für ihre Patienten – mit dieser Kombination gute Ergebnisse: zwei- bis dreimal die Woche 30–60 Minuten mit dem Inhalationsgerät Wasserstoff inhalieren und dazwischen VR-Wasserstoff-Tabletten auflösen, um die tägliche Dosis zu erreichen. Das Wichtigste für die Dosierung der Wasserstoff-Ergänzung ist die langfristige Anwendung, nicht nach dem Motto »Einen Monat, und ich bin geheilt«.

Ich empfehle 1 Tablette auf leeren Magen morgens, mittags und abends. Die Einnahme von Wasserstoff sollte ähnlich wie eine Vitamin-Supplementierung täglich und dauerhaft erfolgen.

Für schwer oder chronisch kranke Patienten sind höhere Dosierungen erforderlich. Wenn sich jemand aus einem tiefen Loch gesundheitlicher Verzweiflung herausarbeiten muss, wird ihm Wasserstoff zusammen mit hohen Magnesiumdosen (80 Milligramm in einer Gabe) und der richtigen Menge Bicarbonat (um den pH-Wert auf ein alkalisches Niveau zu bringen) die nötige Kraft verleihen. All diese

Empfehlungen ändern sich freilich, wenn man ein Wasserstoff-Inhalationsgerät verwendet, mit dem man sich Wasserstoff in höheren Dosierungen zuführt.

Die neueste Generation von Wasserstoff-Tabletten, die in Wasser aufgelöst werden, liefern Wasserstoff in sehr hohen Teilen pro Million. Ich selbst löse 1 Tablette in einem sehr großen Glas kaltem Wasser auf. Sobald sie aufgelöst ist, trinke ich das Glas aus, um die größte Menge an Wasserstoff zu mir zu nehmen. Wenn das Wasser sehr kalt ist, dauert es länger, bis sich die Tablette aufgelöst hat. Mehr als 1 Tablette auf einmal einzunehmen wäre Geldverschwendung.

Wenn man die Tablette in eine fest verschließbare Flasche gibt, spielt die Temperatur des Wassers keine Rolle. Ich nehme gern höhere Dosen H_2 auf einmal, was zum Beispiel nach schwerer Anstrengung, Flugreisen, zu wenig Schlaf, intensivem Training und Stress angebracht ist. In der Regel empfehle ich gesunden Personen dreimal täglich 1 Tablette.

Wenn jemand im Sterben liegt oder Krebs im Endstadium hat, ist Wasserstoff unverzichtbar. Schließen Sie die Person an ein Inhalationsgerät an und lassen Sie sie inhalieren, bis eine merkliche Verbesserung eintritt. Es ist auch möglich, Wasserstoff im Schlaf zu inhalieren.

Generelle Informationen

Die Dosierung entscheidet über die Wirkung von Nahrungsergänzungsmitteln wie Magnesiumchlorid, Jod, Natriumbicarbonat, Vitamin C, Alpha-Liponsäure, Selen und Wasserstoff. In der konventionellen allopathischen Medizin heißt es, die Dosis mache das Gift, aber in der natürlichen allopathischen Medizin verwenden wir keine Gifte. Inzwischen nenne ich dieses medizinische Modell häufig »innovative Medizin«.

In der innovativen Medizin verwendet man in der Regel sehr hohe Dosierungen, ohne dass es zu Nebenwirkungen kommt, die bei Pharmazeutika selbst in niedriger Dosierung eine ständige Gefahr darstellen. Diese allgemeine Information zur Dosierung lässt sich sehr gut auf Wasserstoff anwenden.

Selbst Wasser und Vitamin C setzt die Allopathie auf eine Toxizitätsskala, in der alles als giftig definiert wird. Natürlich kann man in Wasser ertrinken, aber eine große Person kann eine Gallone, also an die 4 Liter Wasser trinken, ohne Schaden zu nehmen. Und man kann ohne die schweren und gefährlichen Nebenwirkungen von Antibiotika pfundweise Magnesiumchlorid in ein Bad geben und bei Infektionen große Mengen Jod einnehmen. Nebenwirkungen sind selten und gehen meist auf mangelnde Sorgfalt oder mangelndes Wissen des Arztes zurück.

Es ist zweifelsfrei möglich, vermeintlich unheilbare Krankheiten mit den richtigen Dosierungen von Vitaminen, Mineralstoffen und Fettsäuren (und anderen Dingen) zu heilen. Die Menge bestimmt die Wirkung! Niedrige Dosierungen führen nicht zu klinischen Ergebnissen! Im Lauf der Jahre habe ich den Fehler der Unterdosierung wieder und wieder mit angesehen.

Vom Kardiologen Dr. Thomas Levy stammt der Satz: »Die drei wichtigsten Faktoren in einer effektiven Vitamin-C-Therapie sind Dosierung, Dosierung und Dosierung. Wenn man nicht ausreichende Mengen einnimmt, werden die gewünschten Effekte ausbleiben.«

Effektive Dosierungen sind hohe Dosierungen, häufig Hunderte Male höher als die von der Recommended Dietary Allowance (RDA) oder der Daily Reference Intake (DRI) empfehlen. Dr. Abram Hoffer sagte: »Dr. Wilfrid Shute und Dr. Evan Shute empfahlen 400–8000 IE Vitamin E täglich. Die gängige Dosis lag bei 800–1600 IE, aber sie berichten, dass sie auch 8000 IE verabreichten, ohne dass es zu irgendeiner Toxizität kam.« Die Shutes behandelten mehr als 35 000 Patienten erfolgreich mit Vitamin E.[100]

Wer schwer krank ist, aber das Glück hat, ein Wasserstoff-Inhalationsgerät zu besitzen, muss sich über die Dosis keine Gedanken machen. Täglich 4 Stunden oder noch länger Wasserstoff zu inhalieren, sollte eine deutliche Wirkung auf schwere Erkrankungen haben.

Kritische Dosierungen

Die richtige Dosierung zu kennen, ist für Ärzte und Patienten sehr wichtig, weil die Dosierung über die therapeutische Wirkung entscheidet. Wir alle müssen ständig Dosierungen abschätzen. Da ist etwa unser Wasserkonsum:

Was ist die richtige Menge (Dosis), die man am Tag trinken sollte? Welche Dosis Sonnenschein ist die richtige? Das sind wichtige Fragen, die Ärzte häufig falsch beantworten.

In der pharmazeutischen Medizin gilt als Prinzip der kritischen Dosierung eines Medikaments die minimal notwendige Menge für eine therapeutische Wirkung. Das ist eine kritische Dosis, denn mit steigender Menge an synthetischen Chemikalien (alle Arzneimittel sind Gifte für die Mitochondrien) nehmen die Nebenwirkungen zu, und das Risiko, an den verordneten Medikamenten zu sterben, steigt.

In einem Artikel, der im Juli 2000 im *Journal of the American Medical Association* erschien, berichtete Dr. Barbara Starfield, dass allein in Amerika pro Jahr 106 000 Menschen an korrekt verordneten Pharmazeutika sterben. Im Jahr 2015 wurden einer der Giftzentralen der USA insgesamt 443 900 Todesfälle durch verschreibungspflichtige Medikamente gemeldet, die tödlichsten Gifte waren Analgetika, also Schmerzmittel. Von diesen Todesfällen gingen 275 000 auf Irrtümer wie falsche Dosierungen zurück und 130 000 auf unabsichtlichen Missbrauch, etwa die häufigere Einnahme als vorgeschrieben. 40 000 Todesfälle wurden auf unerwünschte Nebenwirkungen eines ordnungsgemäß verschriebenen und eingenommenen Medikaments zurückgeführt.[101]

Mehr als 75 000 Menschen kommen im Jahr wegen einer Überdosis Tylenol in die Notaufnahme. Es kann in hoher Dosierung zu schweren gesundheitlichen Notfällen führen, einschließlich Leberversagen und Tod. In 50 Jahren ist kein einziger Mensch an einer Überdosis Jod gestorben, und trotzdem haben viele Ärzte Angst, es zu verordnen. Es gibt keine sicheren Pharmazeutika. »Sichere« pharmazeutische Gifte existieren nicht, aber es gibt viele sichere und wirksame natürliche Substanzen, die Mutter Natur uns schenkt, um uns selbst zu heilen.

> *Laut einer aktuellen Studie sind die fünf häufigsten Ursachen für Vergiftungen – in dieser Reihenfolge – Antidepressiva, Analgetika wie Aspirin, Straßendrogen, Herz-Kreislauf-Medikamente und Alkohol.*
>
> Royal Society of Chemistry

Das passiert, wenn man mit gefährlichen Drogen hantiert. Nach 400 Jahren hat die moderne Medizin Probleme mit ihrem eigenen Paradigma »Die Dosis macht das Gift«. Einer der Gründe dafür ist, dass die Kunst, Wissenschaft und Absurdität, Gifte als Medizin einzusetzen, verschleiert wurden, weil die meisten Stadtbewohner bereits mit Giften aus der Luft und dem Wasser belastet sind. Der ohnehin schon hohen Belastung eines Menschen weitere Gifte hinzuzufügen, funktioniert nicht.

Dass die Dosis das Gift macht, ist ein seit Langem akzeptiertes Konzept, aber eigentlich sollte die Medizin doch den Menschen helfen. Der Begriff *poison* (»Gift«) wurde erstmals um 1200 in einem mittelenglischen Werk verwendet. Wenn ein Gift in einen lebendigen Organismus eingebracht oder von ihm absorbiert wird, zerstört es das Leben oder schadet zumindest der Gesundheit. Als Gift wird jede Substanz definiert, die eine krank machende, toxische oder tödliche Wirkung hervorrufen kann. Gifte blockieren andere Substanzen, insbesondere Enzyme, und die biochemischen Vorgänge, in die sie eingebunden sind. Enzyme sind lebenswichtig, weil sie an jeder chemischen Veränderung, um Gewebe zu reparieren oder Nahrung aufzunehmen, beteiligt sind. Ohne Enzymaktivität gibt es keine biologische Aktivität, kein Leben.

Gifte können schnell oder auch extrem langsam wirken, sich allmählich aufbauen und niedriggradige Erkrankungen wie das chronische Erschöpfungssyndrom oder aber verheerende neurologische Störungen wie MS, ALS und Alzheimer verursachen. Nichts zerstört ein Neuron schneller als das Schwermetall Quecksilber, das Säuglingen ab dem 6. Lebensmonat im Zuge von Impfungen verabreicht wird. Der Wissenschaftler Dr. Chris Shaw aus Vancouver erkannte einen Zusammenhang zwischen dem Aluminiumhydroxid in Impfstoffen und Symptomen von Parkinson, amyotropher Lateralsklerose (ALS oder Lou-Gehrig-Syndrom) und Alzheimer.[102]

Falsche Dosierung, falsche medizinische Konzepte

Ist die Dosis nur niedrig genug, richtet auch die giftigste Substanz keinen Schaden mehr an. Deshalb wird das toxische Potenzial einer Chemikalie durch die

Dosis (Menge) definiert, in der sie in einem spezifischen biologischen System eine spezifische Reaktion hervorruft. »In allen dahin gehenden Diskussionen ist der Kernpunkt, dass häufig nicht verstanden wird, dass die Dosis das Gift macht«, sagt Dr. Carl Winter, Experte für Toxikologie an der University of California, Davis. »Es ist eine Tendenz festzustellen, Toxizität zu übertreiben. Es ist heikel, eine Grenze zu ziehen: Wo besteht Anlass zu angebrachter Sorge, und welche Restriktionen sollten angewandt werden?«[103] Das gilt natürlich nicht für etwas so Höchstgefährliches wie Plutonium. Bei Plutonium ist das Problem nicht das Volumen oder die Masse, sondern die Toxizität an sich.

Die alten Römer wussten sehr wohl, dass Blei zu schweren gesundheitlichen Problemen führen kann, sogar zu Wahnsinn und Tod. Aber sie waren von seinen vielfältigen Einsatzmöglichkeiten so angetan, dass sie die damit verbundenen Risiken herunterspielten. Sie erkannten nicht, dass ihr tagtäglicher, niedriggradiger Kontakt mit dem Metall sie anfällig für eine chronische Bleivergiftung machte, auch wenn ihnen die Schrecken einer akuten Bleivergiftung erspart blieben. Römische Ingenieure brachten das Römische Reich zu Fall, als sie die steinernen Aquädukte für die Versorgung mit Trinkwasser durch Bleirohre ersetzten, wodurch ein Großteil der Bevölkerung zu neurologischen Krüppeln wurde.[104]

»Die langfristigen Auswirkungen geringer Konzentrationen toxischer Substanzen hängen von der individuellen Anfälligkeit ab«, so Professor I. M. Trakhtenberg aus der ehemaligen Sowjetunion. Die Wissenschaft niedriggradiger Toxizität zeigt, dass es auf die Teile pro Million, Milliarde und sogar Billion ankommt. Weil unsere Messinstrumente unendlich empfindlicher geworden sind, können Wissenschaftler inzwischen in neue Welten der chemischen Sensitivität vordringen, die sich Paracelsus nie hätte vorstellen können. Was Industrie wie Regierung in den niedrigen Teile-pro-Million-Zahlen verbergen, wird astronomisch, wenn man sie als Teile pro Billion berechnet und angibt.

Hormesis

»Was uns nicht umbringt, macht uns stärker« ist eine Redewendung, die für viele mehr als nur ein Körnchen Wahrheit beinhaltet. Sie beschreibt die Hormesistheorie, nach der Organismen, die leichtem Stress oder geringen Mengen an Toxinen ausgesetzt sind, resistenter gegen größere Herausforderungen werden. Das Konzept ist sozusagen eine Cousine von »Die Dosis macht das Gift«.

In den letzten Jahren haben Biologen eine klare molekulare Erklärung dafür gefunden, wie die Hormesis funktioniert, und so wurde die Theorie schließlich auch als grundlegendes biologisches und biomedizinisches Prinzip akzeptiert. Ein Beispiel dafür ist zu sehen, wenn Mäuse Gammastrahlung in kleiner Dosierung ausgesetzt werden, ehe sie mit Gammastrahlung in sehr hoher Intensität bestrahlt werden. Das senkt die Wahrscheinlichkeit der Krebsentstehung. Zu einem ähnlichen Effekt kommt es, wenn Ratten Dioxin verabreicht wird.

Eine niedrige Giftdosis kann bestimmte Reparaturmechanismen im Körper ankurbeln. Diese Mechanismen sind, wenn sie erst einmal angestoßen werden, effektiv genug, um die Wirkung des Gifts zu neutralisieren und sogar andere, vom Toxin unabhängige Schäden zu reparieren. Es ist eine nette Theorie, um die Vergiftung von Menschen zu rechtfertigen und herumzuexperimentieren, wie groß die richtige Dosis denn sein muss. Da ist es doch viel sinnvoller, mit Magnesium und anderen unglaublich sicheren Substanzen zu arbeiten, die die Patienten nicht vergiften.

Berechnung der Dosierung natürlicher Heilmittel

In der Naturheilkunde wird die kritische Dosis an der Höchstmenge gemessen, die eingenommen werden kann, um die gewünschte therapeutische Wirkung zu erzielen. In der natürlichen allopathischen Medizin nimmt man häufig sehr hohe Dosen ein, und das ohne die Nebenwirkungen von Pharmazeutika, die selbst in sehr niedriger Dosierung eine ständige Gefahr darstellen.

Das Geheimnis einer sicheren und effektiven Medizin liegt in der Verwendung von Heilmitteln, die in vernünftiger Dosierung keine Nebenwirkungen haben, das heißt nicht giftig sind. Das ist doch die eigentliche Bedeutung von »sicher«: etwas, das uns nicht schadet oder verletzt. Der wichtigste Punkt bei natürlichen Behandlungsplänen ist es, die Dosis hoch genug anzusetzen. Am besten beginnt man bei den meisten Mitteln mit niedriger Dosierung, bis man daran gewöhnt ist, und steigert sie dann.

Fazit

Aurelius Philippus Theophrastus Bombastus von Hohenheim, der als Paracelsus in die Geschichte einging und manchmal »Vater der Toxikologie« genannt wird, kam 1493 zur Welt. Der Schweizer Arzt leistete in der Anwendung von Chemikalien und Mineralien in der Medizin Pionierarbeit. Paracelsus sagte als Erster: »Allein die Dosis macht, dass ein Ding kein Gift ist. Viel tötet, wenig heilt.« Nach diesem Grundsatz verwendete er eine überaus toxische Substanz wie Quecksilber, um Epilepsie zu behandeln – niemand, der bei Verstand ist, würde das heute noch tun.

Die Annahme, dass Giftstoffe sicher eingesetzt werden können, ist die Büchse der Pandora für den modernen Menschen – ist sie erst einmal geöffnet, fühlen sich die gierigsten, machthungrigsten Industriellen frei, Gift in allem Möglichen zu verwenden, von Haushaltsprodukten wie Seife und Shampoo bis hin zu Lebensmitteln, Medikamenten und Wasser.

Wasserstoffwasser

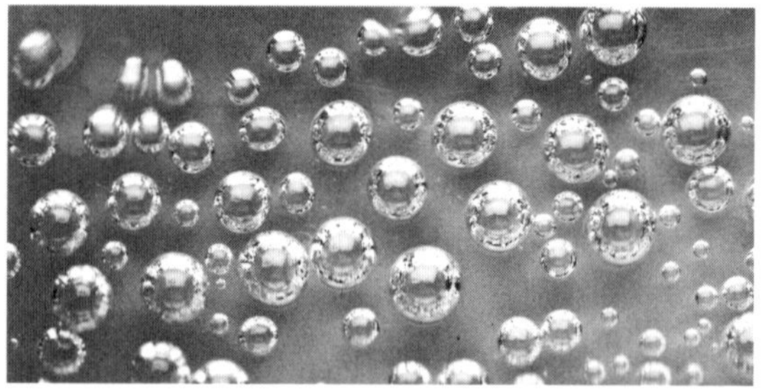

Mit Wasserstoff angereichertes Wasser zu trinken ist eine effektive Methode, um Wasserstoff in den Körper zu bringen. Der Wasserstoff im Wasser erhöht nachweislich die Hydration und stillt den Durst sechsmal schneller als Leitungswasser.

- Wasserstoffwasser kann die Aufnahme von Nahrungsergänzungsmitteln verbessern und trägt besser dazu bei, die Nährstoffe aus dem Essen zu absorbieren, als Leitungswasser.
- Wasserstoffwasser kann helfen, die Gelenke und Muskeln gleitfähig zu machen. Wasserstoffreiches Wasser lässt Gelenke und Muskeln um 70 Prozent gleitfähiger werden.
- Wassersstoffwasser kann zu verbesserter Gehirnleistung beitragen. Unser Geist kann ohne ausreichende Hydrierung nicht sein volles Potenzial ausschöpfen.
- Wasserstoffwasser kann helfen, Verunreinigungen aus dem Körper zu befördern, und die Qualität der Zellen und Organe verbessern.
- Wasserstoffwasser kann dazu beitragen, den Blutdruck zu kontrollieren, um die optimale Leistungsfähigkeit zu erhalten.
- Wasserstoffwasser lindert die Symptome einiger chronischer Erkrankungen, die nachweislich den Körper angreifen. Und es hilft, Arthritissymptomen vorzubeugen und Kopfschmerzen zu lindern.
- Wasserstoffwasser hydriert die Haut. Bei einer Dehydrierung kann die Haut schuppig und schlaff werden. Durch die richtige Durchfeuchtung kann man die Hautqualität erhalten.
- Wasserstoffwasser reduziert durch Sonne und Wind entstandene Schäden und durchfeuchtet die Haarfollikel.

Aufgelöster Wasserstoff

Die Konzentration/Löslichkeit von Wasserstoff in Wasser bei Standard-Umgebungstemperatur und -druck (*standard ambience temperature and pressure*, SATP) beträgt 0,8 mm oder 1,6 ppm (1,6 mg/l). Im Vergleich: Normales Wasser (aus der Leitung, gefiltert, in Flaschen usw.) enthält weniger als 0,0000002 ppm

H_2, was weit unter dem therapeutischen Wert liegt. Die Konzentration von 1,6 ppm lässt sich mit vielen Methoden leicht erreichen, zum Beispiel indem man einfach Wasserstoffgas ins Wasser einbringt. Aufgrund der geringen molaren Masse von Wasserstoff (2,02 g/mol bei H_2 gegenüber 176,12 g/mol bei Vitamin C) enthält eine 1,6-Gramm-Dosis H_2 mehr Wasserstoffmoleküle, als Vitamin-C-Moleküle in einer 100-Milligramm-Dosis pures Vitamin C enthalten sind (1,6 Milligramm H_2 enthalten 0,8 Millimol H_2, und 100 Milligramm Vitamin C enthalten 0,57 Millimol Vitamin C).

Die Halbwertszeit von wasserstoffreichem Wasser ist kürzer als die anderer gashaltiger Getränke (wie kohlesäure- oder sauerstoffhaltiges Wasser), aber die therapeutische Wirkung kann lange genug anhalten, um es ohne Eile zu trinken. Die Zufuhr von wasserstoffreichem Wasser führt je nach Dosis innerhalb von 5 bis 15 Minuten zu einem Spitzenwert in der Plasma- und Atemluftkonzentration.

Der Anstieg des Wasserstoffgehalts in der Atemluft weist darauf hin, dass Wasserstoff durch die Submukosa dringt, in die systemische Zirkulation gelangt und durch die Lunge ausgeatmet wird. Dieser Anstieg der Blut- und Atemluftkonzentration kehrt je nach zugeführter Dosis innerhalb von 45 bis 90 Minuten zum Ausgangswert zurück.

Wasser als Medizin

Wasser besteht aus Sauerstoff und Wasserstoff. Wasser ist ein wunderbares Heilmittel und lebensnotwendig. Wir wissen, dass regelmäßiges Wassertrinken dazu beiträgt, chronischer Nierenkrankheit (*chronic kidney disease*, CKD) vorzubeugen. 2013 berichteten Wissenschaftler auf der Jahrestagung der Canadian Society of Nephrology, dass bei Menschen, die am Tag mehr als 4,3 Liter Wasser tranken, die Wahrscheinlichkeit, an CKD zu erkranken, zweieinhalb Mal niedriger war als bei jenen, die weniger als 2 Liter am Tag tranken.

»Wasser, Zentrum des Lebens. Wasser ist Materie und Matrix des Lebens, Mutter und Medium. Wasser ist die außergewöhnlichste Substanz! Alle seine Eigenschaften sind ungewöhnlich und ermöglichen es dem Leben, es als Baumaterial für seine Maschinerie zu nutzen. Das Leben ist Wasser, das zur Melodie der Feststoffe tanzt«, schrieb Albert Szent-Györgyi. Was da tanzt, sind Sauerstoff und Wasserstoff.

Dr. Gerald Pollack, Professor für Bioengineering, erhielt für seine Wasserforschung die höchste Ehrung, die die University of Washington in Seattle ihren Mitarbeitern zuerkennt. Professor Pollack sagt: »Wasser bedeckt einen Großteil der Erde. Es durchdringt den Himmel. Es füllt Ihre Zellen – mehr, als Ihnen vermutlich bewusst ist. Ihre Zellen bestehen dem Volumen nach aus zwei Dritteln Wasser; doch das Wassermolekül ist so klein, dass, wenn Sie jedes einzelne Molekül in Ihrem Körper zählen würden, 99 Prozent davon Wassermoleküle wären. So viele Wassermoleküle sind nötig, um zwei Drittel des Volumens auszumachen. Ihre Füße tragen einen riesigen, hauptsächlich mit Wassermolekülen gefüllten Sack herum.«

Der Wasserstoff-Forscher George Wiseman erinnert uns an die Grundlagen der Chemie, wenn er erklärt: »Dem Gewicht nach besteht unser Körper hauptsächlich aus Sauerstoff, weil Sauerstoff achtmal schwerer ist als Wasserstoff. Dem Volumen nach besteht unser Körper hauptsächlich aus Wasserstoff, weil auf jedes Sauerstoffatom zwei Wasserstoffatome kommen.« Hoffentlich wird diese Botschaft verstanden. Mit der Anwendung von Wasserstoff und Sauerstoff haben wir eine erstklassige lebensverlängernde Methode, die in verschiedenen Formen auch als Medizin fungiert.

Wir alle wissen, dass Dehydrierung ein Problem darstellt, das zu Leiden und Krankheiten führt. Dehydrierung bedeutet, dass man zu wenig an Sauerstoff gebundene Wasserstoffmoleküle aufweist. Sauerstoffmangel ist ein Problem, ebenso ein Zuviel an geladenen Wasserstoffatomen, weil es Blut und Körper sauer macht.

Seit ungefähr 2 Jahren experimentiere ich mit unterschiedlichen Produkten mit molekularem Wasserstoff. Kürzlich habe ich eine neue Generation von Wasserstoff-Tabletten mit dem bestmöglichen ppm-Wert ausprobiert. Es gibt diverse Marken und Arten von Wasserstoff-Tabletten.

Der renommierteste Hersteller ist Vital Reaction. Active H_2, einer der ersten Akteure auf diesem Markt, hat ebenfalls eine beliebte neue Wasserstoff-Tablette entwickelt. Erster Akteur auf dem Gebiet der Wasserstoff-Tabletten war Megahydrate, dessen Produkte anders als molekularer Wasserstoff funktionieren.

Die Vital-Reaction-Tabletten haben einen hohen Wasserstoffgehalt (ppm bei 10 oder darüber) und den höchsten Magnesiumgehalt (80 Milligramm). Active H_2 Ultra liefert rund 8 ppm zu einem etwas niedrigeren Preis, und es bleibt kein Rückstand im Glas, wodurch das Wasserstoffwasser angenehm zu trinken ist.

Keine der Wasserstoffwasser-Maschinen auf dem Markt kann Wasserstoff auf so hohem Niveau produzieren wie die neueste Generation von Brausetabletten, deren Konzentration an Wasserstoff bemerkenswert ist. Sie liefern in kürzester Zeit weit mehr Wasserstoff. Darüber hinaus wird der Wasserstoff in einem offenen Behälter gebildet, was für einfache und mühelose Anwendung sorgt.

Wasserstoff-Tabletten sind für Neulinge ideal. Selbst wenn Sie sich einen Wasserstoff-Inhalator kaufen, der gleichzeitig auch mit Wasserstoff angereichertes Wasser produziert – die Tabletten sind stärker, und Sie können sie überall mit hinnehmen. Wenn der gesundheitliche Zustand kritisch ist, möchte man ja sofort eine möglichst hohe Dosis Wasserstoff zu sich nehmen.

»Ich nehme seit 4 Monaten täglich Vital-Reaction-Tabletten und habe mehrere positive Veränderungen festgestellt. Ich bin zwar allgemein bei bester Gesundheit und nehme keine verschreibungspflichtigen Medikamente ein, aber seit ein paar Jahren plagt mich Brain Fog, der sich negativ auf meine Arbeit, meine akademischen Leistungen und mein Privatleben auswirkt, da ich Informationen bei Bedarf nicht schnell genug abrufen kann. Seit ich Wasserstoffwasser trinke, kann ich klarer denken, und mein Gedächtnis ist besser geworden. Auch mein Energielevel ist seitdem gestiegen. Ich werde tagsüber nicht mehr müde, und nachts schlafe ich besser und wache nicht zwischendurch auf. Und frühere Schmerzen in den Muskeln scheinen zu verschwinden. Ich habe überhaupt keine Schmerzen mehr. Ich liebe mein Wasserstoffwasser und bin fest entschlossen, es als Teil meiner täglichen Routine beizubehalten!« – *Dr. Leslie Nye*

Wasserstoff und Sauerstoff für schwer kranke Covid-19-Patienten

Es gibt so viele Faktoren, die zum Tod von Covid-19-Patienten beitragen, dass wir damit ein ganzes Buch füllen könnten. Da sind zum Beispiel die Masken (Maulkorb-, Erstickungs- und Verpestungsvorrichtungen), von denen wir wissen, dass sie bei häufiger Nutzung die Sauerstoffzufuhr zu den Zellen einschränken.

Die Wasserstoff-Medizin ist für alle Patienten, einschließlich der Patienten mit Virusinfektionen, vielversprechend. Schon früh in der Pandemie wandten chinesische Ärzte einen praktikablen Ansatz zur Behandlung von Covid-19-Patienten auf der Intensivstation an: die Inhalation von Wasserstoff und Sauerstoff (Brown's Gas). Dies ist ein innovatives, umweltfreundliches und nebenwirkungsfreies Verfahren, bei dem durch Elektrolyse von H_2O ein Gemisch aus Wasserstoff und Sauerstoff zum Inhalieren erzeugt wird.

Die Forschungsergebnisse in der Behandlung von Covid-19 wurden im Juni 2020 im *Journal of Thoracic Disease* (JTD) unter dem Titel »Hydrogen/oxygen mixed gas inhalation improves disease severity and dyspnea in patients with Coronavirus disease 2019 in a recent multicenter, open-label clinical trial« veröffentlicht. Die Inhalation des Wasserstoff-Sauerstoff-Gemischs schützte vor weiterem Fortschreiten der Krankheit und, was am bemerkenswertesten war, linderte die Kurzatmigkeit der Covid-19-Patienten.

Dies ist eine retrospektive Studie, die die Wirksamkeit und Sicherheit der H_2-O_2-Inhalation bei Covid-19 untersuchte. Die Forschungsarbeit und klinischen Versuche, die mit der Studie einhergingen, leitete Zhong Nanshan, Chinas führender Experte für Pandemiekontrolle und Vorsitzender der Expertengruppe der Nationalen Gesundheitskommission im Kampf gegen Covid-19.

Die klinische Studie umfasste 44 Covid-19-Patienten, deren Atemnot nach der Behandlung in elf verschiedenen Kliniken nicht besser geworden war. Nach 3 Tagen mit kontinuierlicher Wasserstoff-Sauerstoff-Inhalation zeigten alle 44 Patienten – im Vergleich zu 46 Patienten, die standardmäßig nur Sauerstoff erhielten – deutliche Verbesserungen.

Die ultimative Therapie für die Lunge

Bei den Patienten, die das Wasserstoff-Sauerstoff-Gemisch inhalierten, verbesserten sich die Schmerzen im Brustkorb, die Atemnot, die Kurzatmigkeit, der Husten, der Auswurf und die schwere Lungenentzündung. Die Mischung kann auch das Risiko, schwer zu erkranken, verringern, den Krankenhausaufenthalt verkürzen und eine Lungenfibrose lindern helfen.

Xin-Yong Lin, Direktor von Asclepius Meditec, sagte: »Wir sind der Ansicht, dass dies ein überaus innovatives Behandlungsinstrument ist, das keinerlei Nebenwirkungen hat. Auf solch ein Ergebnis haben alle Experten für Wasserstoff-Medizin gewartet. Das ist angesichts des derzeitigen Mangels an Arzneimitteln gegen die neuartige Coronavirus-Pneumonie zweifellos sehr ermutigend.«

Wasserstoff-Medizin bei Grippe

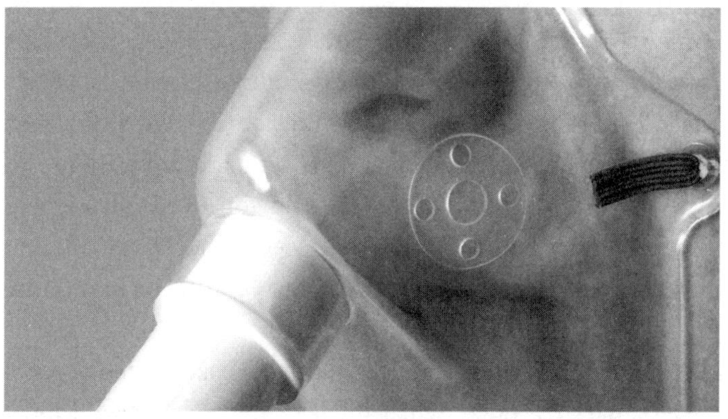

Die Centers for Disease Control (CDC) lernen nichts dazu, weil sie nicht wollen. Und mitten in der Grippewelle bezahlen Menschen mit ihrem Leben dafür. Jedes Jahr sterben in der Grippesaison unnötig Hunderte von Menschen.

Die CDC nannten die Grippewelle von 2017/2018 eine Epidemie. In England hatten die Kliniken in dieser Zeit nur noch Stehplätze zu bieten. Die Krankenhäuser berichteten, dass mehr als 50 Patienten gleichzeitig auf Betten in den Notaufnahmen warteten, jeden Tag 120 Patienten in den Fluren lagen und »einige vorzeitig starben«.

Am 12. Januar jenes Jahres verkündeten die CDC eine Premiere in ihrem 13-jährigen Grippemonitoring: Seit dem 6. Januar stellten sie in allen Teilen des amerikanischen Festlands eine »weitverbreitete« Grippeaktivität fest. Die

Influenza hatte derart um sich gegriffen, dass die Behörde sie zur Epidemie erklärte und alle, die noch nicht geimpft waren, zur Grippeimpfung zwang. Das ist eine schlechte Idee, nicht nur weil der Impfstoff neurotoxisches Quecksilber enthält, sondern – laut CDC-Beamten – bestenfalls zu 30 Prozent effektiv ist.

»In diesem Jahr hat das gesamte amerikanische Festland in der Grafik erstmals dieselbe Farbe, das heißt, dass zu diesem Zeitpunkt überall auf dem Kontinent weitverbreitete Grippeaktivität zu verzeichnen ist«, sagte Dr. Dan Jernigan, Direktor der Influenzaabteilung der CDC, bei einem freitäglichen Briefing. »Sie findet an vielen Orten statt und führt zu vielen Grippefällen.« Zu dieser Zeit lag die Rate der Klinikeinweisungen bei 22,7 Personen pro 100 000 US-Bürger.

Bei den meisten Menschen verläuft eine Grippe mild, sie kann aber auch zu schwerer Erkrankung und sogar zum Tod führen. Insbesondere bei älteren Personen kann die Influenza bereits bestehende chronische Erkrankungen verschlimmern, Komplikationen und eben den Tod nach sich ziehen.

Wenn man mit diesen Symptomen innerhalb von 48 Stunden einen Arzt aufsucht, bekommt man vermutlich antivirale Medikamente wie Tamiflu, die den Krankheitsverlauf um gerade einmal einen Tag verkürzen. Tamiflu ist und war schon immer ein großer Fehler!

»Sobald die Schweinegrippeimpfungen beginnen, werden einige geimpfte Menschen an Herzinfarkten oder Schlaganfällen sterben, einige Kinder werden Krampfanfälle bekommen, und einige Schwangere werden Fehlgeburten haben« – so die *New York Times* im Jahr 2009.[105] Man sollte eigentlich meinen, die Medien und die CDC würden darauf bestehen, dass die Menschen das wissen.

Wenn Sie Krebs haben oder in der Vergangenheit hatten, haben Sie ein erhöhtes Risiko für Komplikationen der saisonalen Grippe, inklusive Krankenhausaufenthalt und Tod. Das gilt besonders dann, wenn Sie sich einer Operation, einer Chemotherapie oder einer Bestrahlung unterziehen mussten. »Die Menschen neigen dazu, die Grippe zu unterschätzen. Sie bringt jedes Jahr Hunderttausende ins Krankenhaus, sie tötet jedes Jahr bis zu 50 000 Menschen, und bestimmte Gruppen – Menschen mit Vorerkrankungen, Senioren und junge Menschen – haben ein erhöhtes Risiko, schwer an Grippe zu erkranken«, sagte Dr. Michael Jhung, Grippeexperte der U.S. Centers for Disease Control and Prevention.

Alternative zu Grippeimpfung und Tamiflu

Wasserstoffgas, insbesondere in Kombination mit Sauerstoff, kann sowohl im Krankenhaus als auch zu Hause bei einer schweren Influenza die Rettung sein. Wenn man an einen Wasserstoff-Inhalator angeschlossen ist, kann man kaum an Grippe sterben. Und eine Infrarotmatte kann bei schwerer Grippe für behagliche Wärme sorgen.

Tod durch Zytokinstürme

Warum aber ist Wasserstoff der Sieger im Wettbewerb um das beste Grippemittel? Ein Zytokinsturm (das, was den Grippepatienten tötet) äußert sich in hohem Fieber, Schwellungen, Röte, extremer Müdigkeit und Übelkeit. In manchen Fällen kann die Immunreaktion tödlich verlaufen. Um die Zytokinstürme und das akute respiratorische Distresssyndrom (ARDS) zu stoppen, müssen wir uns von den schulmedizinischen Methoden wie Impfung und Medikamenten wie Tamiflu abwenden.

Daten aus klinischen Versuchen an Patienten mit sepsisinduziertem ARDS zeigen eine Verringerung der Organschäden. Nach der Verabreichung von freien Radikalfängern (Antioxidantien) erhöht sich die Überlebensrate (die Überlebensrate bei ARDS liegt bei etwa 60 Prozent).

Wasserstoff als Rettung

Aktuelle Studien haben ergeben, dass die intraperitoneale Injektion von wasserstoffreicher Kochsalzlösung eine erstaunliche entzündungshemmende, antioxidative und antiapoptotische Wirkung hat. Zudem schützt sie den Organismus vor Schäden durch polymikrobielle Sepsis und akute Bauchfellentzündung, indem sie den oxidativen Stress und proinflammatorische Reaktionen mindert.

Die meisten virusbedingten Gewebeschäden und Beschwerden werden eher von einem entzündlichen Zytokinsturm und oxidativem Stress verursacht als durch das Virus selbst.[106]

Studien haben gezeigt, dass die Unterdrückung des Zytokinsturms und die Minderung von oxidativem Stress die Symptome von Grippe und anderen schweren Virusinfektionen deutlich lindern kann. Deshalb gehen Medizinwissenschaftler davon aus, dass eine Therapie mit wasserstoffreicher Kochsalzlösung eine sichere, zuverlässige und wirksame Behandlungsmethode des von der Influenza oder anderen Viruserkrankungen verursachten Multiorgandysfunktionssyndroms (MODS) darstellt.

Kombinationstherapie bei Grippe

Natürlich gibt es auch andere hervorragende Therapieansätze gegen die schlimmsten Symptome und Schmerzen der Influenza, ganz oben auf der Liste steht beispielsweise die Infrarottherapie. Sich bei Grippebeschwerden auf eine BioMat zu legen, ist, als bette man sich auf eine Schäfchenwolke. Der beste Platz, wenn man unter einer Grippeattacke leidet, ist eine BioMat! Und der beste Behandlungsplan besteht aus der Inhalation von Wasserstoff- und Sauerstoffgas sowie Wasserstoffwasser für eine umfassende Wasserstoffzufuhr und Hydration.

Natürliche allopathische Notfallmittel bei Grippe

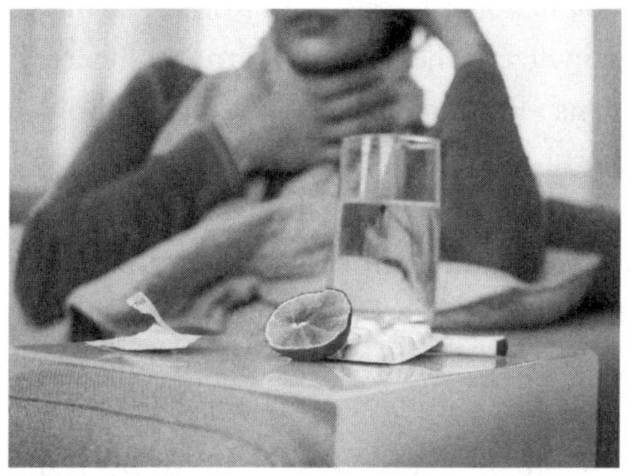

Vor 5 Jahren veröffentlichte ich einen Influenzabehandlungsplan aus grundlegenden Notfall- und Intensivmitteln, die ein fester Teil meines medizinischen Ansatzes sind. Dazu gehören Magnesiumchlorid, Jod, Natriumbicarbonat, Selen, Vitamin C und Vitamin D_3 (möglichst durch Sonneneinstrahlung), die dazu beitragen, dass Patienten schwerwiegenden Komplikationen besser standhalten oder ganz entgehen.

Atemtraining (langsames Atmen) trägt dazu bei, den CO_2- und den O_2-Spiegel zu erhöhen, und natürlich ist auch eine umfassende Hydrationstherapie essenziell. Wasserstoff ist das perfekte Mittel, um die schlimmsten Grippesymptome zu lindern. Molekularer Wasserstoff kann die Expression entzündungsrelevanter Gene deutlich herunterregulieren und Hydroxylradikale und Peroxynitrit selektiv reduzieren.

Infrarottherapie

Wenn man sich denn überhaupt in ein medizinisches Gerät verlieben kann, dann in die Infrarot-BioMat. Sie hält in kalten Nächten warm und nimmt die Schmerzen. Das gilt ganz besonders bei Grippe. Jeder verdient eine BioMat, denn jeder verdient Liebe. BioMats sind überaus hilfreich. Ich wünschte, jeder könnte sie sich leisten!

Wenn langwellige Infrarotstrahlung (*far-infrared rays*, FIR) durch die Haut zum subkutanen Gewebe dringt, wird sie von Licht in Wärmeenergie umgewandelt, weitet die Blutkapillaren und hilft dem Körper, Toxine und Stoffwechselabfallprodukte auszuschwitzen. Die von der Wärme aktivierte FIR-Energie wird in einem Prozess namens »Resonanz« oder »Resonanzabsorption« von menschlichen Zellen absorbiert.

Die Anpassungsfähigkeit einer Zelle entscheidet in Stresssituationen über ihr Schicksal. Die Behandlung mit FIR reduziert den Druck auf die Zellen, indem sie sie mit Licht und Wärme nährt, den Sauerstoffgehalt erhöht und die Zellatmung ankurbelt. So gelangen mehr Toxine und Abfallprodukte aus den Zellen.

BioMats sind ideal, um die Körpertemperatur so zu erhöhen, dass alte Abfallprodukte weggeschmolzen, der Kreislauf angeregt und Schmerzen gemindert oder beseitigt werden. Sie sind nur ein paar Zentimeter dick und werden auf eine feste Matratze oder auf den Boden gelegt. Die Temperatur ist einstellbar, und darauf zu liegen ist das schönste Gefühl überhaupt.

Sie unterscheiden sich von gewöhnlichen elektrischen Heizmatten. Die Oberfläche fühlt sich nicht warm an, aber Sie fühlen sich innen warm, wenn Sie darauf liegen. Sie sind eine Art Liegesauna, und wenn Sie die Temperatur hochdrehen, kommen Sie ins Schwitzen, ohne auch nur einen Muskel zu bewegen. Sie können die ganze Nacht darauf schlafen!

FIR-Wärme wirkt sich in vielerlei Hinsicht positiv aus:

1. FIR-Wärme weitet die Kapillaren, regt den Blutfluss an und trägt zur Genesung, einer besseren Zirkulation und Sauerstoffversorgung bei.

2. FIR-Wärme erhöht die Stoffwechselrate in den Zellen, indem sie Mitochondrien stimuliert und die Enzymaktivität ankurbelt, was die Zerstörung von Krankheitserregern – Bakterien, Viren, Pilze und Parasiten – unterstützt.
3. Die FIR-Energie stärkt das Immunsystem, indem sie die Produktion weißer Blutkörperchen (Leukozyten) im Knochenmark und von Killer-T-Zellen in der Thymusdrüse ankurbelt.
4. FIR-Wärme fördert die Reparatur von Gewebeschäden, indem sie sich positiv auf die Fibroblasten (Bindegewebszellen, die für Reparaturarbeiten erforderlich sind) auswirkt. Sie verstärkt das Wachstum von Zellen und DNA und fördert die Proteinsynthese, die für Gewebereparatur und -regeneration entscheidend ist.

Natriumbicarbonat (Backsoda)

»In den Jahren 1918 und 1919, als die USA mit der ›Grippe‹ zu kämpfen hatten, erkrankte kaum jemand, der mit Natron alkalisiert war, daran. Und alle, die erkrankten, hatten milde Verläufe, wenn sie rechtzeitig alkalisiert wurden. Ich habe seit dieser Zeit alle Fälle von ›Erkältungen‹ und ›Grippe‹ mit großzügigen Dosen Backsoda behandelt, und in vielen, vielen Fällen waren die Symptome innerhalb von 36 Stunden vollständig abgeklungen.« (Dr. Volney S. Cheney an das Unternehmen Arm & Hammer)

Vitamin D zur Vorbeugung

Einer der wichtigsten Trigger von Influenza, Schweinegrippe und Lungenversagen mit Todesfolge ist ein Vitamin-D-Mangel. Vitamin D senkt das allgemeine Todesrisiko, auch das Risiko, an Grippe zu sterben. Forscher vom Winthrop University Hospital in Mineola, New York, fanden heraus, dass bei einer Gruppe von freiwilligen Probanden eine Vitamin-D-Supplementierung die Ansteckungen mit Erkältungen und Grippe im Lauf von 3 Jahren um 70 Prozent senkte. Laut den Wissenschaftlern stimulierte das Vitamin die »angeborene Immunität« gegen Viren und Bakterien.

Jod

»Jod in sehr hoher Dosierung kann schwere Nebenwirkungen hervorrufen, aber nur ein kleiner Bruchteil dieser extremen Dosen ist nötig, um Grippeviren abzutöten«, schreibt der Kanadier Dr. David Derry. 1945 kam es zum Durchbruch, als J. D. Stone und Sir Mcfarlane Burnet (der später für seine Klon-Selektionstheorie den Nobelpreis erhielt) Mäuse den tödlich wirkenden Influenzavirusnebeln aussetzten. Die tödliche Krankheit konnte verhindert werden, wenn sie auf die Schnauzen der Mäuse etwas Jodlösung gaben, kurz bevor sie in die Kammern mit den Grippeviren gesetzt wurden. Dr. Derry erinnert uns daran, dass vor langer Zeit Schüler in den Unterrichtsräumen mit Jod-Aerosol vor der Grippe geschützt wurden. Jod-Aerosol wirkt auch gegen das kurz zuvor versprühte Influenzavirus.

Selen

Selen wirkt stark antioxidativ und entzündungshemmend. Damit werden Gefäßoperationen sicherer, und Selen-Injektionen mildern Reperfusionsschäden, Herzinfarkte und ischämische Schlaganfälle, ebenso Zytokinstürme, die durch außer Kontrolle geratene Infektionen ausgelöst werden.

Klinische Versuche im Rahmen von Sepsis-Studien deuten darauf hin, dass Selen auch in höheren Dosen gut verträglich ist. Kontinuierliche Infusionen mit Selen in der Form von Natriumselenit (4000 µg Selen als Natriumselenit-Pentahydrat am ersten Tag, 1000 µg jeweils an den 9 folgenden Tagen) hatten keinerlei toxische Effekte. Angesichts dieser Information führte das Pharma-Unternehmen Biosyn für den klinischen Gebrauch 1000-µg-Fläschchen ein.

Mäuse mit Selenmangel entwickelten nach der Ansteckung mit dem Grippevirus weit schwerere Lungenprobleme als mit ausreichend Selen versorgte Mäuse. In einer anderen Studie, in der Mäuse mit Selenmangel mit einem milden Influenzavirusstamm infiziert wurden, mutierte das Virus zu einem virulenten Stamm, der sogar in Mäusen mit ausreichend Selenversorgung zu schweren Lungenproblemen führte.

Selen ist auch ein Gegenmittel für Quecksilber, weil es eine höhere Affinitiät zu diesem Schwermetall hat als jedes andere Atom. So erfüllt Selen auch die Aufgabe, die Quecksilbertoxizität zu senken. Das ist deshalb wichtig, weil eine Quecksilbertoxizität nachweislich Influenza auslösen kann.

Magnesiumchlorid

Magnesiumchlorid (Magnesiumöl) ist und bleibt meine Lieblingsarznei, weil es sich positiv und direkt auf die allgemeine Physiologie auswirkt. Dr. Raul Vergini sagt: »Magnesiumchlorid übt bei akuten viralen und bakteriellen Erkrankungen eine einzigartige Heilkraft aus. Ich habe damit Polio und Diphtherie geheilt, und es ist das Hauptthema meines Buchs über Magnesium. Ein paar Gramm Magnesiumchlorid heilen nahezu alle akuten Krankheiten innerhalb weniger Stunden. Ich habe viele Grippepatienten gesehen, die mit der Gabe von 3 Gramm Magnesiumchlorid alle 6–8 Stunden innerhalb von 24 bis 48 Stunden geheilt wurden.«

Vitamin-C-Infusionen

Intravenös verabreichtes Vitamin C ist eine Intensivmaßnahme für Patienten am Rande des Todes. Es kann Menschen wieder ins Leben zurückbringen. Vitamin C (Ascorbinsäure) hat eine ganze Reihe von Vorzügen. Es übernimmt im Körper viele wichtige Funktionen wie Entgiftung, Gewebeaufbau, Immunstärkung, Schmerzkontrolle und die Kontrolle oder Abtötung pathogener Organismen. Zudem hilft es nachweislich bei der Wund- und Knochenheilung, sorgt für gesunde Haut und Augen, bekämpft Infektionen, hilft bei der Stresskontrolle und bei Kontakt mit Toxinen sowie bei der Reparatur von jedwedem Gewebe.

Medizinische Cannabinoide

Laut Dr. Ben Whalley vom Fachbereich Pharmakologie an der University of Reading zeigten Tierversuche, dass Marihuanaverbindungen effektiv Krämpfen vorbeugen können und weniger Nebenwirkungen haben als alle Epilepsiemedikamente auf dem Markt. In den National Institutes of Health (NIH) in Bethesda, Maryland, wurden Nervenzellen von Ratten einem bei Schlaganfall freigesetzten Toxin ausgesetzt. Cannabidiol (CBD) reduzierte das Ausmaß der Schäden. Starke Antioxidantien wie Cannabidiol sind effektiver als die Vitamine C und E und neutralisieren freie Radikale, aber ohne das »High«-Gefühl, das bei Marihuanaprodukten auftritt, die als Freizeitdrogen oder zu anderen medizinischen Zwecken konsumiert werden. Cannabis wirkt in allen Formen antioxidativ, neuroprotektiv, immunmodulierend, analgetisch und entzündungshemmend.

Neben diesen wichtigen physiologischen Schutzmechanismen ist das Rauchen von Marihuana einfach ideal gegen die Schmerzen und das Unwohlsein bei Grippe. Mit oder ohne »High«-Gefühl bieten Cannabinoidmittel sichere Schmerzlinderung, während sie gleichzeitig heilen und schützen. Sie sollten in Krankenhäusern und zu Hause routinemäßig gegen die schlimmsten Grippesymptome eingesetzt werden.

Das gilt nicht nur für Erwachsene, sondern auch für Kinder. Dr. Ester Fride empfiehlt nachdrücklich die Anwendung von Cannabinoiden in der Pädiatrie. Sie merkt an, dass in der pädiatrischen Onkologie und in Fallstudien von Kindern mit schweren neurologischen Erkrankungen oder Gehirntraumata damit »exzellente klinische Ergebnisse« erzielt wurden. Laut Dr. Fride könnten Cannabismedikamente auch bei anderen Syndromen bei Kindern, einschließlich den bei Mukoviszidose auftretenden Schmerzen und Magen-Darm-Entzündungen, eingesetzt werden.

Stärkung des Immunsystems

—

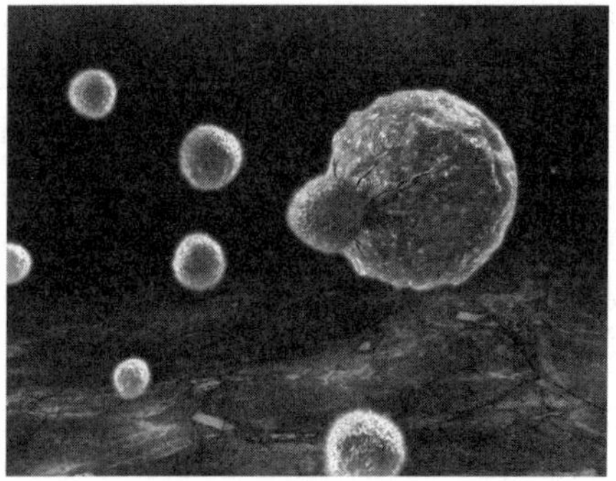

Ein weißes Blutkörperchen, auch T-Zelle genannt, weist an der Oberfläche einzigartige Strukturen auf, um spezielle Krankheitserreger zu erkennen.

»Im Großen und Ganzen erledigt das Immunsystem einen erstaunlichen Job, indem es uns vor krank machenden Mikroorganismen schützt. Aber manchmal versagt es: Ein Keim dringt erfolgreich ein und macht einen krank. Ist es möglich, in diesen Vorgang einzugreifen und das Immunsystem zu stärken? Wie wäre es mit der Ernährung? Nehmen Sie bestimmte Vitamine oder Kräuterpräparate ein? Verändern Sie Ihren Lebensstil, um so hoffentlich für eine so gut wie perfekte Immunantwort zu sorgen? Die Vorstellung, das Immunsystem anzukurbeln, ist verlockend, aber es auch wirklich zu schaffen, hat sich aus verschiedenen Gründen als schwierig erwiesen. Das Immunsystem ist genau das: ein System, kein einzelnes Gebilde. Und um gut zu funktionieren, muss innerhalb des Systems ein Gleichgewicht und Harmonie bestehen. Es gibt noch immer vieles, das Wissenschaft über die Feinheiten und Verflechtungen der Immunreaktion nicht weiß.« – *Harvard Health*

Die Art der Immuntherapie, die die Pharmakonzerne und Onkologen befürworten, kostet im Jahr 1 Million Dollar und mehr. Nivolumab kostet 28,78 US-Dollar pro Milligramm, Ipilimumab liegt bei 157,46 Dollar pro Milligramm. »Um diese Zahl ins rechte Verhältnis zu rücken: Das ist ungefähr der 4000-fache Goldpreis«, bemerkt Dr. Leonard Saltz vom Memorial Sloan Kettering Cancer Center in New York City. Für 1 Million Dollar riskiert man nicht nur, am Ende der Behandlung bankrott zu sein, sondern auch tot.

Ein Anzeichen dafür, wie stark die T-Zellen-Behandlungen sind, ist die Tatsache, dass die meisten Patienten unter dem »Zytokin-Freisetzungssyndrom« – einem Sturm aus Molekülen, die im Kampf der Zellen gegen Krebs gebildet werden – leiden. Das Syndrom hat bereits mindestens sieben Patienten das Leben gekostet.

Die natürliche allopathische Medizin bietet eine sichere und unendlich viel preiswertere Methode, um das Immunsystem zu stimulieren. Hilfreich ist zwar der ganze, umfassende Behandlungsplan (inklusive Jod, Selen, Magnesium und Natriumbicarbonat), bei den Maßnahmen für ein erstklassig funktionierendes Immunsystem stehen jedoch Wasserstoff und Infrarotlicht ganz oben.

Wasserstoff und das Immunsystem

Da oxidativer Stress dem Immunsystem schadet, ist Wasserstoff das perfekte Mittel, um dem Immunsystem zur alten Stärke zu verhelfen. Bei besonders hohem oxidativem Stress arbeitet das Immunsystem aufgrund der Schäden an den T-Zellen nicht richtig. Stattdessen teilen sich die T-Zellen und sterben ab, wodurch eine Infektion chronisch werden kann. Oxidativer Stress schränkt das Immunsystem ein. Da wir wissen, dass Mineralien wie Selen den optimalen antioxidativen Status unterstützen, der die beste Immunabwehr darstellt, können wir daraus schließen, dass dieser Prozess durch molekularen Wasserstoff und eine Kombination anderer Antioxidantien verstärkt wird.

Ein Forscherteam um Manfred Kopf, Professor am Institut für molekulare Biomedizin der ETH Zürich, untersuchte die Auswirkungen von oxidativem

Stress auf die Immunzellen. Die Wissenschaftler fanden heraus, dass T-Zellen aktiv werden und sich schnell vermehren, sobald ein Virus den Körper befällt. CD8+-T-Zellen, eine Unterklasse dieser Zellen, eliminieren das Virus, indem sie die befallenen Zellen abtöten. CD4+-T-Zellen koordinieren die Immunreaktion auf die unterschiedlichen Pathogene. Es kann bis zu einer Woche dauern, bis die T-Zellen sich vollständig geteilt und gesiegt haben.

Dr. Manfred Kopf und sein Team haben gezeigt, dass Antioxidantien wie Vitamin E in höheren Dosierungen den Stress der Immunzellen mindern. Als das ultimative Antioxidans entlastet Wasserstoff die Zellen des Immunsystems.

Die Forscher konnten die Immunzellen retten, indem sie eine hohe Vitamin-E-Dosis ins Tierfutter mischten. Diese Antioxidansmenge reichte aus, um die Membranen der T-Zellen vor Schäden zu bewahren, sodass sie sich multiplizieren und eine Virusinfektion erfolgreich abwehren konnten. »Wir konnten als Erste nachweisen, dass oxidativer Stress dazu führt, dass Immunzellen die gleiche Art von Tod erleiden wie Krebszellen«, so Dr. Kopf.

Erhöhung der Körperkerntemperatur

Eine weitere wertvolle und lebenswichtige Methode, die Reaktion des Immunsystems anzukurbeln, besteht darin, die Körpertemperatur mit der Infrarottherapie zu erhöhen. Für die meisten Menschen liegt die natürliche Betriebstemperatur bei 37 °C. Immunfunktion, Vitalität und Stoffwechsel nehmen mit sinkender Temperatur um etwa 50–70 Prozent ab – je nachdem, wie tief die Basaltemperatur des Körpers sinkt.

Ein Wärmemangel zeigt sich häufig in kalten Händen und Füßen, aber auch in Depressionen, Burnout, Abgeschlagenheit, Arthrose, Impotenz, Parkinson, MS, Demenz und vielen anderen chronischen Erkrankungen. Krebstumore wachsen schneller, wenn die Körpertemperatur niedrig ist. Eine niedrige Körpertemperatur lädt Krebs geradezu ein, weil das Immunsystem den Körper nicht mehr richtig von Krebszellen befreien kann.

Das National Cancer Institute berichtet: »Die Hyperthermie (auch Thermal- oder Thermotherapie genannt) ist eine Krebstherapie, bei der die Körpergewebe hohen Temperaturen ausgesetzt werden. Die Forschung hat gezeigt, dass hohe Temperaturen Krebszellen abtöten können, für gewöhnlich mit minimalen Schäden an normalem Gewebe. Viele Studien haben bei einer Kombination aus Hyperthermie und anderen Behandlungsmethoden eine signifikante Abnahme der Tumorgröße demonstriert.«

Und die American Cancer Society stellt fest: »Der Begriff Hyperthermie bezieht sich auf eine Wärmebehandlung – die sorgfältig überwachte Anwendung von Wärme zu medizinischen Zwecken. Wenn Körperzellen höheren als den normalen Temperaturen ausgesetzt sind, kommt es zu Veränderungen im Zellinneren. Diese Veränderungen können dazu führen, dass die Zellen leichter von einer Strahlen- oder Chemotherapie angegriffen werden. Sehr hohe Temperaturen können Krebszellen regelrecht abtöten.«

Wasserstoff und Bicarbonat bei Autismus

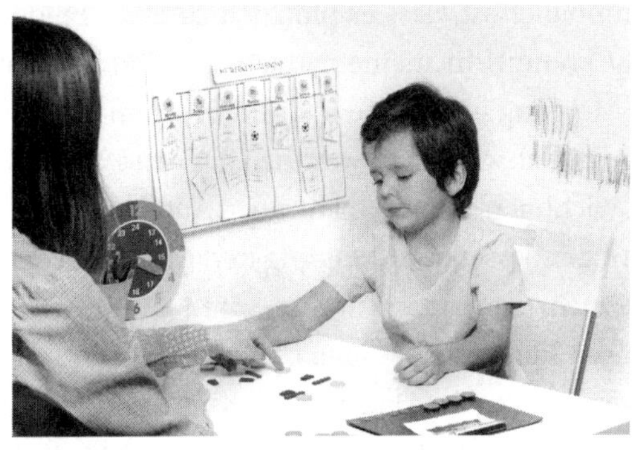

Laut einem aktuellen Bericht der Centers for Disease Control and Prevention (CDC) ist die Autismusrate auf dem höchsten jemals von dem Autism and Developmental Disabilities Monitoring (ADDM) Network gemessenen Stand. Dieses umfassende System erfasst die Verbreitung und Kennzeichen der Autismus-Spektrum-Störung (ASS) unter mehr als 300 000 8-jährigen Kindern. (Die Stichprobe umfasst etwa 8 Prozent aller 8-jährigen Kinder im Land.)

In der Studie, die auf Forschungsarbeiten von 2014 basiert, wird erneut New Jersey als Bundesstaat mit der höchsten Inzidenz genannt. Eines von 34 Kindern (3 Prozent) hat dort ASS, gekennzeichnet durch eine Reihe von Sozial-, Verhaltens- und Lernstörungen, die von kaum wahrnehmbar bis hin zu schwer belastend reichen. Landesweit stieg laut dieser Studie, die Autismus »ein dringliches Problem des Gesundheitswesens« nennt, die Verbreitung seit 2000 um 150 Prozent.

Die meisten Schulmediziner sind sich nicht sicher, was Autismus verursacht, weil sie über das pharmazeutische Paradigma hinaus wenig verstehen. Sie vermuten als Auslöser Umweltfaktoren oder andere Trigger, es könnten aber ebenso gut marsianische Strahlenkanonen auf unsere Kinder gerichtet sein. Deshalb gibt es für sie in all ihrer Unsicherheit und ihren Zweifeln kein Heilmittel für Autismus.

Die American Academy of Pediatrics (AAP) glaubt an Strahlenkanonen. Für sie »ist Autismus keine spezifische Erkrankung, sondern eine Ansammlung an Störungen in der Gehirnentwicklung mit starker genetischer Grundlage, obgleich die genaue Ursache nicht vollständig bekannt ist«.[107] Doch die meisten Ärzte wissen, dass es unmöglich ist, dass es plötzlich zu einer Epidemie einer genetischen Erkrankung kommt. In meinem Buch *The Terror of Pediatric Medicine* kann man meine Meinung über diese Institution schon am Titel erkennen.

Es ist gelinde gesagt abscheulich, was die CDC und die AAP über Autismus sagen oder, noch wichtiger, was sie nicht über Autismus sagen. Laut den CDC hat der Anstieg mit der besseren Erkennung und Meldung von Autismus zu tun, nicht mit dem vermehrten oxidativen Stress und damit, wie gefährliche Impfstoffe zur desaströsen Epidemie beitragen.

Sie sagen, dass der Anstieg der Diagnose bei Kindern nicht bedeutet, dass Autismus tatsächlich häufiger auftritt. Autismus ist aber viel zu häufig und wird seit Jahrzehnten immer schlimmer, viel schlimmer. Herzlose medizinische Institutionen verharmlosen jedoch diese Pandemie und das schreckliche Leid unzähliger Familien.

Viele Ursachen für Autismus sind bekannt, aber die CDC wollen der Wahrheit über ihre eigene Rolle dabei nicht ins Auge sehen. Das medizinische Establishment hat seine Verantwortung, junge Menschen vor Schaden zu schützen, aufgegeben und warnt die Eltern nicht vor den Gefahren von Quecksilber in der Umwelt. Alle wurden einer Gehirnwäsche unterzogen, damit sie bezüglich der CO_2-Emissionen geradezu hysterisch reagieren, obwohl das aus den Schornsteinen austretende Quecksilber in der Biosphäre viel mehr Schaden anrichtet.

Die CDC werden den Eltern autistischer Kinder niemals reinen Wein einschenken, weil sie fest hinter ihren vermeintlichen Ursachen für Autismus stehen. Sie tun ihr Möglichstes, um richtige und verlässliche Informationen abzustreiten, egal, wie viele Kinder von Impfstoffen geschädigt werden; sie behaupten, sie hätten eine ausgezeichnete Sicherheitsbilanz aufzuweisen. Impfstoffe gehören zu den vielen toxischen Substanzen, denen Kinder ausgesetzt sind.

> Laut der Environmental Protection Agency (EPA) muss eine Person über 100 Pfund wiegen, um die Menge an Quecksilber, die in Grippeschutzimpfungen enthalten ist, sicher zu verarbeiten. Und trotzdem wird diese Impfung für schwangere Frauen und Kleinkinder empfohlen.

Vertreter aller pädiatrischen Organisationen der Welt leugnen den Zusammenhang zwischen Impfstoffen und Autismus; tatsächlich haben sie anscheinend den Verstand verloren. Einige wagen zu behaupten, injiziertes Quecksilber sei für Kinder geeignet. *Pediatrics* berichtete in der Ausgabe vom September 2004, dass die Immunisierung von Kleinkindern mit Vakzinen, die den Konservierungsstoff Thimerosal (Thiomersal) enthalten, sogar mit einer Verbesserung in Verhalten und geistiger Leistungsfähigkeit in Zusammenhang gebracht werden kann.[108] Das ist gegen Kinder gerichteter medizinischer Terrorismus – wie sonst könnte man eine solche Haltung nennen?

Wenn man jedoch mit dem Finger auf Quecksilber und seine Rolle bei der Entstehung von Autismus-Spektrum-Störungen zeigt, sollte man nicht außer Acht lassen, dass es eine Vielzahl von Ursachen gibt, die Kinder schließlich so weit schwächen, dass die toxische Überlastung durch die Chemikalien in den Impfstoffen einfach zu viel wird.

Kohlekraftwerke schießen mit der Verbrennung von Kohle alljährlich 48 Tonnen Quecksilber in die Atmosphäre.

Allein in den USA belasten Krankenhäuser, die ihre Abfälle verbrennen, die Luft alljährlich mit 20 Tonnen Quecksilber, und möglicherweise gelangen Hunderte von Tonnen in die Umwelt, denn so viel Quecksilber (Hg) wird in Kliniken zur Reparatur von Blutdruckmessgeräten bestellt. Jede Kunststofffabrik stößt es aus, und jedes neue Auto ist voll von Quecksilberdämpfen. Darüber hinaus entweichen vielen Müttern aus dem Amalgam in den Zähnen Quecksilberdämpfe. An der Ätiopathogenese von Autismus oder Autismus-Spektrum-Störung (ASS) sind verschiedene Faktoren beteiligt, darunter gestörte Immunreaktionen, Neuroinflammation, abnorme Neurotransmission, oxidativer Stress, mitochondriale Dysfunktion, Umwelttoxine und Stressoren. Was wir bisher wissen:

- Oxidativer Stress spielt eine Rolle.
- Autisten haben höhere Konzentrationen von Markern für oxidativen Stress im Harn (ein Messwert für oxidativen Stress); je schwerer die autistische Störung, umso höher die Konzentration.
- Autisten weisen eine erhöhte Lipid-Peroxidation auf.
- Und sie haben niedrige Glutathionspiegel.

Laut der National Academy of Sciences (NAS) werden jedes Jahr 60 000 Kinder mit neurologischen Problemen geboren, die auf den pränatalen Kontakt mit Methyl-Quecksilber-Verbindungen aus fossilen Brennstoffen und industrieller Luftverschmutzung zurückgehen. Die Weltgesundheitsorganisation schätzt, dass alljährlich 3 Millionen Menschen an Luftverschmutzung sterben. Schadstoffe in der Luft führen zu einer Verengung der Arterien und verringern den Blutfluss und die Sauerstoffversorgung von Herz und Gehirn. Für die chemischen Schadstoffe in der Luft gibt es keine unbedenklichen Werte, sie schädigen den Menschen schon in sehr geringer Konzentration. Aktuelle Berichte schätzen, dass 95 Prozent der Weltbevölkerung Luftschadstoffen im gefährlichen Bereich ausgesetzt sind.

> *Autismus ist das Ergebnis des 50 Jahre andauernden Experiments, jedes Lebewesen mit einer Überdosis giftiger Substanzen, einschließlich Impfstoffen, zu überladen.*
>
> Dr. Gregory Ellis

Laut einer gänzlich neuartigen Studie kamen in der San Francisco Bay Kinder mit Autismus-Störungen mit einer um 50 Prozent höheren Wahrscheinlichkeit in Gegenden mit großen Mengen giftiger Luftschadstoffe, insbesondere Quecksilber, zur Welt. Die neuen Erkenntnisse, die die Forscher erstaunten, weisen darauf hin, dass der Kontakt der Mutter mit industriellen Luftschadstoffen (mehr oxidativem Stress) während der Schwangerschaft das Autismusrisiko des Ungeborenen erhöhen könnte.

Eine Studie stellte ein erhöhtes Autismusrisiko bei Kindern fest, deren Mütter im Jahr vor der Geburt ein weitverbreitetes Antidepressivum einnahmen. Medikamente wie Prozac, Zoloft, Celexa und Lexapro erhöhten das Autismusrisiko der Kinder, wenn die Mütter sie im Jahr vor der Geburt einnahmen. Auch hier sind die CDC mitschuldig, weil die Medien nie über die Auswirkung dieser Mittel auf die Kinder berichten. Das ist doch ganz ähnlich wie bei all den Massenmördern, die in den USA Amok laufen: Haben Sie jemals etwas darüber gelesen, welche Pharmazeutika diese Menschen einnehmen?

Vor vielen Jahren verfasste ich einen Artikel über die multiplen Ursachen von Autismus. In diesem Kapitel spreche ich einige davon an, möchte mich aber auf das konzentrieren, was allen zugrunde liegt: oxidativer Stress und Entzündungen. Toxizität ist überall um uns herum und wird immer ärger, aber die Ärzte sprechen nicht darüber, weil sie zu den größten Übeltätern gehören, die uns damit in Kontakt bringen.

In einer 2011 in der *New York Times* veröffentlichten Studie an Zwillingen hieß es, dass Umweltfaktoren, einschließlich der Bedingungen im Mutterleib, bei der Entstehung von Autismus mindestens genauso wichtig sein können wie die Gene. Eine mathematische Modellierung ergab, dass nur 38 Prozent der in der Studie untersuchten Fälle auf genetische Faktoren zurückzuführen waren. Umweltfaktoren waren hingegen bei 58 Prozent beteiligt.

> *Quecksilber greift in biologische Systeme ein, weil es eine Vorliebe für Sulfhydrylgruppen hat, die funktionale Bestandteile der meisten Enzyme und Hormone sind. Es bewirkt eine Veränderung der Zellstruktur und stört zugleich wichtige Elektronentransfer-Reaktionen, was dazu führt, dass die Zellen vom körpereigenen Immunabwehr- und -reparatursystem als fremd betrachtet werden.*
>
> Dr. Rashid Buttar

Greenpeace stellte in einer in Indien durchgeführten Studie fest, dass »zu den neurologischen Auswirkungen von Pestiziden Effekte auf Gedächtnisleistung, Konzentration, motorische Fähigkeiten, Urteilsvermögen und kritische Beurteilung gehören. Die Studie ergab eine deutliche Differenz zwischen einzelnen Kindergruppen mit statistisch kontinuierlichen Trends. Nach Kontrolle aller anderen Störvariablen ist der einzige signifikante Grund für die beunruhigenden Ergebnisse der Kontakt der Kinder mit Pestiziden. Das weist darauf hin, dass es einen Zusammenhang zwischen dem Entstehen von Autismus und Umwelteinflüssen geben könnte, insbesondere in Bezug auf den Kontakt mit Metallen«, so der Toxikologe Dr. Isaak Pessah. Er leitet das UC Davis Center for Children's Environmental Health and Disease Prevention. Dr. Pessah ist Wissenschaftler am Institut MIND (Medical Investigation of Neurodevelopmental Disorders), das über Autismus forscht.

Alle Ursachen erhöhen den oxidativen Stress

Chronische Entzündungen im autistischen Gehirn, die auf ein überaktives Immunsystem zurückgehen, sind Anzeichen einer Autoimmunität. Die Entzündungen weisen darauf hin, dass das Gehirn auf einen Prozess reagiert, der Gehirnzellen strapaziert oder schädigt und hohen oxidativen Stress beinhaltet.

Studien von Dr. Sandra Jill James, Dr. Woody R. McGinnis und anderen Medizinexperten lieferten Beweise dafür, dass autistische Kinder erhöhte Level von oxidativem Stress hatten. Sie fanden heraus, dass autistische Kinder zu wenig antioxidative Kapazität, um mit dem erhöhten oxidativen Stress im Körper fertig zu werden, und daher auch eine geringere Entgiftungskapazität hatten.

Dr. James von der University of Arkansas School of Medicine hat an 95 autistischen Kindern mit regressivem Autismus ein einzigartiges Stoffwechselprofil dokumentiert.[109] Regressiver Autismus kennzeichnet sich dadurch, dass sich die Kinder eine gewisse Zeit lang normal entwickeln, ehe sie zuvor erworbene sprachliche oder Verhaltensfähigkeiten wieder verlieren und bei ihnen Autismus diagnostiziert wird. Die James-Studie über das Stoffwechselprofil stellt bei autistischen Kindern – im Vergleich mit gesunden Kontrollkindern – ein ausgeprägtes Ungleichgewicht im Verhältnis zwischen aktivem und inaktivem Glutathion fest. Glutathion, ein starkes Antioxidans, ist das wertvollste Instrument des Körpers zur Entgiftung und Ausscheidung von Metallen, und seine Produktion ist auf eine gute Ernährung angewiesen.

Die James-Studie zeigte, dass Kinder mit regressivem Autismus durchweg höhere Level von oxidativem Stress haben als normale, gesunde Kinder. Personen mit reduzierter Glutathion-Antioxidans-Kapazität stehen unter chronischem oxidativem Stress und reagieren empfindlicher auf toxische Substanzen, die hauptsächlich für oxidative Schäden verantwortlich sind, einschließlich Quecksilber.

In drei unabhängigen Fallkontrollstudien fand Dr. James heraus, dass die Plasmaspiegel von Stoffwechselprodukten, die für Entgiftung und antioxidative Wirkung wichtig sind, bei autistischen Kindern deutlich niedriger sind als bei gleichaltrigen Kontrollgruppen. Die sinkende antioxidative/entgiftende Kapazität wurde mit oxidativen DNA-Schäden und mitochondrieller Dysfunktion in Immunzellen assoziiert. In jüngerer Zeit haben Dr. James und ihr Team Gehirngewebe von Menschen mit Autismus untersucht. Sie stellten im Vergleich zu nicht betroffenen Gehirnen ebenfalls Defizite in der antioxidativen Kapazität und Hinweise auf Entzündungen und mitochondriale Dysfunktion im Gehirn fest.

Dass sich Quecksilber (Hg) so zerstörerisch auswirkt, liegt hauptsächlich an der Erzeugung von oxidativem Stress, dem Abbau von Glutathion und der Bindung an Sulfhydrylgruppen auf Proteinen. Wenn der Glutathionspiegel sinkt, steigt der oxidative Stress.[110]

Antioxidative Abwehrkapazität

Dr. Ahmad Ghanizadeh schreibt: »Zwischen oxidativem Stress und antioxidativer Abwehrkapazität sollte ein Gleichgewicht bestehen. Oxidativer Stress spielt bei Autismus eine kausative Rolle. Der oxidative Stress ist bei Autismus erhöht, während die Methylierungskapazität beeinträchtigt ist. Das Defizit in antioxidativer und Methylierungskapazität ist ein spezieller Befund bei Autismus. Glutathion (GSH) ist für die Minderung des oxidativen Stresses zuständig. Der wichtigste intrazelluläre Redox(Reduktion/Oxidation)-Puffer ist GSH. Die Enzyme von Superoxiddismutase (SOD), Katalase und Glutathionperoxidase (GSH-Px) sind an der Eliminierung reaktiver Sauerstoffspezies (ROS) beteiligt. Der SOD- und der GSH-Px-Spiegel sind bei Autismus erhöht. Der erhöhte ROS-Spiegel kann einige Biomoleküle wie zum Beispiel Membranlipide oxidieren.

Eine neue Studie von Forschern an der University of California, Davis, fand heraus, dass Kinder mit Autismus sehr viel wahrscheinlicher Defizite in der Produktion der zellulären Energie aufweisen als andere Kinder. Laut dieser im *Journal of the American Medical Association* (JAMA) publizierten Studie könnten kumulative Schäden und oxidativer Stress in den Mitochondrien, den Energieproduzenten der Zellen, sowohl die Entstehung als auch die Schwere von Autismus beeinflussen. Dies deutet auf einen engen Zusammenhang zwischen Autismus und mitochondrialen Defekten hin.[111]

Wasserstoff-Medizin für Autisten mit hohem oxidativem Stresslevel

Die gestörte Antioxidantienproduktion liefert eine Erklärung für viele unterschiedliche Kennzeichen autistischer Störungen. Molekularer Wasserstoff ist das perfekte Mittel gegen oxidativen Stress. Das Inhalieren von Wasserstoffgas kann die loderndsten oxidativen Brände und Entzündungen löschen. Molekularer Wasserstoff wirkt antioxidativ, entzündungshemmend und neuroprotektiv.[112] Bei einer Wasserstoffzufuhr steigt der Level des antioxidativen Enzyms Superoxiddismutase (SOD).[113] Eine wasserstoffreiche Kochsalzlösung schützt vor Amyloid-beta-induzierter Neuroinflammation und oxidativem Stress, wodurch sich in Tierstudien Gedächtnisstörungen besserten.[114]

Mit ROS verbundener oxidativer Stress liegt der Zunahme entzündungsfördernder Moleküle und mitochondrialer DNA-Schäden zugrunde, die bei Krankheiten wie Krebs, Herz-Kreislauf-Erkrankungen, Arthritis und neurodegenerativen Erkrankungen sowie bei der Alterung auftreten. Ein höherer Wasserstoffspiegel schützt die DNA vor oxidativen Schäden, indem die durch ROS verursachten Einzelstrangbrüche der DNA unterdrückt und oxidative Schäden an RNA und Proteinen verhindert werden.

Die Wirkung von Wasserstoff gegen oxidativen Stress erfolgt durch die direkte Beseitigung von Hydroxylradikalen und Peroxynitrit. Nachfolgende Studien wiesen darauf hin, dass Wasserstoff das Nrf2-Keap1-System aktiviert. Akuter oxidativer Stress aufgrund von Ischämie-Reperfusion oder Entzündungen führt zu schweren Gewebeschäden. Anhaltender oxidativer Stress verursacht viele häufige Erkrankungen, einschließlich Krebs. Wasserstoff reduziert selektiv das Hydroxylradikal, die zytotoxischste aller ROS, und schützt die Zellen effektiv. Er reagiert jedoch nicht mit ROS mit einer physiologischen Funktion.

Das Inhalieren von H_2-Gas hemmte die Gehirnschädigung deutlich, indem die Auswirkungen von oxidativem Stress abgepuffert wurden. Somit kann Wasserstoff als effektive antioxidative Therapie eingesetzt werden. Weil er rasch durch die Membranen diffundiert, kann er zytotoxische ROS erreichen und mit ihnen reagieren und so vor oxidativen Schäden schützen.[115]

Natriumbicarbonat als Rettung

Chronische Entzündungen im Gehirn von Autisten resultieren aus einem überaktiven Immunsystem und sind ein Zeichen für Autoimmunität. Die Entzündungen deuten darauf hin, dass das Gehirn auf einen Prozess reagiert, der Gehirnzellen strapaziert oder beschädigt und an dem möglicherweise Sauerstoffradikale beteiligt sind.

Eine aktuelle Studie hat Hinweise darauf geliefert, dass Entzündungen, die zu Autoimmunerkrankungen führen, gemildert werden könnten. Die Studie, die im April 2018 im von Experten geprüften *Journal of Immunology* veröffentlicht wurde, untermauert die Hypothese, dass Natriumbicarbonat medizinisch wirksam ist und ein einfaches Heilmittel gegen Autoimmunerkrankungen darstellen kann. Die Studie trägt den Titel »Oral $NaHCO_3$ activates a splenic anti-inflammatory pathway: evidence that cholinergic signals are transmitted via mesothelial cells«. $NaHCO_3$ ist die chemische Formel für Natriumhydrogenbicarbonat, auch unter dem Trivialnamen Backsoda oder Natron bekannt. *Splenic* bezieht sich auf die Milz, *cholinergic* auf Cholin, eine wichtige Komponente des Neurotransmitters Acetylcholin, der sich in Nervenfasern – dünnen, plattenförmigen Zellen, die die Wände von flüssigkeitshaltigen Hohlräumen im Körper auskleiden – befindet.

Die Studie wurde am Medical College of Georgia an der Augusta University durchgeführt und von den National Institutes of Health finanziert. Das Fazit der Forscher: Die Daten weisen darauf hin, dass oral verabreichtes $NaHCO_3$ einen entzündungshemmenden Signalweg in der Milz aktiviert, und liefern Beweise dafür, dass die Signale, die diese Reaktion vermitteln, über eine neuartige neuronenähnliche Funktion von Mesothelzellen an die Milz übertragen werden.

Die Forscher entdeckten damit die Rolle, die die Milz bei der Linderung von Entzündungen spielt und die über das Anheben eines sauren pH-Werts auf einen höheren, alkalischen Wert hinausgeht – diese Eigenschaft von Natron erkennt sogar die Schulmedizin an.

Jod als Rettung

Die Forschung ergab einen beunruhigenden Zusammenhang zwischen der Schilddrüsenfunktion einer Mutter und dem Autismusrisiko ihres Kindes. In einer Studie wurde festgestellt, dass »bei Müttern mit sehr niedrigen Schilddrüsenhormonwerten in der Frühschwangerschaft die Wahrscheinlichkeit, ein Kind mit Autismus zu bekommen, um das Vierfache erhöht war. Solch eine starke Assoziation ist sehr selten zu beobachten.«

»Meines Erachtens haben wir erstmals die Gelegenheit, eine Erklärung für das Problem zu finden, aber was am wichtigsten ist: Wir haben eine Möglichkeit, es zu verhindern«, sagte der Studienleiter Dr. Gustavo Roman. In Zusammenarbeit mit dem Houston Methodist Neurological Institute und niederländischen

Wissenschaftlern untersuchte Dr. Roman in den Niederlanden Tausende von Schwangeren und fand heraus, dass ein Joddefizit in der Ernährung die Gehirnentwicklung des Fötus beeinträchtigte.

Die an der Studie beteiligten Forscher glauben, dass einer von sieben Amerikanern einen Jodmangel aufweist. Dr. David Brownstein hat in der Region Detroit 5000 Patienten getestet und sogar bei über 90 Prozent einen Mangel festgestellt.

Ursachen von Autismus

In seinem Labor an der University of Kentucky zeigte Dr. Boyd Haley auf, wie selbst relativ harmlose Substanzen wie Tylenol und endokrine Hormone wie Testosteron die Toxizität von Quecksilber erhöhen. Das erklärt zumindest teilweise, warum mehr Jungen als Mädchen Autismus bekommen. An Tylenol ist nichts harmlos, ebenso wenig an Antibiotika.

Laut Medizinwissenschaftlern von der Arizona State University blockiert bei Ratten Antibiotikakonsum aufgrund der dadurch veränderten Darmflora die Quecksilberausscheidung fast vollständig. Bei Kindern mit Autismus kann ein hoher oraler Konsum an Antibiotika demnach ihre Fähigkeit, Quecksilber auszuscheiden, einschränken. Ein vermehrter Konsum von Antibiotika in der Kindheit kann auch zum Teil die hohe Inzidenz chronischer Magen-Darm-Probleme unter Autisten erklären.[116]

In schweren Fällen von Autismus ist es auffällig, wie sehr die Symptome einer Quecksilbervergiftung ähneln. »Tausende von Eltern haben, nachdem ihr Kind mit einem Thimerosal (Thiomersal) enthaltenden Vakzin geimpft wurde, eine Regression hinsichtlich dessen Fähigkeiten festgestellt«, sagt Joe Pike, Präsident der National Autism Association. »Viele dieser Kinder erholen sich jedoch rasch, wenn biomedizinische Maßnahmen gegen die Quecksilbervergiftung eingeleitet werden.«[117] Dr. Sidney Baker, Verfasser von sechs medizinischen Fachbüchern, behandelt jedes Jahr Hunderte autistischer Patienten aus den ganzen USA. Er vermutet, dass etwa die Hälfte seiner kindlichen Patienten vom Thimerosal (Thiomersal) in Impfstoffen geschädigt wurden.[118]

Die Behauptung, Quecksilber sei aus den meisten Vakzinen für Kinder verbannt worden, ist eine grobe Verfälschung der Wahrheit. Der Grippeimpfstoff enthält Quecksilber, und die Zahl der mit diesem Vakzin geimpften Kinder ist seit 2004 drastisch gestiegen.

Dr. David Ayoub

Die Aufdeckung der Ursachen von Autismus kann sehr bedrohlich sein, weil die Ärzte sich keiner Schuld bewusst sind und keine Verantwortung übernehmen wollen. Die Mauern der Verleugnung können ziemlich dick sein, und am erstaunlichsten ist eine Denkweise, die sich nicht mit der Tatsache auseinandersetzt, dass chemische Gifte in erster Linie Kinder vergiften.

Es ist unumstritten, dass unsere Kinder heute in einem sehr hohen Maß widerwärtigen Chemikalien ausgesetzt sind. Es schlägt von allen Seiten auf sie ein, und bei vielen beginnt die Vergiftung bereits vor der Geburt. Der medizinisch-industrielle Komplex verheimlicht diese ständig präsenten Gefahren Tausender von Chemikalien, weil er giftige Chemikalien in Form von Medikamenten einsetzt.

Autismus und Geburt

Viele Faktoren in Schwangerschaft und Geburt müssen in der Autismusgleichung berücksichtigt werden – etwa, dass es einen Zusammenhang zwischen autistischen Störungen und einem künstlich hergestellten Hormon (Pitocin) gibt, das schwangeren Frauen verabreicht wird, um die Wehen einzuleiten oder anzukurbeln.[119]

Der überwiegende Anteil aller vorliegenden Beweise deutet auf die große Rolle mehrerer biologischer Faktoren hin, die über einen oder mehrere Mechanismen bei der Entstehung des autistischen Syndroms mitwirken.

Dr. Donald J. Cohen und Fred Volkmar

Nabelschnüre werden meist abgeklemmt oder durchtrennt,[120] bevor das gesamte Blut aus der Plazenta zum Baby fließen kann. Das bedeutet, dass das Blutvolumen des Neugeborenen zunächst um bis zu 40 Prozent sinkt.[121] Die Geburt bedeutet für die Neugeborenen immer einen Schock. Sie brauchen Zeit, um sich an Licht, Geräusche, den simplen Akt des Atmens zu gewöhnen. Aber ihnen wird nicht die Zeit gegeben, die sie bräuchten. Sobald sie geboren sind, bekommen sie Antibiotikatropfen oder -salbe in die Augen sowie eine Vitamin-K-Impfung. Das Problem: Der Impfstoff enthält schädliche Chemikalien wie Benzylalkohol, Phenol (Karbolsäure), Propylenglykol (Frostschutzmittel), Essigsäure und Salzsäure.[122]

> *Schon ein um 2 Minuten verzögertes Abklemmen der Nabelschnur kann die Eisenreserven eines Babys erhöhen und es für Monate vor einer Anämie schützen.*[123]
>
> University of California, Davis

Vor über 200 Jahren schrieb Erasmus Darwin (Charles Darwins Großvater) über das vorzeitige Abklemmen der Nabelschnur: »Sehr schädlich für das Kind ist das zu frühe Abklemmen und Durchtrennen der Nabelschnur; damit sollte immer gewartet werden, bis das Kind nicht nur mehrmals geatmet hat, sondern auch, bis das Pulsieren in der Schnur vollständig aufgehört hat. Andernfalls ist das Kind schwächer, als es sein sollte, und in der Plazenta bleibt ein Teil des Blutes zurück, der eigentlich im Kind sein müsste.«

Ein paar Stunden später wird dann der Hepatitis-B-Impfstoff mit Aluminiumhydroxid, Thiomersal (in einigen Ländern) und modifiziertem genetischem Material verabreicht – da kann man sich doch nur wundern, wie Kinderärzte denken. In der Ausgabe vom September 2004 der Fachzeitschrift *Neurology* veröffentlichte eine Harvard-Gruppe ihre Erkenntnisse, die unsere schlimmsten Befürchtungen über den rekombinanten Hepatitis-B-Impfstoff und seine Rolle beim Anstieg des Multiple-Sklerose-Risikos bestätigt. Die Forscher schätzen, dass er das Risiko mehr als verdreifacht. Das ist bezüglich der vielfältigen

Ursachen von Autismus von großer Bedeutung, weil dieser Impfstoff, wie Dr. Blaylock vermutete, im Immunsystem des Gehirns Probleme hervorruft, die zu schweren Autoimmunerkrankungen führen. Laut Blaylock sind Autismus-Spektrum-Störungen Autoimmunerkrankungen.

Dr. Viera Scheibner zeichnete die Atmung von Babys mit computergestützten Cotwatch-Monitoren zur Atmungsüberwachung auf und stellte fest, dass viele kurz nach der Impfung ihre Atemmuster änderten. Innerhalb einer Stunde nahm die Atemfrequenz zu, was auf den Computerausdrucken klar zu erkennen war. Neugeborene und Kleinkinder werden immer aggressiveren Maßnahmen unterzogen, und sie können sich nicht dagegen wehren. Die Folgen sind freilich katastrophal. Obwohl es viele Umweltfaktoren gibt, geben die CDC und andere medizinische Organisationen nicht zu, dass Autismus in erster Linie eine iatrogene Erkrankung ist, also durch ärztliche Einwirkung entsteht. Er wird hauptsächlich von Geburtshelfern, Kinderärzten und Krankenschwestern, die giftige Chemikalien in die Babys spritzen, und sogar von Zahnärzten verursacht, die Mütter mit dem giftigen Amalgam in Zahnfüllungen belasten.

Andere Behandlungsmöglichkeiten

J. Miller zitiert Forschungsergebnisse, wonach sich eine leichte Erhöhung der Körperkerntemperatur positiv auf das Verhalten autistischer Kinder auswirkt. Langwellige Infrarotstrahlung verbessert die Durchblutung. Laut Miller weisen autistische Kinder in bestimmten Gehirnregionen eine verminderte Durchblutung auf, das heißt, dass Nährstoffe und Sauerstoff nicht dorthin gelangen, wohin sie sollten. Wenn man jede Nacht auf einer BioMat schläft, erhöht sich die Körperkerntemperatur, verbessert sich die Durchblutung, können die Zellen besser entgiften, und Nährstoffe gelangen leichter in die Zellen.

Auch über die Anwendung von Tonerde, Magnesium, Schwefel und Selen bei neurologisch beeinträchtigten Patienten habe ich bereits berichtet. Dr. Ellen Grant sagt, dass nahezu alle autistischen Kinder, die bei Biolab getestet wurden, Zink-, Kupfer-, Superoxiddismutase- und Magnesiummängel aufwiesen. Wir wissen, dass

Quecksilber essenzielle Elemente wie Magnesium, Zink und Kupfer aus den Zellen verdrängt und Störungen in den Enzymsystemen verursacht. Eine Doppelblind-Verabreichung von täglich 200 Milligramm elementarem Magnesium an 25 Kinder führte über einen Zeitraum von 6 Monaten zu einem messbaren Rückgang der Hyperaktivität.

Fazit

> *Die Toxizität akkumuliert im Lauf der Zeit, unabhängig, ob es sich um eine ernährungsbedingte, emotionale, physische, quecksilberinduzierte oder umweltbedingte Toxizität handelt. Diese Toxine erschöpfen die Atmungsenzyme, sodass die Zellen nicht mehr in der Lage sind, Sauerstoff zu verwerten.*
>
> Dr. Michael Galitzer

Quecksilber verdeutlicht am besten den chemischen Wahnsinn, der die Industrie, die Medizin und die Zahnmedizin überkommen hat, denn es ist eines der am besten erforschten Umweltgifte. Und es ist auch das giftigste nicht radioaktive Element, das, wie Strahlung auch, schon in kleinsten Mengen giftig ist. Irrwitzige Kinderärzte injizieren es, und Zahnärzte montieren es in den Mundraum. Die Industrie produziert es tonnenweise und bläst es in die Atmosphäre.

Todesfälle in den USA in 10 Jahren (2004-2014)	
durch Masern	durch Maserimpfung
0	180

Kein Wissenschaftler, kein Immunologe, kein Spezialist für Infektionskrankheiten und kein Arzt war jemals in der Lage, eine wissenschaftliche Begründung für

Masernimpfungen zu liefern. In einem aktuellen Urteil haben Richter des deutschen Bundesgerichtshofs (BGH) bestätigt, dass es das Masernvirus nicht gibt. Darüber hinaus gibt es keine einzige medizinische Studie, die die Existenz des Virus in der wissenschaftlichen Literatur bestätigt hätte.

Wie das National Vaccine Injury Compensation Program *(vaccine court)* beweist, leiden viele Geimpfte an leichten, schweren und chronischen Autoimmunkrankheiten, manche erleiden Lähmungen, Autismus und Tod. In einem Artikel in der *NY Times* über Grippevakzine hieß es vor ein paar Jahren: »Sobald die Schweinegrippeimpfungen beginnen, werden einige geimpfte Menschen an Herzinfarkten oder Schlaganfällen sterben, einige Kinder werden Krampfanfälle bekommen, und einige Schwangere werden Fehlgeburten haben.«

Die am heftigsten umstrittene und kontroverseste Theorie besagt, dass das Quecksilber in Vakzinen für Kinder einer der Hauptfaktoren für die Entstehung von Autismus sein könnte. Heute gilt Aluminium als gleichwertiger Auslöser. Wir sehen also, dass viele Schuldige zusammenkommen, die ich aber nicht alle in diesem Buch erwähne.

Weitere Studien zu Wasserstoff

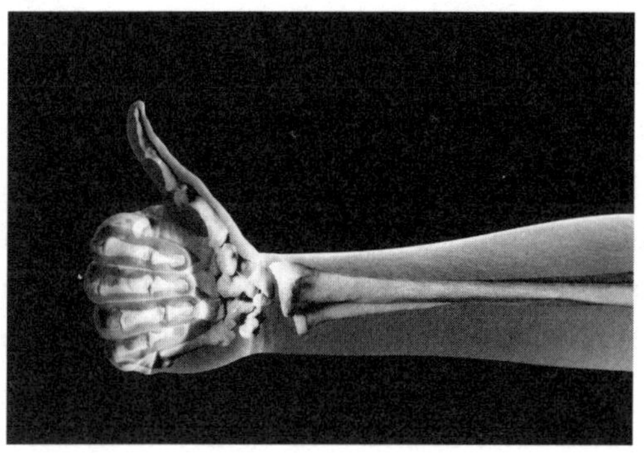

Zwanzig Patienten mit rheumatoider Arthritis (RA) tranken 4 Wochen lang täglich 530 Milliliter Wasser mit 4–5 ppm molekularem Wasserstoff (H_2-reiches Wasser), und nach einer 4-wöchigen Auswaschphase tranken sie weitere 4 Wochen lang Wasser mit hohem H_2-Gehalt. Die fünf Patienten mit RA im Frühstadium (Dauer unter 12 Monaten), die keine Antikörper gegen zyklische citrullinierte Peptide (ACPAs) aufwiesen, konnten eine Remission erwirken, und vier von ihnen waren am Ende der Studie symptomfrei. Diese Resultate legen die Vermutung nahe, dass der Hydroxylradikalfänger H_2 bei Patienten mit dieser Erkrankung den oxidativen Stress effektiv reduziert. Mit H_2-reichem Wasser konnten die RA-Symptome deutlich gelindert werden.[124]

Bei Patienten mit chronischer Hepatitis B (CHB), deren Leberfunktion deutlich eingeschränkt ist, ist oxidativer Stress evident. Nach der Behandlung mit wasserstoffreichem Wasser (zweimal täglich 1200–1800 Milliliter) war die Leberfunktion deutlich verbessert.

Oxidativer Stress in Verbindung mit Glucoseabbauprodukten wie Methylglyoxal steht bei Patienten, die mit Peritonealdialyse (Bauchfelldialyse) behandelt werden, in Zusammenhang mit einer Verschlechterung der Peritonealfunktion. Von sechs regulären Peritoneal-Dialysepatienten wurden während des Peritoneal-Balancetests mit Standard-Dialysat und wasserstoffangereichertem Dialysat Abwasser- und Blutproben gewonnen. Der durchschnittliche Anteil an reduziertem Albumin im Abfluss war im wasserstoffangereicherten Dialysat deutlich höher als im Standard-Dialysat. Ähnlich war das Serum-f(HMA) nach Verabreichung von wasserstoffreichem Dialysat stärker erhöht als nach dem Standard-Dialysat. Die transperitoneale Verabreichung von H_2 reduziert peritonealen und systemischen oxidativen Stress.[125]

Chronische Entzündungen bei Hämodialysepatienten indizieren eine schlechte Prognose, und die therapeutischen Möglichkeiten sind begrenzt. Die Veränderungen der Dialyseparameter zeigten eine deutliche Abnahme in den Plasmaspiegeln des monozytären chemoattraktiven Proteins 1 ($P < 0{,}01$) und der Myelinperoxidase ($P < 0{,}05$), selbst bei niedrigen Wasserstoffwasser-Konzentrationen. Die Zugabe von molekularem Wasserstoff in Hämodialyselösungen reduzierte die Entzündungsreaktionen und verbesserte die Blutdruckkontrolle. Wasserstoff bietet eine neue Behandlungsoption für die Urämiekontrolle.[126]

Dehydration und Wasserstoff

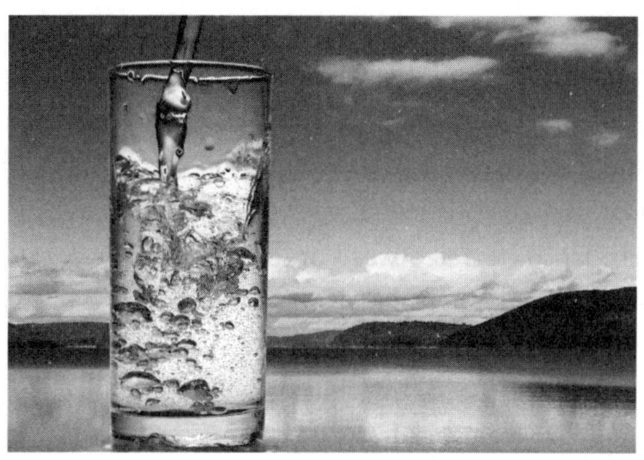

Flüssigkeitsmangel ist eine der am häufigsten übersehenen Krankheitsursachen. Wenn wir an Hydration denken, denken wir an Wasser. Sauerstoff und Wasser sind fast überall verfügbar, aber Wasserstoff ist in der Natur nicht frei verfügbar, sondern fast immer an andere Elemente »gebunden«. Wenn der Körper nach Wasser verlangt, verlangt er nach Wasserstoff, der an Sauerstoff gebunden ist. Die meisten Krankheitssymptome und das Altern stehen in der einen oder anderen Art mit einem Wasserstoffdefizit in Zusammenhang, das zu oxidativem Stress und Dehydration führt. Wasserstoff hydriert den Körper, indem er die schlimmsten freien Radikale in Wasser verwandelt.

Unser Körper kann normalerweise aus Nahrung (Kohlenwasserstoffe) und/oder Wasser den erforderlichen Wasserstoff ziehen. Aber aufgrund von Stress, Umweltgiften, Schwermetallen, Strahlung, pharmazeutischen Medikamenten, eingeschränkter Verdauung durch zu wenig Magensäure oder einer gestörten

Darmflora durch Antibiotika und Junkfood büßt der Körper teilweise diese Fähigkeit ein.

Wenn wir die tägliche Wasserstoffzufuhr erhöhen, können wir viele Symptome lindern, unseren Energielevel erhöhen und unser Leben verlängern – und das bei besserer Gesundheit. Dazu muss niemand mehr ausschließlich rohe Nahrungsmittel zu sich nehmen, denn heute können wir uns mehr Wasserstoff als jemals zuvor zuführen, einfach indem wir unser Wasser mit Wasserstoff anreichern und ihn mittels eines Inhalators einatmen.

Die meisten Kunstfehler in der pädiatrischen Notfallmedizin sind auf eine unzureichende Beurteilung und Behandlung von Dehydrierungen zurückzuführen. Ohne Essen sterben die meisten Menschen innerhalb eines Monats, ohne Wasser sind wir in weniger als 10 Tagen tot. Unser Körper besteht zu über 70 Prozent, unser Blut zu 90 Prozent und unser Gehirn zu 85 Prozent aus Wasser. Das Problem ist, dass uns etwas vorgegaukelt wird: Wenn du Durst hast, trink eine Limonade oder den neuesten »Energydrink« (der übrigens voller Zucker ist). Wir trinken Kaffee und Limonade, Bier und pasteurisierte Milch und alles Mögliche sonst, aber die meisten von uns vergessen, ausreichend Wasser zu trinken.

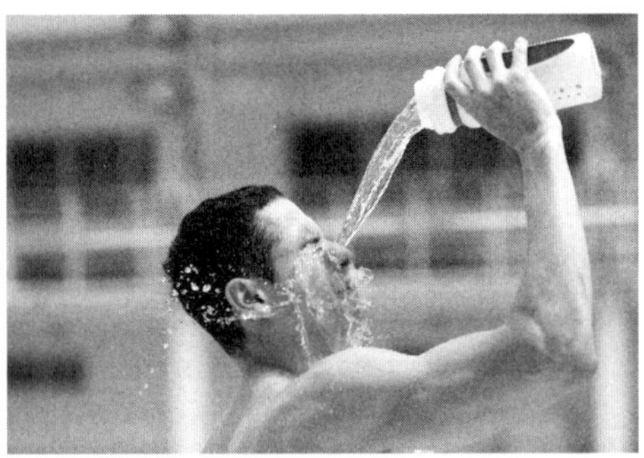

Statistiken zeigen, dass sich 90 Prozent von uns in einem permanenten Zustand der Dehydrierung befinden. Ein Hinweis, der darauf hindeutet, dass man dehydriert ist, ist die Farbe des Urins: Wenn er ständig dunkel ist, ist man sehr wahrscheinlich dehydriert. Die leichteste Art und Weise, die Gesundheit zu verbessern, besteht darin, mehr alkalisches Wasser – Wasser mit einem hohen Mineralstoffanteil – zu trinken.

Die meisten von uns trinken nicht genügend Wasser, um wirklich gut hydriert zu sein, und das führt zu allen möglichen gesundheitlichen Problemen. Jeden Tag verliert der Körper durch Haut, Lunge, Darm und Nieren bis zu 3 Liter. In diesem Prozess spielt Wasser eine wichtige Rolle in der Ausscheidung toxischer Substanzen.

Dieses Wasser muss ersetzt werden. Wenn der Körper Glucose zur Energiegewinnung verbrennt, entsteht dabei täglich etwa ein Drittelliter Wasser als Nebenprodukt. Höhere Mengen sind in der Nahrung, in Obst und Gemüse enthalten. Zusätzlich sollten wir täglich mindestens 1 Liter oder idealerweise 1,5–2 Liter Wasser trinken. Und wer intensiv Sport betreibt, braucht wahrscheinlich noch mehr.

Wasser erfüllt im Körper fünf lebenswichtige Funktionen: Es schmiert und kühlt, es transportiert Dinge durch den Körper, und es dient als Lösungs- und Dispergiermittel. Viel Wasser zu trinken – das natürlich keine Kalorien enthalten darf – ist also eine der besten Methoden, um abzunehmen.

Der Anfang schwerer Erkrankungen

Ein Verlust von 2 Prozent des Wassers rund um die Körperzellen führt zu einem 20-prozentigen Rückgang der Kraft und Energie. Wird die Energie so beeinträchtigt, ist die Funktionsfähigkeit des Körpers in jeder Hinsicht eingeschränkt. Wenn wir voller Energie sein und schwere Krankheiten verhindern wollen, muss unser Körper ausreichend hydriert sein. Dehydrierung bringt die Zellen in einen Zustand geringer Energie (Spannung). Lässt der Stoffwechsel nach, sinkt die Temperatur in den Zellen und Geweben.

Wird das Blut konzentriert und sauer, kommt es im arteriellen System zu Austrocknung, Abrieb und Rissen. L-Laktatazidose entsteht durch schlechte Gewebeperfusion aufgrund von Dehydration oder Endotoxämie mit anschließender anaerober Glykolyse und verminderter hepatischer Ausscheidung von L-Laktat. Fängt der Körper an, mehr Cholesterin zu bilden, tut er das aus gutem Grund (was die Schulmedizin gern übersieht): Es ist eine Reaktion auf chronische Dehydrierung. So versucht der Körper, diese Abriebe und Risse im arteriellen System zu reparieren. Cholesterin kann Leben retten, weil es als eine Art Wundverband fungiert, ein vom Körper entworfener wasserdichter Verband.[127]

Chronische Schmerzen, die nicht mit Verletzungen oder Infektionen zu erklären sind, sollten als Signale verstanden werden, die auf chronischen Wassermangel im Bereich der Schmerzen hinweisen. Diese Schmerzsignale sollten zunächst in Betracht gezogen und erst als primäre Hinweise auf Dehydrierung ausgeschlossen werden, ehe dem Patienten andere komplizierte Verfahren aufgezwungen werden. Der Körper drückt Dehydration durch Schmerzen aus, die dort auftreten, wo der Flüssigkeitsmangel am gravierendsten ist. Tests ergeben regelmäßig, dass chronische Schmerzpatienten unter chronischer Dehydrierung leiden.[128] Viele chronische Schmerzpatienten haben zudem einen niedrigen pH-Wert im venösen Blutplasma.[129] Ein niedriger pH-Wert im venösen Plasma zeigt sich typischerweise in dunklem, saurem Blut aufgrund des geringen Sauerstoffgehalts. Eine unbeabsichtigte chronische Dehydration ist der Ursprung der meisten Schmerzen und degenerativen Krankheiten im menschlichen Körper. Ein trockener Mund ist kein Zeichen einer Dehydration, und zu warten, bis man durstig ist, ist falsch. Durst gilt es zu vermeiden. Wenn der Körper kein Wasser bekommt und Sie Schmerzen haben, deuten diese auf eine Dehydrierung hin. Schmerzen sind ein verzweifelter Schrei nach Wasser. Wenn Sie Sodbrennen haben, teilt Ihnen Ihr Körper mit, dass in Ihrem Magen-Darm-Trakt Wassermangel herrscht. Vermutlich haben Sie etwas Schweres gegessen und zu wenig dazu getrunken, um die Nahrung zu verflüssigen und aufzuspalten, damit sie absorbiert werden kann, und eben das verursacht die Schmerzen.

In Tierstudien schwankte der pH-Wert im Blut aufgrund von Wassermangel nicht deutlich, aber die Atemfrequenz war signifikant erhöht, während der CO_2-Partialdruck im Blut, das Gesamt-CO_2 und der Bicarbonatspiegel erheblich verringert waren. Die Herausforderung in puncto Dehydrierung besteht in einer milden respiratorischen Alkalose, die durch eine verringerte CO_2-Blutkonzentration hervorgerufen wird, die durch eine erhöhte Atemfrequenz entstehen kann.[130]

Alle Körperfunktionen sind auf Wasser angewiesen. Ein gut hydrierter Körper ermöglicht es, diese Funktionen schnell und effizient durchzuführen. Zu einer Dehydrierung kommt es, wenn ein Mensch mehr Flüssigkeit verliert, als er zu sich nimmt. Bei Fieber, Durchfall, Erbrechen und Schwitzen verliert der Körper viel Flüssigkeit.

Bei Babys und Kleinkindern kommt es sehr schnell zu Dehydrierung, weil sie weniger Flüssigkeit einlagern. Das Dehydrationsrisiko von Kindern ist höher als das von Erwachsenen, und dieser Prozess kann schnell einsetzen. Die Rehydrierung ist entscheidend, um die Flüssigkeiten zu ersetzen und die normale Funktionsfähigkeit des Körpers wiederherzustellen. Bei Kindern kann eine Dehydrierung eine schwere Erkrankung bedeuten, die unbehandelt schlimme Folgen haben kann. Da Kinder sich darüber häufig nicht bewusst sind oder es uns nicht sagen, wenn sie dehydriert sind, ist es an den Eltern, sich darum zu kümmern. Wasser ist einer der wichtigsten Nährstoffe für Kinder. Wenn man aber Ernährungsempfehlungen für Kinder liest, stellt man fest, dass auf die richtige Aufnahme von Wasser oder anderen Getränken kein Wert gelegt wird. Kinder sollten immer Zugriff auf reines, sauberes, qualitativ hochwertiges Trinkwasser haben. Am häufigsten kommt es im Krankheitsfall zur Dehydrierung. Wenn ein Kind sich übergibt oder Durchfall hat, verliert es viel Flüssigkeit, und Fieber verstärkt das noch. Bei jedem halben Grad über 38 °C verliert ein Kind 12,5 Prozent der Körperflüssigkeit. Eine Ursache ist auch eine verminderte Flüssigkeitszufuhr aufgrund von Halsschmerzen. Und in seltenen Fällen kann auch vermehrtes Wasserlassen aufgrund von Diabetes und Nierenerkrankungen bei Kindern zur Dehydration führen.

Die Dehydration ist für alle eine Tatsache, die meinen, Getränke wie Kaffee und Limonaden könnten reines Trinkwasser ersetzen. Die falschen Nahrungsmittel zu essen und zu trinken, führt zur Dehydration. Obst und Gemüse sollten 20 Prozent Ihres Wasserbedarfs decken – Junkfood trägt wenig dazu bei, den Flüssigkeitshaushalt aufrechtzuerhalten.[131]

Nach Dr. Charles Peterson ist Dehydrierung ein Problem von Menschen, die unter anderen Krankheiten wie Diabetes leiden oder unter extrem hoher Belastung stehen, aber das stimmt so nicht. Jeder kann von Dehydration betroffen sein, und die meisten von uns sind zumindest zeitweise leicht dehydriert.

Eine Dehydrierung kurbelt die Freisetzung von Histaminen an, die eine Kettenreaktion aus allergischen Reaktionen und gesundheitlichen Problemen in Gang setzen. Unter normalen Bedingungen neigen viele von uns dazu, über längere Zeiträume leicht dehydriert zu sein. Da nimmt das Unheil schon seinen Lauf, und die Ärzte verschlimmern die Situation noch, indem sie die Dehydration nicht erkennen und Medikamente verordnen, die den Wassergehalt im Körper und im Blut weiter senken.

Kurzatmigkeit ist ein häufiges Symptom einer Dehydrierung, ebenso Energiemangel. Ist jemand dehydriert und zeigt diese Symptome, muss er nur ein paar Gläser Wasser trinken, und er spürt die fast umgehend einsetzende körperliche Reaktion auf die Wasserzufuhr. Wenn noch etwas Natriumbicarbonat dazugegeben wird, ist die Wirkung noch intensiver.

Die ersten objektiven Anzeichen einer Dehydrierung sind in den Vitalparametern zu erkennen: Der Puls etwa schlägt um 10–15 Prozent schneller, weil der Körper versucht, die Herzleistung (die Blutmenge, die vom Herzen in den Körper gepumpt wird) zu erhalten. Wenn die Flüssigkeitsmenge im intravaskulären Bereich abnimmt, muss der Körper die Herzfrequenz erhöhen, wodurch sich Blutgefäße verengen, um den Blutdruck aufrechtzuerhalten. Zu den anderen gängigen Symptomen einer Dehydration gehören Übelkeit, Müdigkeit, Kopfschmerzen, trockener Mund und verminderte geistige Klarheit.

Die Symptome einer mittelschweren bis schweren Dehydrierung:

- niedriger Blutdruck
- starke Kopfschmerzen
- Ohnmacht
- starke Muskelkontraktionen in Armen, Beinen, Bauch und Rücken
- Krämpfe
- aufgeblähter Bauch
- Herzversagen
- eingesunkene Fontanelle (weiche Stelle am Kopf eines Babys)
- eingesunkene Augen mit kaum oder gar keiner Tränenflüssigkeit

- Haut verliert ihre Festigkeit und wird faltig
- Haut verliert ihre Elastizität (wenn Sie mit den Fingern ein Stück Haut anheben, bleibt sie erst einmal stehen, ehe sie wieder in die normale Position zurückkehrt)
- schnelle, tiefe Atmung
- schneller, schwacher Puls

Eine Dehydrierung beeinträchtigt das Leben der Zellen enorm. Ein Wassermangel in verschiedenen Körperregionen manifestiert sich in Symptomen (»Durstschreien«), aber für gewöhnlich behandeln wir solche Wasserprobleme nicht. Unter modernen Ärzten gilt es fast als Blasphemie, zu glauben, dass Wasser Krankheiten verursachen oder heilen könnte. Wenn wir nicht genug trinken, zeigt sich das als Erstes in einer Dunkelfärbung des Urins. Der Urin eines dehydrierten Menschen ist dunkelgelb bis orangefarben. Je besser hydriert man ist, umso heller ist der Urin. Jede Dunkelfärbung des Urins kann auf einen Wassermangel hinweisen.

Eine milde Dehydrierung verlangsamt den Stoffwechsel um bis zu 3 Prozent.[132] In einer Studie der University of Washington mit Diät haltenden Probanden unterdrückte ein Glas Wasser nächtliche Heißhungerattacken zu fast 100 Prozent. Wassermangel ist die Nummer eins unter den Ursachen von Müdigkeit am Tage. Vorläufige Forschungsergebnisse deuten darauf hin, dass 8–10 Gläser Wasser am Tag Rücken- und Gelenkschmerzen bei bis zu 80 Prozent der Betroffenen deutlich lindern könnten. Schon 5 Gläser Wasser am Tag senken das Darmkrebsrisiko um 45 Prozent und das Blasenkrebsrisiko um 50 Prozent.

Nach Ansicht von Dr. Fereydoon Batmanghelidj,[133] dem berühmen Wasserarzt, sind die meisten sogenannten unheilbaren Krankheiten nichts anderes als Umschreibungen unterschiedlicher Stadien chronischer Dehydrierung. In meinem Buch *Natural Allopathic Medicine* empfehle ich Wasser als erstes Mittel, ehe man sich auf radikalere medizinische Ansätze einlässt. Die vollständige Hydrierung mit dem bestmöglichen Wasser ist immer eine gute Idee. Laut Dr. Batmanghelidj kann Wasser eine ganze Reihe von medizinischen Problemen lindern. Allein durch die Optimierung unserer Flüssigkeits- und Mineralstoffzufuhr können wir Dutzende von Krankheiten verhindern sowie behandeln und teure verschreibungspflichtige Medikamente, chirurgische Eingriffe und andere medizinische Verfahren und Tests vermeiden.

Dehydrierte Zellen

Dehydrierte Zellen sind anfälliger für chemische Vergiftungen. Ein häufig übersehener Faktor beim metabolischen Syndrom und bei Entzündungen ist die Dehydration. Wenn Sie nicht ausreichend Wasser trinken, fühlen sich Entzündungen schlimmer an, weil sie sich tatsächlich verschlimmern. Ganz sicher ist eine Dehydrierung auch ein Faktor in der Entstehung von Diabetes und damit einhergehender Komplikationen. Wenn der Körper nicht in der Lage ist, Zellen mit den erforderlichen Nährstoffen zu versorgen und Stoffwechselabfälle zu entsorgen, ist der Weg hin zu Krankheiten geebnet. Dehydration führt zur Verschlechterung des Zustands, weil der Transport von Nähr- und Abfallstoffen eingeschränkt und an strategischen Punkten im Körper sogar ganz unterbrochen wird. Die erste Maßnahme in der Notaufnahme ist eine Infusion mit Kochsalzlösung. Notfallärzte wissen, dass in Sachen Lebensverkürzung die Dehydrierung gleich hinter dem Sauerstoffmangel rangiert.

Protoplasma, das Rohmaterial aller lebenden Zellen, besteht aus Fetten, Kohlenhydraten, Proteinen, Salzen und ähnlichen Elementen in Kombination mit Wasser. Wasser dient als Lösungsmittel, das diese Substanzen transportiert, verbindet und chemisch abbaut. Durch die Elektrolyse tauscht eine Zelle Elemente mit dem Rest des Körpers aus. Im Normalfall passieren Mineralstoffe und Mikroelemente die Zellmembran und dringen durch Elektroosmose zum Zellkern vor. Für diese essenziellen Funktionen braucht der Körper Elektrolyte (Minerale wie Natrium, Kalium, Chlorid und Bicarbonat).

Zellen bestehen aus Wasser und leben in einer Wasserlösung. Unser Blut besteht zum größten Teil aus Wasser. Es dient dazu, Nährstoffe aufzulösen, zu verarbeiten und zu transportieren und Abfallstoffe auszuscheiden. Wenn es dehydriert ist, wird das Blut dicker und gesättigt und kann nicht mehr frei fließen. Das überschüssige Material wird im Raum zwischen den Zellen gespeichert, bis es ausgeschieden wird. Im Lauf der Zeit ähnelt dieser Raum immer mehr einer giftigen Mülldeponie – er wird zu einem sauren Medium. Die Zellen werden nicht mehr mit ausreichend Sauerstoff und Nährstoffen versorgt und verändern ihre Form und Funktion, um zu überleben.

Schmerzende Gelenke sind häufig ein Signal für Wassermangel. Deshalb schaffen Schmerzmittel das Problem nicht ab, sondern fügen dem Patienten weitere Schäden zu. Wenn man aber Wasser mit kleinen Mengen an Mineralsalzen – insbesondere Magnesium – trinkt, kann man das Problem lösen.

Dr. Norman Shealy sagt: »Jede uns bekannte Krankheit steht mit einem Magnesiummangel in Zusammenhang« und: »Magnesium ist der für die elektrische Stabilität jeder einzelnen Zelle wichtigste Mineralstoff. Ein Magnesiumdefizit kann für mehr Erkrankungen verantwortlich sein als jeder andere Nährstoff.« Die positiven Effekte von Trinkwasser werden noch verstärkt, wenn es reich an Magnesium und Bicarbonaten ist.

Wie Wasser brauchen wir auch jeden Tag Magnesium. Enthält das Trinkwasser Magnesium, ist das der Gesundheit und dem Leben an sich zuträglich. Einer der wichtigsten Vorzüge eines hohen Konsums magnesiumreichen Wassers besteht darin, dass es Herzerkrankungen und Schlaganfällen vorbeugt, selbst bei Kindern. Eine umfassende Hydrierung ist essenziell, um einer Verstopfung der Arterien in Herz und Gehirn vorzubeugen. Magnesiumreiches Wasser ist das beste Mittel gegen Bluthochdruck. Die vollständige Hydrierung mit Wasser und Magnesium ist entscheidend, um einen hohen Blutdruck ohne Diuretika oder andere pharmazeutische Medikamente zu behandeln.

Der Wasserbedarf hängt extrem vom Klima ab. Wenn Sie sich an heißen Tagen im Freien aufhalten, sollten Sie mehr Wasser trinken, um den Flüssigkeitsverlust durch Schwitzen auszugleichen. Das hält nicht nur den Körper hydriert, sondern schützt auch vor hitzeinduzierten Erkrankungen. Genauso wichtig (aber häufig vernachlässigt) ist eine ausreichende Flüssigkeitszufuhr bei kaltem und nassem Wetter. Die Funktionen des menschlichen Körpers (einschließlich Erwärmung und Kühlung) sind effektiver, wenn er ausreichend hydriert ist. Eine zu geringe Wasserzufuhr beeinträchtigt als Erstes die

Hirnfunktionen, und das kann sehr gefährlich werden – vor allem unter extremen Bedingungen.

Den Wasserkonsum zu erhöhen, ist kein leichtes Unterfangen. Die Entscheidung erfordert Engagement, denn die meisten von uns trinken gewohnheitsmäßig zu wenig und sind nicht »in Kontakt« mit dem Durstmechanismus in unserem Körper. Wenn wir den Körper ausreichend hydrieren wollen, müssen wir auch den Konsum anderer Flüssigkeiten wie Kaffee, Alkoholika und kohlensäurehaltiger Getränke reduzieren.

Manchmal wird geraten, ein paar Stunden vor dem Zubettgehen kein Wasser mehr zu trinken, um für längeren und dringend benötigten Schlaf zu sorgen. Menschen mit schwacher Blase bekommen Probleme, wenn sie eine Stunde vor dem Schlafengehen noch etwas trinken. Bei vielen Menschen absorbiert der Körper das zugeführte Wasser nicht, weil es zu wenig Mineralstoffe enthält, und sie müssen nachts ein- oder zweimal den Schlaf unterbrechen und zur Toilette gehen.

Schlaf ist für die Gesundheit genauso wichtig wie Wasser. Wenn Sie Durchschlafprobleme haben, weil Sie nachts oder frühmorgens zur Toilette müssen, ist es am besten, morgens, nachmittags und am frühen Abend für ausreichend Flüssigkeitszufuhr zu sorgen. Wenn Menschen schwer krank sind, passiert zweierlei: Sie schlafen nicht mehr gut, und sie trinken nicht mehr ausreichend hochwertiges Wasser.

Dr. Batmanghelidj: »Der menschliche Körper kann dehydrieren, selbst wenn ausreichend Wasser zur Verfügung steht. Menschen verlieren ihr Durstgefühl und die Wahrnehmung für den Wasserbedarf. Weil sie ihren Bedarf nicht spüren, werden sie mit fortschreitendem Alter allmählich, zunehmend und chronisch dehydriert. Ein weiterer Irrtum ist der Glaube, man könne bei Durst Wasser durch Tee, Kaffee oder alkoholische Getränke ersetzen. Das ist ein weitverbreiteter Irrglaube.«

Woran merken wir nun aber, dass wir dehydriert sind? Das ist sehr leicht zu diagnostizieren. Schauen Sie sich einfach die Farbe Ihres Urins an. Ist er zu gelb, sind Sie dehydriert. Trinken Sie so viel Wasser, bis Ihr Urin klar ist – dann sind Sie vollständig hydriert. Diesen Flüssigkeitslevel aufrechtzuhalten, ist nicht ganz einfach, aber es ist gut zu wissen, wo diese Top-Hydrierungsmarke liegt.

Auf Dr. Batmanghelidjs Website *www.watercure.com* finden Sie die besten Informationen über Wasser und seine medizinische Anwendung. Laut Dr. Batmanghelidj gibt es 13 Anzeichen, die uns dazu anhalten sollten, mehr Wasser zu trinken:

1. Müdigkeit, Energieverlust: Die Dehydration der Gewebe führt dazu, dass sich die enzymatische Aktivität verlangsamt.
2. Verstopfung: Wenn zerkaute Nahrung den Dickdarm erreicht, enthält sie zu viel Flüssigkeit, sodass der Stuhl sich nicht richtig bilden kann, und die Darmwände reduzieren sie. Bei chronischer Dehydrierung nimmt der Dickdarm zu viel Wasser auf, das nicht mehr in andere Körperteile gelangt.
3. Verdauungsprobleme: Bei chronischer Dehydrierung vermindert sich die Freisetzung von Verdauungssäften.
4. Zu hoher und zu niedriger Blutdruck: Das Blutvolumen des Körpers ist zu gering, um alle Arterien, Venen und Kapillaren vollständig zu füllen.
5. Gastritis, Magengeschwür: Um seine Schleimhäute vor den sauren Verdauungssäften zu schützen, sondert der Magen eine Schleimschicht ab.
6. Atembeschwerden: Die Schleimhäute der Atemwege sind leicht feucht, um den Atemtrakt vor Substanzen in der eingeatmeten Luft zu schützen.
7. Säure-Basen-Ungleichgewicht: Dehydrierung aktiviert eine enzymatische Verlangsamung, die zu einer Übersäuerung führt.
8. Gewichtszunahme, Adipositas: Weil der Körper nach wasserreicher Nahrung verlangt, neigen wir dazu, uns zu überessen. Durst wird häufig mit Hunger verwechselt.
9. Ekzeme: Um die 600–700 Milliliter Wasser auszuschwitzen, die für die Verdünnung von Giftstoffen erforderlich sind, damit sie nicht die Haut reizen, braucht der Körper genügend Wasser.
10. Zu hohe Cholesterinwerte: Wenn aufgrund der Dehydration zu viel Flüssigkeit aus dem Zellinneren gezogen wird, versucht der Körper, diesen Verlust durch vermehrte Cholesterinproduktion aufzuhalten.
11. Blasenentzündung, Harnwegsinfekte: Werden Giftstoffe im Urin unzureichend verdünnt, greifen sie die Schleimhäute in den Harnwegen an.

12. Rheuma: Dehydrierung erhöht die Toxinkonzentration im Blut und in den zellulären Flüssigkeiten, und die Schmerzen nehmen proportional zur Konzentration der Giftstoffe zu.
13. Vorzeitiges Altern: Der Körper eines Neugeborenen besteht zu 80 Prozent aus Flüssigkeit, aber im Lauf der Zeit sinkt dieser Anteil auf gerade einmal 70 Prozent beim Erwachsenen, und bei Senioren ist er noch geringer.

Hydrierung und Stress

Den Konsum von koffein-, zucker- und alkoholhaltigen Getränken einzuschränken, ist der erste Schritt, um einer Dehydrierung vorzubeugen. Diese Flüssigkeiten tragen nur zur Dehydration bei, weil sie dem Körper noch mehr Wasser entziehen, um starke Säuren oder einen hohen Zuckergehalt zu verarbeiten und zu neutralisieren.

»Studien haben gezeigt, dass bereits das Fehlen eines halben Liters Flüssigkeit den Cortisolspiegel erhöhen kann«, so Amanda Carlson, Direktorin für Leistungsernährung bei Athletes' Performance, einem Trainingssystem für Weltklassesportler. »Cortisol ist ein Stresshormon. Ein gut hydrierter Zustand des Körpers kann das Stressniveau senken. Wenn Sie dem Körper nicht die Flüssigkeiten geben, die er braucht, setzen Sie ihn unter Stress, und auf diesen Stress wird er reagieren.«

Und Dr. Lawrence Wilson empfiehlt: »Eine hervorragende Idee ist es, gleich nach dem Aufstehen, mindestens eine halbe Stunde vor dem Frühstück, etwa 1 Liter Wasser zu trinken. Das löst in der Regel einen Stuhlgang aus und sorgt für einen guten Start in den Tag. Wenn Sie also aufwachen, setzen Sie sich einfach auf und trinken 1 Liter Wasser – idealerweise in Ihrer Nahinfrarotsauna oder noch besser während sich die Sauna aufheizt. Es kann sein, dass Sie sich kurz danach etwas aufgeschwemmt fühlen, und Sie werden mehr urinieren als sonst, bis das Wasser aus dem Körper ausgeschieden ist, aber das ist häufig die beste Methode, um sicherzustellen, dass Sie an diesem Tag genügend Wasser zu sich nehmen.«

Wilson ist der festen Ansicht, dass der beste Zeitpunkt, um viel Wasser zu trinken, kurz nach dem Aufwachen ist. »Erwachsene sollten beim Aufwachen etwa 1 Liter Wasser trinken und dann mindestens eine halbe bis eine Dreiviertelstunde warten, ehe sie frühstücken. Das ist ideal, damit tun Sie sich etwas wirklich Gutes. Sie müssen zwar auch den Tag über trinken, aber Sie machen damit einen guten Anfang, um auf 3 Liter Wasser am Tag zu kommen. Das einzige Problem, wenn Sie morgens vor dem Frühstück so viel trinken, ist, dass Sie morgens ein paarmal Wasser lassen müssen, was schwierig sein kann, wenn Sie zur Arbeit fahren müssen.«

Dehydrierung, Entzündungen und Krebs

Viele Ärzte können nicht ohne Weiteres zwischen Krankheiten, die durch Wassermangel entstehen, und einer Unterdrückung des Immunsystems unterscheiden. Das führt zu Behandlungsfehlern und einer weiteren Verschlechterung des Zustands. Wenn Krebs mit Entzündungen und Entzündungen wiederum mit Dehydration in Zusammenhang stehen, sollte man alarmiert sein. (Mehr als 70 Prozent aller Vorschulkinder trinken niemals reines Wasser.)

Eine Dehydrierung bedeutet nicht nur einen Mangel an Wasser, sondern auch ein Defizit an Elektrolyten. Ohne die richtige Balance von Wasser und Elektrolyten im System können Blut und Sauerstoff kaum alle Körperregionen erreichen. Da Wasser und Elektrolyte entscheidend sind, damit jede Zelle im Körper richtig funktionieren kann, führt ein Mangel daran zu allen möglichen Problemen. Ein Magnesiummangel geht Hand in Hand mit einer Dehydrierung und ist einer der wichtigsten Gründe, warum ich Magnesium-Bicarbonat-Wasser empfehle.

Diabetes führt häufig zu Dehydration, weil Diabetiker einen sehr hohen Blutzuckerspiegel haben. Der Körper möchte den Zucker loswerden und sorgt dafür, dass man viel häufiger uriniert als normal. Die Nieren produzieren und scheiden öfter Urin aus. Und das führt zur Dehydrierung. Interessanterweise ist eine der häufigsten Ursachen von Diabetes ein Magnesiummangel. Sowohl Magnesiummangel als auch Diabetes sind Vorstufen von Krebs.

Entzündungen sind zytotoxisch – sie können Zellen vorzeitig abtöten. Der Zelltod trägt zu den zuvor erwähnten chronischen Erkrankungen bei. Einer der Signalmechanismen, die eine Entzündung im Körper auslösen, ist Histamin. Histamin lässt die Blutgefäße durchlässiger für weiße Blutkörperchen und Proteine werden und erhöht die Immunaktivität. Dehydrierung kurbelt die Histaminproduktion an, was zu einer allgemeinen, ausgedehnten Entzündungsreaktion führt.[134] Indem wir für eine ausreichende Hydrierung sorgen, können wir diese Überproduktion von Histamin und damit auch Entzündungen verhindern. Eine Dehydrierung, die zur Entstehung von Krebs (jeglicher Art) führen kann, hat folgende Auswirkungen auf unsere Physiologie:

1. DNA-Schäden, die zu mutierten (kanzerösen) Zellen führen können.
2. Störungen im Säure-Basen-Gleichgewicht. Bei Dehydration und verminderter Urinausscheidung sammeln sich in schwachen oder anfälligen Körperregionen saure Abfallstoffe an. Ein kanzeröser Körper ist sauer.
3. Zellrezeptorschäden. Chronische Dehydrierung verursacht enzymatische Veränderungen, die zu zahlreichen Problemen in der zellulären Kommunikation und im Hormonhaushalt führen.
4. Dehydrierung unterdrückt das Immunsystem, weil die Histaminproduktion erhöht wird, was auch die Produktion einer Substanz namens Vasopressin, eines starken Immunsuppressors, erhöht.

Dr. Fereydoon Batmanghelidj sagt: »Unbeabsichtigte chronische Dehydrierung trägt zur Entstehung von Schmerzen und vieler degenerativer Erkrankungen bei, die durch eine regelmäßige und hohe Wasserzufuhr verhindert und behandelt werden können.« Zu diesen Krankheiten zählt er Fibromyalgie, Arthritis, Rückenschmerzen und Krebs. Batmanghelidj hat guten Grund anzunehmen, dass Dehydrierung und daraus resultierende Entzündungen die grundlegendste Ursache aller Krankheiten sind.

Sauerstoff, Dehydration und Krebs

Wasser ist das wichtigste Transportmittel, um Sauerstoff in die Zellen zu bringen! Wasser ist auch das direkte Transportmittel, um Toxine aus den Zellen und aus dem Körper zu befördern. Es ist nicht schwer zu verstehen, dass eine Dehydrierung schnell zu krankhaften Veränderungen und schließlich zu Krebs führt, weil die Zellen von der normalen Sauerstoffatmung auf Gärung umschalten.

Eine zu geringe Sauerstoffversorgung und die Ansammlung von Giftstoffen machen den Körper anfälliger für die systemische Vermehrung von Mikroben wie etwa bestimmte Bakterien, Viren und Pilze, die mit Krebs in Zusammenhang stehen. Die Hydrierung des Körpers ist wichtig für den Transport von Kohlenhydraten, Vitaminen, Mineralstoffen und anderen essenziellen Nährstoffen sowie Sauerstoff zu den Zellen.

Nach Meinung der meisten Ärzte kann Dehydration unter keinen Umständen zu Krebs führen, aber wenn wir genau hinschauen, erkennen wir, dass ein langfristiger chronischer Wassermangel genau die Entzündungszustände schafft, die schließlich Krebs nach sich ziehen. Wassermangel erzeugt Sauerstoffmangel und einen sauren pH-Wert – vor diesem Hintergrund ist Wasser eine seriöse Arznei. Es heilt die Dehydrierung, die ein ernsthaftes, mit der Pest vergleichbares und offiziell anerkanntes medizinisches Problem darstellt. Wasser ist das grundlegendste Medikament und hilft in reiner, mineralisierter Form Patienten, gesund zu werden und sich schneller von Krebs zu erholen.

Trinken Sie den ganzen Tag über regelmäßig Wasser, um einer Dehydrierung vorzubeugen. Denken Sie daran: Durst und ein trockener Mund sind die letzten Anzeichen dafür, dass Ihr Körper Wasser braucht, nicht die ersten. Die meisten Menschen sind sich ihrer Durstmechanismen nicht bewusst. Wir konsumieren Ersatzgetränke, die die Hydrierung vermindern, statt sie zu intensivieren. Kaffee dehydriert uns, ebenso Limonade. Es bedeutet Einsatz, aber einen lohnenswerten Einsatz, ausreichend Wasser in medizinischer Qualität, angereichert mit Mineralien wie Magnesium und Bicarbonat, zu sich zu nehmen.

Noch heute wiederholen die meisten Menschen das weitverbreitete Mantra, dass Krebs eine genetisch bedingte, durch DNA-Schäden hervorgerufene Krankheit sei.

Sie glauben, dass DNA-Schäden zufällig auftreten (was in der Tat häufig der Fall ist) oder durch den Kontakt mit DNA-schädigenden Substanzen (sogenannten »Karzinogenen«) zustande kommen. Krebserkrankungen entstehen, wie sich herausgestellt hat, an Stellen, die chronisch gereizt, infiziert und entzündet sind. In den meisten Fällen lösen die Krebszellen selbst einen Entzündungsprozess aus, in dem sie sich wie wahnsinnig vermehren können. »Es ist wie ein außer Kontrolle geratenes Lauffeuer«, sagt Dr. William Li.

2008 fanden französische Forscher heraus, dass jede sechste Krebserkrankung auf therapierbare Infektionen zurückgeht. Helicobacter pylori, Hepatitis-B- und Hepatitis-C-Viren sowie das humane Papillomavirus waren für 1,9 Millionen Fälle von Magen-, Leber- und Gebärmutterhalskrebs verantwortlich. Bei Frauen machte Gebärmutterhalskrebs etwa die Hälfte der infektionsbedingten Krebsfälle aus, bei Männern waren mehr als 80 Prozent der Fälle von Leber- und Magenkrebs infektionsbedingt. Rund 30 Prozent infektionsbedingter Krebserkrankungen treffen Menschen unter 50 Jahren.[135]

»Man vermutet, dass Krebs durch eine Ansammlung von Zellmutationen im Körper hervorgerufen wird«, sagt Dr. Carlo M. Croce, Professor und Lehrstuhlinhaber für molekulare Virologie, Immunologie und medizinische Genetik. »Unsere Studie[136] weist darauf hin, dass miR-155, die mit Entzündungen assoziiert wird, die Mutationsrate erhöht und ein wichtiger Akteur bei entzündungsbedingten Krebserkrankungen allgemein sein könnte.«

Die Geheimnisse von Wasser und Wasserstoff

—

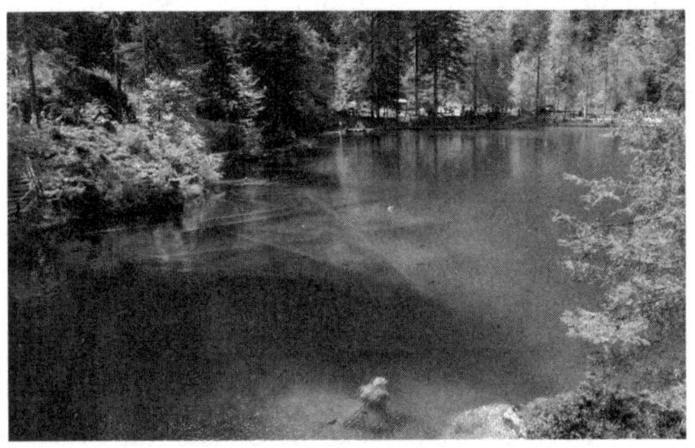

Die grundlegendsten Geheimnisse von Wasser sind zu erkennen, wenn wir Wasser in seine Bestandteile zerlegen: Wasserstoff und Sauerstoff. Wasserstoff und Sauerstoff sind die zwei häufigsten Atome, die grundlegendsten Bausteine und in der Medizin sehr nützlich. Wenn wir über Wasser sprechen, meinen wir vor allem Wasserstoff. Es ist offensichtlich, dass Wasserstoff nicht einfach von Wasser getrennt werden kann, denn Wasser ohne Wasserstoff ist kein Wasser. Die Bindungswinkel zwischen Wasserstoff und Sauerstoff können jedoch vergrößert werden, was erstaunliche krebshemmende Effekte hat.

Je intensiver man sich mit dem Thema Wasser befasst, desto geheimnisvoller und rätselhafter erscheint es. Trotz 200 Jahren Wasserforschung ist es der Wissenschaft nicht gelungen, dieses allgegenwärtige Element vollständig zu verstehen. Philip Ball, langjähriger Redakteur von *Nature* erklärte 2008: »Es ist peinlich zuzugeben, aber die Substanz, die zwei Drittel unseres Planeten bedeckt, ist noch immer ein Mysterium.« Ein Forscherteam der University of Washington konnte zumindest ein Geheimnis des Wassers lüften. Das Team um Dr. Gerald Pollack entdeckte einen vierten Aggregatszustand des Wassers: Neben fest, flüssig und gasförmig identifizierten sie einen vierten, »EZ-Wasser« genannten Zustand, in dem sich die Moleküle des flüssigen Wassers zu einem hexagonalen Kristallgitter anordnen.

Wasser ist und bleibt ein mysteriöses Element, selbst aus wissenschaftlicher Perspektive. Die offizielle Theorie über Wasser weist viele Lücken, die sogenannten Anomalien, auf, die mit dem konventionellen Ansatz nicht zufriedenstellend erklärt werden können. Gefrierpunkt, Siedepunkt, Dichte, Oberflächenspannung – auch in diesen grundlegenden Dingen verhält sich Wasser anders, als die Theorie es erwarten ließe.

Wasser und Zellen sind licht-/energiesensitiv

Eines der Rätsel, die noch gelöst werden müssen, ist die Frage, wie der Körper Sauerstoff von Wasserstoff trennen kann, um Leben zu ermöglichen. Nicht nur das Wasser in unseren Zellen, sondern alles in unserem Körper, einschließlich des genetischen Materials, ist lichtempfindlich. Zellen reagieren überempfindlich auf Einflüsse von außerhalb. Wir sind unsere Zellen und mehr als das, wir sind mehr als die Summe unserer Einzelteile. Sie werden gleich erfahren, welche Auswirkungen das auf das Leben und die zellulären Prozesse, die menschliche Gesundheit und Krankheiten hat. Laut einem führenden Biophotonen-Forscher, dem deutschen Biophysiker Fritz-Albert Popp, wird Licht kontinuierlich von DNA-Molekülen im Zellkern absorbiert und wieder abgegeben. Diese Biophotonen erzeugen ein dynamisches, kohärentes Netz aus Licht. Die laserähnliche Kohärenz des Biophotonenfeldes ist ein wichtiges Merkmal, das es zu einem hervorragenden Kandidaten für einen hochfunktionalen, effizienten und kooperativen Informationsaustausch macht.

Wasser ist eine zwingende Voraussetzung für die biologische Existenz. Wir wissen, dass eine Dehydrierung die Bildung von Proteinen beeinflusst und Wasserschichten rund um Proteine entfernt, die für die Erhaltung der ursprünglichen Proteinstruktur essenziell sind. Die Dehydrierung verbraucht zudem tendenziell unsere Energie, was zu Entzündungen und schließlich zu Diabetes, Herzerkrankungen und Krebs führt.

Wir sind Wasser, und es spielt die Hauptrolle in Lebensvorgängen, die weder Ärzte noch die breite Öffentlichkeit – die unglücklicherweise mit pharmazeutischen Medikamenten und falschen Ess- und Trinkgewohnheiten ständig dehydriert wird – vollständig verstehen. Cola und Pepsi tragen mehr, als man sich vorstellen kann, zur Dehydrierung der Menschen bei, weil sie zu Wasserstoffmangel führen.

Kaum jemand weiß, dass Wasser die Wechselwirkung zwischen Strahlungsenergie und physischer Existenz vermittelt, indem es sich durch Lichtenergie strukturieren lässt. Wasser ist lichtempfindlich, das heißt, dass wir in einem Sinne lichtempfindlich sind, der weit über die Bildung von Vitamin D hinausgeht.

Bald werden Ärzte herausfinden, dass wir Pflanzen mehr ähneln, als es irgendjemand für möglich gehalten hätte. Unabhängig von der Energiequelle hat der Körper die höchst raffinierte Fähigkeit, Energie in einem geradezu phänomenalen elektromagnetischen Spektrum zu absorbieren und sogar wieder auszustrahlen. Diese Fähigkeit ist so stark, dass Schriftsteller im Lauf der Jahrhunderte von »Regenbogenkörpern« sprachen und von »Chakren« – dieser altindische Begriff bedeutet »Energieräder«, die in den Farben des Regenbogens schwingen und leuchten.

> *Es hat sich herausgestellt, dass wir für Energie und das Leben ausschließlich flüssiges, kristallines Wasser und Sonnenlicht brauchen. Gehen Sie einfach an die Sonne, um Energie und Leben zu tanken.*
>
> Dr. Mae-Wan Ho

Dr. Gerald Pollack, Professor für Bioengineering und hoch angesehen für seine Beiträge zur Wasserforschung, sagt, dass wir nicht zu 70 Prozent aus Wasser bestehen, sondern zu etwa 99 Prozent.

Pollacks Wasserforschung hat zu erstaunlichen Möglichkeiten geführt: Wasser agiert wie eine Batterie, die sich in einem Vorgang, der der Fotosynthese ähnelt, wieder aufladen kann. Wasserbatterien könnten zur Stromerzeugung genutzt werden. In seinem 2001 erschienenen Buch *Cells, Gels and the Engines of Life* schreibt Pollack: »Dieses Buch behauptet, anders als die Lehrbuchmeinung, dass Wasser der wichtigste und zentrale Protagonist allen Lebens ist. Es gibt so viele Wissenschaftsgebiete, in denen Wasser im Zentrum steht. Um zu verstehen, wie alles funktioniert, muss man die Eigenschaften des Wassers kennen.«

Will man verstehen, wie die Wasserbatterie funktioniert, muss man wissen, wie sie wieder aufgeladen wird. »Man bekommt nichts für nichts – es muss Energie vorhanden sein, um sie aufzuladen«, sagte Pollack. »Das hat uns jahrelang vor ein Rätsel gestellt, aber schlussendlich haben wir die Antwort gefunden: Es ist Licht. Das war eine echte Überraschung. Wenn man eine dieser Oberflächen neben Wasser legt, die Batterie gleich daneben stellt und Licht darauf scheinen lässt, wird die Batterie aufgeladen. Das ist ein sehr starker Effekt.

Ich gehe davon aus, dass wir – in unserem Körper – solche kleinen Batterien haben, die von Licht gespeist werden. Warum betreiben wir keine Fotosynthese? Doch, das tun wir. Es ist vielleicht nicht der wichtigste unter den Mechanismen zur Energiegewinnung, aber sicherlich einer davon. In mancherlei Hinsicht könnten wir Pflanzen und Bakterien mehr ähneln, als wir glauben.«

Sonne + Wasser = Treibstoff des Lebens

Der MIT-Chemiker Dr. Daniel Nocera stimmt mit Dr. Pollack in der These überein, dass Sonnenlicht Wasser in Wasserstoff verwandeln kann. Auf einer Präsentation vor Wissenschaftlern und US-Regierungsbeamten für Energiebelange sagte Nocera: »Ich werde Ihnen jetzt etwas zeigen, das ich bisher noch niemandem gezeigt habe.« Er bat den Hausmeister, das Licht zu dimmen, und startete ein Video. »Sehen Sie das?«, fragte er und zeigte auf die Bläschen, die aus einem in Wasser getauchten Materialstreifen aufstiegen. »Aus dieser Elektrode fließt Sauerstoff.« Dann fügte er etwas kryptisch an: »Das ist die Zukunft. Wir haben das Blatt.« (Gemeint ist damit ein künstliches Blatt, das wie natürliches Laub Fotosynthese betreibt.)

Dr. Nocera demonstrierte eine Reaktion, die aus Wasser Sauerstoff erzeugt, ähnlich wie das Grünpflanzen bei der Fotosynthese tun. Seine Arbeit könnte tiefgreifende Auswirkungen auf die Energiedebatte haben. Nocera entwickelte einen preisgünstigen Katalysator, der bei Raumtemperatur und ohne ätzende Chemikalien – unter denselben harmlosen Bedingungen, wie sie in Pflanzen herrschen – Sauerstoff aus Wasser gewinnt. Bei der Abspaltung des Sauerstoffs aus dem Wasser wird auch Wasserstoffgas freigesetzt.

In Noceras Szenario spaltet Sonnenlicht das Wasser, um vielseitig einsetzbaren, leicht zu speichernden Wasserstoff zu erzeugen, der später in einem Verbrennungsgenerator verbrannt oder mit Sauerstoff in einer Brennstoffzelle rekombiniert werden könnte. Noch ambitionierter war die Theorie, die Reaktion zur Aufspaltung von Meerwasser zu nutzen – in diesem Fall würde Süßwasser und Strom entstehen, wenn der Wasserstoff durch eine Brennstoffzelle geleitet wird.

Die erstaunliche Schlussfolgerung, dass Wasser plus Licht gleich Energie (Kraftstoff) ergibt, kämpft seit vielen Jahren um Anerkennung. Noch immer stößt sie im Energiesektor auf den Widerstand festgefahrener Interessen, die nicht bereit sind, fossile Brennstoffe aufzugeben. Auf der ganzen Welt haben viele Erfinder Maschinen entwickelt, die mit Wasser laufen, aber ihre Technologie geht nie in Produktion.

Dr. Wim Vermaas vom Center for the Study of Early Events in Photosynthesis an der Arizona State University sagt: »Sonnenlicht spielt für unser Leben eine viel größere Rolle, als wir vielleicht meinen: Alle Nahrung, die wir essen, und alle fossilen Brennstoffe sind Produkte der Fotosynthese, die die Energie des Sonnenlichts verwendet, um chemische Energieformen zu gewinnen, die biologische Systeme nutzen können. Viele unterschiedliche Organismen – von Pflanzen bis Bakterien – betreiben Fotosynthese. Am besten erforscht ist die Fotosynthese von höheren Pflanzen und Algen sowie Cyanobakterien und ihren Verwandten, die für einen Großteil der Fotosynthese in den Ozeanen verantwortlich sind. Alle diese Organismen wandeln CO_2 (Kohlendioxid) in organisches Material um, indem sie das Gas in einer komplexen Reaktionsreihe zu Kohlenhydraten reduzieren. Elektronen für diese Reduktion stammen aus Wasser, das dann in Sauerstoff und Protonen umgebaut wird. Die Energie für diesen Vorgang liefert Licht, das von Pigmenten (hauptsächlich Chlorophyllen und Carotinoiden) absorbiert wird.«

Das humane Pigment Melanin und Lichtabsorption

Die Human Photosynthesis Study Group in Mexiko studierte Blindheit, altersbedingte Makuladegeneration, diabetische Retinopathie und Glaukom, um neue therapeutische Ansätze zu entwickeln. Sie fand heraus, dass die menschliche Netzhaut und jede Zelle des Körpers (eukaryotische Zellen) wie Pflanzen die erstaunliche Fähigkeit haben, Energie direkt aus dem Wasser aufzunehmen.

Aufgrund seiner Schwarzfärbung absorbiert Melanin alle Wellenlängen des Lichtspektrums, von Infrarot bis Ultraviolett. Melanin ist im Zytoplasma aller Zellen in Form von Melanosomen vorhanden, die in der Tierwelt Sonnenlicht absorbieren. Der mexikanische Forscher Dr. Arturo Solís Herrera (Chirurg, Ophthalmologe und Pharmakologe) von der Studiengruppe entdeckte, dass das Pigment Melanin anscheinend die Gewebe im Auge schützt. Dann fand er heraus, dass Melanin Energie aus elektromagnetischer Strahlung zieht und sie nutzt, um Wasseratome in Wasserstoff, Sauerstoff und vier zusätzliche Elektronen zu spalten.

Laut Dr. Herrera werden Wasserstoffatome zu den Zellen geschickt, wo sie mit Sauerstoff rekombiniert werden, um Energie zu erzeugen (das wäre die menschliche Form einer Brennstoffzelle). Die Zellen können dann diese Energie nutzen, um die vom Körper bereitgestellten Zucker zu ergänzen. In diesem Prozess fungiert Melanin als Katalysator, der die chemische Reaktion in Gang bringt, aber selbst nicht davon aufgebraucht wird.

Dr. Herrera bezeichnet Melanin wegen seiner vielen Vorteile gegenüber normalem Chlorophyll als »Superchlorophyll« – »Melanin ist im Tierreich das, was Chlorophyll im Pflanzenreich ist.« Zu diesen Vorteilen gehören folgende: »Hunderte von Reaktionszentren« gegenüber einem einzigen Reaktionszentrum bei

Chlorophyll, die Fähigkeit, Energie aus einem viel breiteren Teil des elektromagnetischen Spektrums zu absorbieren, und die Fähigkeit, jahrelang außerhalb des menschlichen Gewebes zu funktionieren. Normales Chlorophyll wird bereits nach 20 Sekunden inaktiv.

Nach Erkenntnissen des Human Photosynthesis Study Center wird ein Drittel der Energie, die einem Menschen zur Verfügung steht, von Melanin erzeugt, das elektromagnetische Strahlung absorbiert, Wasser in Wasserstoff und Sauerstoff aufspaltet. Die wichtigste Energiequelle für den menschlichen Körper ist nicht Nahrung, sondern Wasser.

Wasserstoff-Tabletten und -Inhalatoren: ein Erfahrungsbericht

Meine Erfahrungen mit Wasserstoff-Tabletten und -Inhalatoren
Paul Harris, ND, PSc.D.
Klinischer Direktor an der Tulsa Natural Health Clinic

www.tulsanaturalclinic.com

Ich bin seit über 45 Jahren in der Naturheilkunde tätig. Die meisten meiner Patienten weisen eine Vorgeschichte mit chronischen Entzündungen und Multisystemerkrankungen auf. Schäden durch freie Radikale verursachen Entzündungen; zu chronischen Entzündungen (manchmal als persistierende niedriggradige Entzündungen bezeichnet) kommt es, wenn der Körper eine Entzündungsreaktion auf eine wahrgenommene innere Bedrohung sendet, die eigentlich keine Entzündungsreaktion erfordert. Dieser Entzündungsprozess ist häufig mit Schäden durch freie Radikale und oxidativem Stress verbunden. Möglicherweise verursacht er keine Schmerzen, da einige innere Organe Schmerzen nicht weiterleiten.

Zwei der zerstörerischsten freien Radikale sind Peroxynitrit und Hydroxylradikal. Peroxynitrit reguliert die mitochondriale Funktion und die ATP-Produktion in der Zelle herunter. Das Hydroxylradikal kann praktisch alle Arten von

Makromolekülen schädigen: Kohlenhydrate, Nukleinsäuren (Mutationen), Lipide (Lipidperoxidation) und Aminosäuren. Das Hydroxylradikal hat eine sehr kurze In-vivo-Halbwertszeit von etwa 10^{-9} Sekunden und eine hohe Reaktivität. Dadurch ist sie für den Organismen höchst gefährlich und trägt zu den Symptomen und Schäden bei, die mit chronischen Multisystemerkrankungen einhergehen.

Als ich dann Wasserstoff-Inhalatoren und -Tabletten kennenlernte, wusste ich sofort, dass diese Produkte perfekt für meine Patienten waren. Ich entdeckte, dass molekularer Wasserstoff (H_2) ein selektives Antioxidans ist, das nur die schädlichsten Peroxynitrit- und Hydroxylradikale angreift, aber keinerlei negative Auswirkungen auf nützliche freie Radikale wie Wasserstoffperoxid oder Stickoxid hat.

Die meisten anderen Antioxidantien sind nicht so selektiv und schaffen in den Zellen ein Ungleichgewicht zwischen freien Radikalen und Antioxidantien, wodurch weitere zelluläre Schäden entstehen. Molekularer Wasserstoff wandelt diese zwei »molekularen Terroristen« im Zellkern in Wasser um. Das Ergebnis ist einfach … Wasser.

Nachdem sie einige Wochen dreimal täglich Wasserstoffwasser getrunken und einmal wöchentlich Wasserstoffgas inhaliert haben, stellen meine Patienten deutliche klinische Verbesserungen fest.

Patientin 1: 71 Jahre alte Frau mit der Diagnose rheumatoide Arthritis (RA), Angioödem, Hashimoto-Thyreoiditis und Osteoporose. Ich verordnete ihr ein umfassendes Ernährungsprogramm, das sie mehrere Monate einhalten sollte. Als die kombinierte Wasserstoff-Behandlung mit aufgenommen wurde, bewirkte das einen deutlichen Unterschied ihrer klinischen Symptome. Ihr Schilddrüsen-Antikörper-Titer sank auf einen Normalwert, und ihre RA-Schübe beruhigten sich. Sie ist sehr zufrieden mit den Ergebnissen und will die Kombinationstherapie auf unbestimmte Zeit fortsetzen. Sie trinkt 3 Gläser Wasserstoffwasser am Tag und inhaliert zweimal die Woche 60 Minuten lang.

Patient 2: 68-jähriger Mann mit Brain Fog (Gehirnnebel), mangelnder Ausdauer und nachmittäglicher Müdigkeit. Nach 2 Wochen mit der kombinierten Wasserstoff-Therapie berichtete er, dass er deutlich mehr Energie hatte und nicht mehr um 18:30 Uhr auf dem Sofa einschlief. Auch sein Gehirnnebel wurde besser und schien vor allem auf die Wasserstoff-Inhalation anzusprechen. Er trinkt täglich viermal 1 in 170 Millilitern Wasser aufgelöste Tablette und inhaliert viermal die Woche 30 Minuten lang.

Patient 3: 52 Jahre alter Mann mit anoxischem Hirntrauma infolge eines Behandlungsfehlers. Er saß im Rollstuhl und hatte extreme Probleme, sich verbal auszudrücken. Auch er erhielt eine Kombination aus Wasserstoff-Tabletten und -Inhalation (zweimal die Woche). Nach 11 Wochen berichtet seine Frau (die ihn pflegt), dass sie ihn leichter aus einer sitzenden in eine stehende Position bringen kann. Sein Gedächtnis ist noch nicht besser geworden, aber seine Aufgabenorientierung hat sich in den letzten Wochen deutlich verbessert. Seine Frau sagt auch, dass er tiefer schläft und nur noch einmal in der Nacht aufwacht. Vor der H_2-Therapie wachte er alle 3–4 Stunden auf. Sie denkt darüber nach, ein Gerät für zu Hause anzuschaffen.

Patientin 4: 35-jährige Frau mit chronischer Erschöpfung, schwerem Brain Fog, Verlust des Kurzzeitgedächtnisses, Oberbauchschmerzen und abwechselnd Verstopfung und Durchfall. Ich habe sie erfolgreich mit einer gründlichen Entgiftung und einer Ernährungsumstellung behandelt. Vor Kurzem kam sie wieder, weil einige Symptome erneut aufgetreten waren. Wir beschlossen, zusätzlich zu ihrem Ernährungsprogramm mit der H_2-Tabletten- und Inhalationstherapie anzufangen. Innerhalb von 10 Tagen hatten sich ihre Magen-Darm-Probleme merklich verbessert, ihr Energielevel war deutlich gestiegen, und ihr Brain Fog ging allmählich zurück. Sie wird noch 90 Tage lang behandelt, dann werden wir ihren Fall neu bewerten.

Dunkelfeld-Test von George Wiseman

Bei einem Probanden wurde eine Dunkelfeld-Mikroskopie durchgeführt, während er über eine Nasenkanüle HydrOxy inhalierte. Die Wasserstoffkonzentration im inhalierten HydrOxy betrug 8–9 Volumenprozent. Unverdünntes HydrOxy hat eine Konzentration von 66,6 Prozent.

Im Plasma waren viele leuchtende Punkte zu sehen sowie massive Rouleaux-Formationen – das sind rote Blutkörperchen, die wie Münzrollen aufeinandergestapelt sind. Innerhalb weniger Minuten nach der Wasserstoff-Inhalation trennten sich die roten Blutkörperchen voneinander. Bei zwei weiteren Probanden kam es mit diesem Test zu den gleichen Ergebnissen.

Rote Blutkörperchen (Erythrozyten) verhalten sich wie Kolloide. Sie werden von einer Differenz im elektrischen Potenzial zwischen den Erythrozyten und dem Blutplasma voneinander getrennt gehalten. Diese Differenz wird Zetapotenzial (ZP) genannt. Rote Blutkörperchen haben außen eine negative elektrische Ladung, die positive Ionen anzieht, die die Blutkörperchen umgeben und sie voneinander separieren. Wenn das ZP hoch ist, ist ein Kolloidalsystem stabil und Kolloide oder rote Blutkörperchen bleiben getrennt, aber wenn das ZP sinkt, rücken die Blutkörperchen näher zusammen und können koagulieren.

Wasserstoff in der Sportmedizin

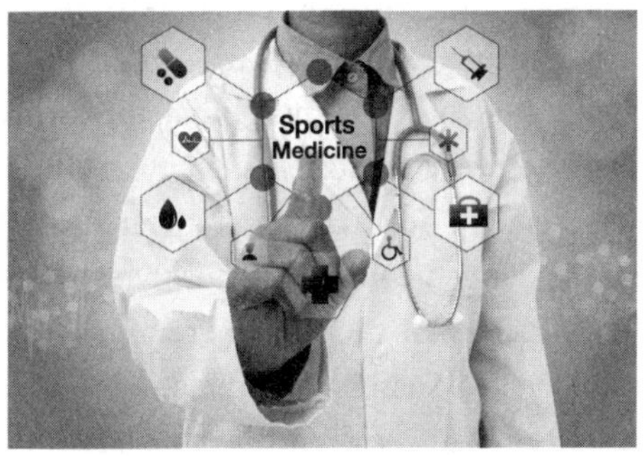

Molekularer Wasserstoff ist eine innovative Behandlungsmethode von sportbedingtem oxidativem Stress und Sportverletzungen und hat ein großes Potenzial, die körperliche Leistungsfähigkeit zu erhöhen. Sportler träumen gern davon, Raketenkraft in ihren Turnschuhen zu haben. Mit Wasserstoff wird der Traum Wirklichkeit. Fragen Sie nur mal einen Raketeningenieur oder einen Designer futuristischer Autos, wie Wasserstoff schwere Objekte mit Leichtigkeit antreiben kann.

Mit seinen antioxidativen, entzündungshemmenden und die Zellsignale alkalisierenden Eigenschaften ist Wasserstoff ideal für die Sportmedizin. Er kann die Ermüdung der Muskeln verringern, die Schmerzen nach intensivem Training lindern und die Genesung nach schweren Sportverletzungen beschleunigen.

In der Zukunft wird jedes professionelle Sportteam an der Seitenlinie ein leistungsstarkes Wasserstoff-Inhalationsgerät haben, damit schwere und auch leichtere Verletzungen umgehend behandelt werden können. Besonders wichtig und nützlich ist das bei Gehirnerschütterungen, die im Football, im Wrestling und im Fußball nur allzu häufig vorkommen.

Bisher wird Wasserstoff in der Sportmedizin hauptsächlich wegen seiner antioxidativen Eigenschaften angewandt. Intensives Training führt zu einer ROS-Überproduktion und zu Gewebeschäden durch freie Radikale,[137] und ein starkes Antioxidans wie H_2 mindert den oxidativen Stress und ROS-bedingte Schäden (Erschöpfung, Mikroverletzungen, Entzündungen, Übertraining usw.). Darüber hinaus hat wasserstoffreiches Wasser einen hohen pH-Wert, der bei einer belastungsbedingten Azidose,[138] einer bei körperlich aktiven Menschen häufig vorkommende Stoffwechselstörung, hilfreich sein kann.

Todd Shipmen schreibt: »Ich habe einen Inhalator für molekularen Wasserstoff, den ich für sportliche Zwecke nutze. Mit meinem Oura-Schlafring habe ich unglaubliche Resultate erzielt. Ich habe viel tiefere REM-Schlafphasen und erhole mich nach meinen langen Läufen (ich absolviere 100-Meilen- und Ultra-Marathons) schneller. Kürzlich habe ich einen Freund, der zu den besten Triathleten der Welt gehört, in die Wasserstoff-Inhalation eingewiesen. Er bestätigt erstaunliche Resultate bezüglich seiner Erholungsphasen und seiner Fähigkeit, jeden Tag intensiv zu trainieren.«

Medizinwissenschaftler, die an Hochleistungssportlern die Effekte von wasserstoffreichem Wasser auf die Muskelermüdung nach dem Training untersuchten, fanden heraus: »Da der Energiebedarf und der Sauerstoffverbrauch bei supermaximalem Training (wie intermittierendem Laufen, Sprints und Sprüngen) steigen, steigt auch die Produktion reaktiver Sauerstoffspezies (ROS) und reaktiver Stickstoffspezies (RNS) und droht die Redoxbalance zu stören und oxidativen Stress zu verursachen. ROS und RNS werden unter normalen Bedingungen nur in geringem Maß gebildet und anschließend von den antioxidativen Systemen beseitigt. Eine stark erhöhte ROS-Produktion kann jedoch die Kapazität des zellulären Abwehrsystems übersteigen. Folglich können heftige Angriffe freier Radikale auf die Zellmembranen zu einem Verlust der Lebensfähigkeit der Zellen und somit zu Zellnekrosen führen. Sie könnten zu den Schäden an der Skelettmuskulatur und Entzündungen führen, die bei anstrengendem Training auftreten können.«[139]

Reduktion der Muskelermüdung

Bei intensivem sportlichem Training wird Milchsäure gebildet, die den pH-Wert der Muskeln senkt. Dies ist ein Faktor, der Muskelermüdung begünstigen kann, das heißt, die Kraft lässt nach, oder die Muskeln können sich nicht mehr zusammenziehen. Milchsäure ist eine starke Säure, die ionisiert und dabei H^+-Ionen und Laktationen freisetzt. Die erhöhte H^+-Konzentration kann sportliches Training auf zwei Wegen einschränken:

1. Sie reduziert die Fähigkeit des Muskels, ATP zu produzieren.
2. H^+ kann mit Ca^+-Ionen um die Troponin-Bindungsstellen konkurrieren und so den Kontraktionsprozess behindern.[140]

Ausreichende Hydrierung mit wasserstoffreichem Wasser vor dem Training senkt den Laktatspiegel im Blut und mindert die sportbedingte Abnahme der Muskelfunktion.[141] Die Wasserstoff-Therapie ist eine effektive, spezifische und innovative Möglichkeit, sportbedingten oxidativen Stress und Sportverletzungen zu behandeln und potenziell die sportliche Leistung zu verbessern.[142]

2012 wurde in einer Studie mit zehn Profifußballern die Auswirkung von wasserstoffreichem Wasser auf die Muskelermüdung bei akuter Belastung untersucht. Die orale Zufuhr von Wasserstoffwasser beugte dem Ansteigen des Blut-Laktatwerts während eines intensiven Trainings vor.

»Als Wettkampfsportler bin ich ständig auf der Suche nach der nächsten Möglichkeit, noch ein paar Sekunden schneller zu laufen. Ich nehme jetzt vor und nach dem Training 1 Wasserstoff-Tablette und habe festgestellt, dass ich deutlich mehr Ausdauer und weniger Entzündungen habe. Ich erhole mich schneller, weil sich aufgrund der verbesserten ATP-Produktion weniger Laktat ansammelt. Das ist meine ultimative Geheimwaffe.« – Michael

Ebenfalls 2012 wurde in einer Studie mit 52 körperlich aktiven Männern die Erhöhung des Blut-pH-Werts mit Wasserstoff getestet. 26 Probanden bekamen jeweils 2 Liter Wasserstoffwasser, die anderen ein Placebo. Nach 14 Tagen war bei der Interventionsgruppe, die das Wasserstoffwasser trank, der Nüchtern-pH-Wert im arteriellen Blut um 0,04 und der pH-Wert nach dem Sport um 0,07 erhöht. Die Nüchtern-Bicarbonate waren ebenfalls deutlich erhöht. Keiner der Probanden stellte Nebenwirkungen fest.[143]

Brennende Muskeln

Unter Stress und bei intensivem Training fühlen sich Muskeln an, als würden sie »brennen«, weil die Azidose einsetzt und Milchsäure produziert wird. Dies führt zu einer latenten Muskelermüdung. Das ist der Nachteil von intensivem körperlichem Training: dieses von der Milchsäure verursachte Brennen und die damit einhergehende Erschöpfung.

In der Studie mit den Profifußballern verhinderte Wasserstoffwasser ein Übermaß an Milchsäure (Azidose) in den Zellen, und es kam zu keinem »Brennen«.

»Ich erlebe das selbst seit vielen Monaten: Kürzlich habe ich während eines intensiven Fahrradtrainings einen 400-Meter-Anstieg auf 500 Meter Strecke bewältigt – ohne dass die Muskeln auch nur ein bisschen gebrannt hätten. Ich war diese Route seit Wochen nicht mehr gefahren. Ich stieg ›kalt‹ aufs Fahrrad und legte insgesamt 800 Höhenmeter zurück – die besagten 400 fiesen Höhenmeter waren der Höhepunkt des Trainings. KEINERLEI Muskelermüdung. KEINE brennenden Muskeln während der Fahrt.« – E. W.

Behandlung von Verletzungen

Das Letzte, was Trainer oder Sportärzte sehen wollen, sind Verletzungen bei ihren Sportlern. Laut Dr. Jeff Schutt können Sportler Oberschenkelverletzungen durch eine Nahrungsergänzung vermeiden, weil Kontraktion und Entspannung der Muskeln von einem ausreichend hohen Magnesiumgehalt in den Zellen abhängig sind. »Ein verkürzter Oberschenkelmuskel ist das Resultat eines Magnesiummangels«, sagt Schutt. Flüssiges Magnesiumchlorid kann einfach auf eine schmerzende Achillessehne gesprüht und eingerieben werden, um die

Schwellung zu lindern. Und ein Magnesiumchlorid-Fußbad ist – außer Dehnübungen – das Beste, das man tun kann, um sich vor Oberschenkel- und anderen Verletzungen zu schützen oder sich davon zu erholen.

Verletzungen sind dennoch ein nahezu unvermeidlicher Teil des Sportlerlebens – ob in Form eines akuten Bänderrisses oder eines einfachen Muskelkaters nach dem Training. So oder so – die meisten sportbedingten Verletzungen können verhindert oder gelindert werden. Jeder Sportler verletzt sich hin und wieder. Es zeichnet den Sportler aus, dass er die Tapferkeit und Disziplin aufbringt, durchzuhalten und positiv und optimistisch zu bleiben, bis er seine volle Leistungsfähigkeit wieder erreicht hat. Wenn sich ein Sportler verletzt, möchte er natürlich erstklassige Versorgung auf dem neuesten Stand der Sportmedizin.

Muskelzerrungen sind häufige Verletzungen bei Sportlern, insbesondere Fußballern und Läufern, meist sind die Beinmuskeln betroffen. Dabei handelt es sich um einen Riss oder Anriss des Muskels, der dazu führt, dass der Sportler je nach Verletzungsgrad einige Zeit pausieren muss. Die Ruptur führt zu Schmerzen, einer Entzündung und dazu, dass man den Muskel nicht mehr kontrahieren kann.[144]

2013 untersuchte eine Studie die Auswirkung einer 2-wöchigen Wasserstoff-Verabreichung auf die biochemischen Entzündungsmarker und die funktionelle Genesung bei männlichen Profisportlern nach einer akuten Weichteilverletzung. Mit Wasserstoff wurden – im Vergleich zu einer Kontrollgruppe – Unterschiede in der Wiederherstellung des Bewegungsradius festgestellt; die orale und äußerliche Wasserstoff-Behandlung führte zur schnelleren Wiederherstellung des Bewegungsradius der verletzten Gliedmaßen in Beugung und Streckung. Die Autoren schlossen daraus, dass die Zugabe von Wasserstoff zu herkömmlichen Behandlungsprotokollen bei männlichen Profisportlern den Heilungsverlauf bei Weichteilverletzungen effektiv unterstützt.[145]

Ein 40-jähriger Mann aus dem japanischen Sasebo berichtet: »Nach der ersten Behandlung hatte ich keine Schmerzen mehr. Ich wachte am nächsten Morgen sehr früh auf und ging ins Badezimmer. Normalerweise sind meine Knie und Knöchel steif und knacken beim Gehen. Jetzt fühlte ich mich anders … jünger. Für 4:30 Uhr war auch mein Geist schon sehr wach! Ich habe mein ganzes Leben lang Sport getrieben. Definitiv habe ich ein paar Abnutzungserscheinungen. Nach ein paar H_2-Behandlungen hat sich mein Golfspiel deutlich verbessert. Geschmeidig und ausdauernd, als wäre ich wieder 20!! Die H_2-Inhalation nach einem Muskelkater war wie ein Wundermittel. Wirklich!!«

Dass das Gasgemisch eine rasche Genesung von Verletzungen bewirkt, die ansonsten Monate dauern – oder im Heilungsprozess stagnieren –, konnte nachgewiesen werden. Dass eine Instabilität von Muskeln und Propriozeptoren mit Wasserstoff innerhalb von Minuten korrigiert werden kann, sollte Trainer, Physiotherapeuten und Ärzte dazu bringen, dieses neue, leistungsstarke Werkzeug zur Reparatur und Verjüngung in Erwägung zu ziehen.

Wasserstoff im Trainingsprogramm

Die meisten Sportler möchten sich auf natürliche Weise von Verletzungen erholen, am besten in Rekordzeit und ohne Medikamente oder chirurgische Eingriffe. Für Ausdauer- und Leistungssport sowie intensives Krafttraining ist eine optimale und ausgewogene Ernährung Voraussetzung, weil der Sport den Körper stark beansprucht. Gute Ernährungsgewohnheiten sollten also zur täglichen Routine jedes Sportlers gehören. Die Ernährung ist ein Faktor, den man kontrollieren und mit dem man das höchstmögliche Leistungspotenzial erreichen kann.

Unabhängig von Ihrem sportlichen Leistungsniveau ist die Behandlung mit langwelliger Infrarotstrahlung eine große Hilfe und Wohltat. Das Liegen auf einer Infrarotmatte bei Tag wie bei Nacht lindert nach intensivem Training Schmerzen und kann sicher und rasch wieder für sportliche Höchstleistungen sorgen.

Das Geheimnis hinter olympischen Erfolgen ist eine höhere Sauerstoffkonzentration in den Zellen, und bislang mussten sich Sportler dafür in großen Höhen aufhalten und dort trainieren. Das ist nun nicht mehr nötig. Man kann sich bequem im Schlafzimmer vorbereiten, ganz ohne EWOT*(exercise with oxygen therapy)*-Training, das es in zwei Formen gibt: Basis- und simuliertes Höhentraining. Sauerstoffreiches Blut ist ein wesentlicher Aspekt für die sportliche Leistungsfähigkeit.

Jod in der Sportmedizin

Bei intensiver sportlicher Betätigung verliert man durch Schwitzen mehr oder weniger Jod – je nach Umweltfaktoren wie Temperatur und Luftfeuchtigkeit. In Regionen mit niedrigem bis mäßigem Jodgehalt in der Nahrung kann der Jodverlust über den Schweiß genauso hoch sein wie der über den Urin. Jod ist für sportliche Höchstleistungen jedoch von entscheidender Bedeutung, denn »ein Jodmangel setzt eine Kaskade energieraubender Effekte in Gang«, schreibt Dr. William Davis. Kennzeichen eines Jodmangels sind Müdigkeit und geringe Kondition – damit möchte man sich auf der Jagd nach Höchstleistungen sicherlich nicht herumplagen.

Natriumbicarbonat in der Sportmedizin

In einem 2010 in *Food and Nutrititon Sciences* erschienenen Artikel heißt es, dass Sportler, die an Wettkämpfen teilnehmen, die zwischen 1 und 7 Minuten dauern – zum Beispiel 100–400 Meter schwimmen oder 400–1500 Meter laufen –, am meisten von Natriumbicarbonat profitieren. Im Bereich Widerstandstraining ergab eine Studie, die 2014 im *Journal of Strength and Conditioning Research* veröffentlicht wurde, bei Kniebeugen und Bankdrücken eine deutliche Leistungssteigerung, wenn die Probanden Natron statt eines Placebos einnahmen. Studien mit Eliteruderern, die zum Beispiel 2 Kilometer auf Zeit zurücklegten, zeigten hingegen keinen oder nur unerheblichen Nutzen. Beim Schwimmen ist das Gegenteil der Fall; Studien mit wiederholten Sprints (entweder 10 Sprints über 50 Meter oder 5 Sprints über 100–200 Meter) haben demonstriert, dass der Leistungsabfall, der bei wiederholten Sprints im Allgemeinen zu erwarten ist, durch Natriumbicarbonat aufgehoben wird.

Fazit

Schon sehr bald wird Wasserstoff-/Sauerstoffgas in der Sportmedizin weitverbreiteten Einsatz finden. Geräte, die auf sichere Art und Weise so viel Gasgemisch (aus Wasserstoff und Sauerstoff) ausstoßen, dass mehrere Sportler gleichzeitig damit versorgt werden können, bieten Schutz vor dem ausgeprägten oxidativen Stress, der mit hochintensiver Betätigung einhergeht. Die Kombinationsbehandlung mit angereichertem Wasser und Inhalation wird sowohl in der Vorbereitung als auch nach dem Training erfolgen und wird die Fitnessindustrie revolutionieren.

Als Sportler möchten Sie vielleicht einen Wasserstoff-Inhalator zu Hause haben, und Profiteams möchten einen an der Seitenlinie parat haben, denn ein leistungsstarker Inhalator sättigt einen frisch verletzten Körper innerhalb weniger Minuten mit wohltuendem Wasserstoff und Leben spendendem Sauerstoff.

Wasserstoff steigert die Leistungsfähigkeit. Er lindert Schmerzen nach intensivem Training und verkürzt die Genesungszeit nach Verletzungen. Wir hätten ahnen können, dass dasselbe Gas, das es ermöglicht, fast 600 Meter tief zu tauchen und dort unten unter Stress zu überleben, auch an der Oberfläche mit seiner lebenserhaltenden Kraft Sportler unterstützen kann.

Wasserstoff-Inhalationstherapie für Stadtbewohner

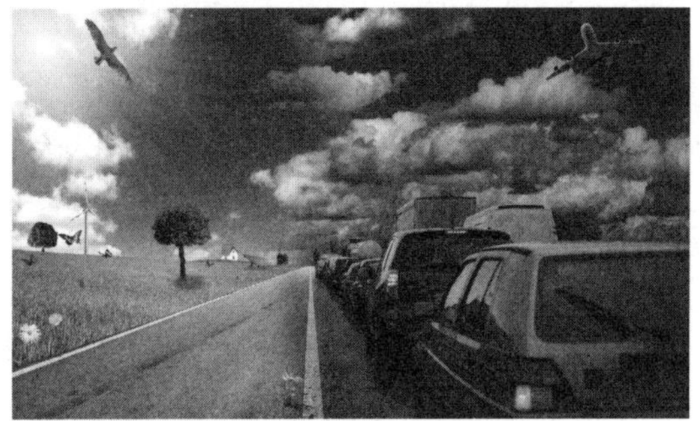

Die Luft, die wir atmen, ist von krebserregenden Substanzen verseucht und sollte inzwischen als krebserregend für den Menschen eingestuft werden, sagt die Weltgesundheitsorganisation (WHO). Es spielt aber eine Rolle, wo man lebt und wo eine Krebserkrankung behandelt wird. Wenn man gegen Krebs kämpft, möchte man sich sicherlich nicht in der Nähe einer verpesteten Stadt aufhalten.

Die WHO hat diesen Monat die Verschmutzung der Außenluft als eine Hauptursache von Krebs beim Menschen eingestuft. »Die Luft, die wir atmen, ist von einer Mixtur aus krebserregenden Substanzen verunreinigt«, sagte Kurt Straif von der Internationalen Agentur für Krebsforschung der WHO. Das bedeutet, wer in urbanen Regionen lebt, ist einem ständigen Strom aus oxidativem Stress ausgesetzt, den Wasserstoff zu bekämpfen hilft.

»Wir wissen heute, dass die Außenluftverschmutzung nicht nur ein großes Gesundheitsrisiko darstellt, sondern auch eine wichtige umweltbedingte Ursache für Todesfälle durch Krebs.« Die Zusammensetzung der Luftschadstoffe und das Ausmaß der Exposition können zwar zwischen den Standorten erheblich schwanken, doch laut der Agentur gelten ihre Schlussfolgerungen für alle Regionen auf der Erde.

Luftverschmutzung erhöht das Risiko für Atemwegs- und Herzerkrankungen. Die Daten von 2010 belegen, dass weltweit 223 000 Todesfälle durch Lungenkrebs auf Luftverschmutzung zurückzuführen sind. Die Krebszahlen steigen weltweit alarmierend an, und noch hat das viele Geld, das Regierungen in den Kampf gegen Krebs stecken, die Krebsepidemie nicht aufhalten können. Ein Grund dafür ist, dass die Luftverschmutzung immer schlimmer wird und sich negative Auswirkungen auf die Gesundheit anhäufen.

Die meisten unserer Krebspatienten haben viele Zahnfüllungen aus Amalgam.

Professor W. Kostler

Quecksilberdämpfe im Mundraum sind eine andere Form der Luftverschmutzung. Alljährlich werden in den USA schätzungsweise 40 Tonnen Quecksilber zu Quecksilber-Amalgam-Zahnfüllungen verarbeitet. »Quecksilber aus Amalgamfüllungen ist neurotoxisch, embryotoxisch, mutagen, teratogen, immunotoxisch und klastogen. Es kann zu Immunschwäche und Autoimmunkrankheiten führen«, schreibt Dr. Robert Gammal.

Die Menschheit hat einen todbringenden Weg eingeschlagen. Es gibt »überwältigende Beweise dafür, das jedes Kind, egal wo in der Welt es geboren wird, nicht erst von Geburt an, sondern schon von der Zeugung an menschengemachten Chemikalien ausgesetzt ist, die seine Fähigkeit, sein volles Potenzial auszuschöpfen, untergraben können – Chemikalien, die die natürlichen Chemikalien beeinträchtigen, welche den Geweben zeigen, wie sie sich den von Mutter und Vater geerbten Genen entsprechend entwickeln und gesunde, vollständige Individuen schaffen sollen«, sagte Dr. Theodora Colborn, leitende Wissenschaftlerin des World Wildlife Fund.

Das Krebsrisiko von Menschen, die chloriertes Wasser trinken, ist um 93 Prozent höher als das jener Menschen, deren Trinkwasser kein Chlor enthält.

U.S. Council of Environmental Quality

Heute ist die Menschheit den höchsten Konzentrationen von Blei, Quecksilber, Arsen, Uran, Aluminium, Kupfer, Zinn, Antimon, Brom, Bismut und Vanadium in der Geschichte ausgesetzt – um nur ein paar der Metalle und weiteren Tausenden von Chemikalien zu nennen, die unsere Umwelt überfluten. Die Konzentrationen sind mehrere Tausend Mal höher als beim Urmenschen.

Die Schwermetalle in unserer Atemluft tragen zur Krebsentstehung bei, indem sie oxidativen Stress auslösen/erhöhen.[146] Oxidativer Stress beschädigt die DNA und kann zu Mutationen führen, die Krebs begünstigen.[147,148,149] Schwermetalle greifen auch in den Prozess der Apoptose (des programmierten Zelltods) ein.[150] Die Apoptose ist unverzichtbar für die sichere Beseitigung von kranken/ungesunden Zellen, einschließlich jener, die kanzerös werden können.

Ihr Arzt wird die Risiken und Gefahren der Medikamente, Tests, Bestrahlungen und chirurgischen Eingriffe, die er empfiehlt, immer herunterspielen. Das ist zu erwarten. Angesichts des Zusammenhangs von Luftverschmutzung und Krebs stellt sich die Frage, an welchem Ort wir uns behandeln lassen. Sind das Krankenhaus und sein Standort für einen Behandlungserfolg geeignet? Wir wissen, wie gefährlich Krankenhäuser in Sachen antibiotikaresistente Keime sind. Aber was ist mit der Luft, die sie umgibt und durchdringt?

Der Wohnort ist entscheidend

Es spielt eine große Rolle, wo Sie leben und wo Sie sich gegen Krebs behandeln lassen. Wählen Sie keine Klinik an einem Ort mit hoher Luftverschmutzung! Das Thema des sicheren Standorts wird allerdings immer komplizierter, weil

Fukushima die gesamte nördliche Hemisphäre bedroht, insbesondere auch in Windrichtung gelegene Regionen wie Nordamerika.

Wenn Sie krank sind und in einer Stadt leben, in der Sie buchstäblich die Luft sehen können, müssen Sie sich über die Ursache Ihrer Erkrankung nicht wundern. Sie liegt in der Luft, die Sie atmen. Das ist vielleicht nicht die einzige Ursache Ihrer Krankheit, aber ein Faktor in der Ätiologie. Jeder Mensch auf diesem Planeten ist Giften ausgesetzt, aber an manchen Orten ähnelt die Situation schon einer Gaskammer.

Als Erwachsene treffen wir Entscheidungen über unseren Wohnort und Arbeitsplatz, das ist eine Tatsache. Aber unsere Kinder haben diesbezüglich keine Wahl, und das ist sehr traurig, weil sie viel anfälliger für umweltbedingte Bedrohungen sind. Es gibt Berichte über eine erhöhte Kindersterblichkeit seit der Kernschmelze in Fukushima vor ein paar Jahren. Laut Daten der Environmental Protection Agency (EPA) herrscht in Los Angeles, Kalifornien, und in Madison County, Illinois, das höchste Krebsrisiko in den USA, gefolgt von Allegheny County, Pennsylvania, und Tuscaloosa County, Alabama. Eine Studie weist darauf hin, dass unsere Atemluft die Insulinresistenz und Entzündungen fördert.[151] Wissenschaftler für Herz-Kreislauf- und Lungenerkrankungen vom Ohio State University Medical Center waren die Ersten, die über einen direkten Zusammenhang zwischen Luftverschmutzung und Diabetes berichtet haben, der schlussendlich zu einem statistisch belegten Anstieg der Krebsraten führt.

Nicht nur die giftigen Medikamente und medizinischen Verfahren gilt es wie die Pest zu meiden, sondern auch die Krebsbehandlungszentren in verschmutzten Stadtzentren. Man hat Kernkraftwerke auf Verwerfungsgebiete gebaut, in der völligen Illusion, dass es schon keine Unfälle geben würde. Und dieselbe Art von Irrsinn führt dazu, dass mitten in Städten Krankenhäuser mit dem schlechtesten Essen und den gefährlichsten Keimen darauf warten, dass Menschen sie betreten.

In der Zukunft werden Heilungszentren an besser geeigneten Orten platziert und geschützt – obwohl sich natürlich die Frage stellt, ob es in naher Zukunft überhaupt noch nicht verschmutzte Gebiete gibt. Wir hätten keine Kernkraftwerke mit unkontrollierbarer und unbeherrschbarer Technologie auf

Verwerfungslinien bauen dürfen, und wir hätten keine großen Innenstadt-Krankenhäuser bauen dürfen, die zu gefährlich sind, um sie zu betreten.

Die meisten Kliniken haben eigene nukleartechnischen Anlagen zur Untersuchung und Behandlung von Patienten. Wer gern vergiftet oder in Stücke geschnitten werden möchte, ist dort richtig, aber für die Heilung von Krebs sollten Maßnahmen angewandt werden, die helfen, statt zu schaden.

Sauerstoff ist ein alimentäres Medikament

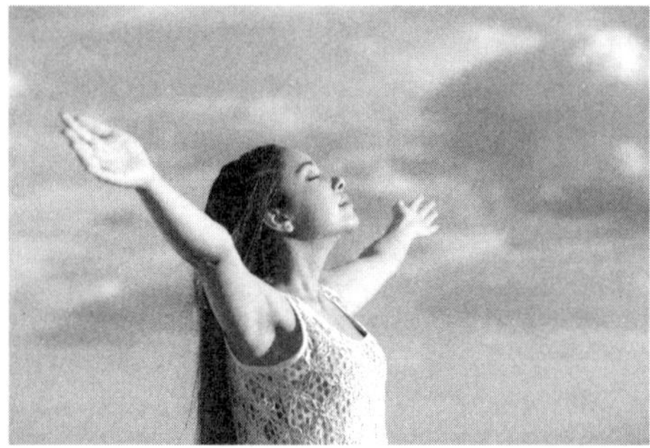

Am Anfang dieses Buchs haben Sie erfahren, dass eine typische Ursache von Krebs eine Hypoxie (Sauerstoffmangel) ist, die Zellen dazu bringt, zu gären und kanzerös zu werden.

Eine geringe Sauerstoffversorgung der Zellen kann viele verschiedene Ursachen haben, und es gibt zahlreiche Methoden, einer Hypoxie vorzubeugen. Wir können unseren Körper mit Sauerstoff bombardieren, um Krebs zu behandeln, und sogar Kohlendioxid-Medizin einsetzen, um sicherzustellen, dass der Sauerstoff in die Mitochondrien der Zellen gelangt, wo er am meisten gebraucht wird.

Die British Lung Foundation sagt: »Das Einatmen von Luft mit einer höheren Sauerstoffkonzentration korrigiert einen niedrigen Sauerstoffgehalt im Blut. Wer sich atemlos und erschöpft fühlt, vor allem in Bewegung, könnte einen niedrigen Sauerstoffspiegel im Blut haben.« Der Sauerstoff, den wir einatmen, ist unerlässlich, um zu überleben. Manche Menschen mit Atemproblemen können sich auf natürlichem Weg nicht ausreichend Sauerstoff zuführen und brauchen ein Sauerstoff-Ergänzungspräparat oder eine Sauerstoff-Therapie. Die Sauerstoff-Therapie erhöht den Energielevel, verbessert den Schlaf und die allgemeine Lebensqualität.

Im Abschnitt über Wasserstoff haben Sie erfahren, wie man Sauerstoff mit Wasserstoff kombiniert. Im nächsten Kapitel stelle ich Ihnen die »Exercise with Oxygen Therapy« (EWOT) vor, die es ermöglicht, Sauerstoff in die Zellen und tief in Tumore zu befördern. Und denken Sie daran, dass Magnesium, Jod, Bicarbonat und Schwefel die Effektivität aller Sauerstoff-Therapien, Entgiftungskuren und Chelat-Protokolle erhöht.

In den letzten Jahren ist der Sauerstoffgehalt (O_2) in der Atmosphäre stärker gesunken, als der C_2-Gehalt durch die Verbrennung fossiler Brennstoffe gestiegen ist. Gleichzeitig ist auch der Sauerstoffgehalt in den Weltmeeren gesunken.

Sauerstoff-Therapien sind heute wichtiger als jemals zuvor. Für das Personal in Krankenwagen hat sich Sauerstoff schon häufig als wahres Wundermittel erwiesen. Sauerstoff ist seit je eine lebensrettende Substanz, und heute können Ärzte (und Patienten selbst) viel mehr Leben retten, weil sie auf sichere Art und Weise viel größere Mengen Sauerstoff verabreichen können. Zu beachten gilt, dass Sauerstoff toxisch ist[152] und nicht immer sicher, aber immer notwendig ist.

Tag für Tag verabreichen Krankenschwestern ihren Patienten Sauerstoff. Sauerstoff ist für alle medizinischen Berufe eine seriöse Arznei. Und er ist für unsere Zellen ein wichtiger Nährstoff, von dem unser Leben in jedem einzelnen Augenblick abhängt. Medizinprofessoren bringen ihren Studenten bei, dass Sauerstoff ein Medikament sei, weil für die Verabreichung ein Arzt erforderlich ist. Ob er nun ein echtes Medikament ist oder nicht – in Krankenhäusern wird er als solches behandelt.

Die FDA betrachtet ihn als Medikament – holen Sie sich also vor Ihrem nächsten Atemzug ein Rezept! Als Medikament gilt alles, was die physiologische Funktion beeinflusst. In der Pharmakologie werden Medikamente eingesetzt, um Krankheiten vorzubeugen, sie zu behandeln, zu heilen oder zu diagnostizieren. Selbst unser Essen gilt für die FDA als Medikament, sobald es irgendwelche gesundheitlichen Ansprüche erfüllt.

Sauerstoff ist in den Augen der FDA ein Medikament wie jedes andere. Das heißt aber nicht, dass sie regelt, was Krankenschwestern routinemäßig ohne besondere medizinische Genehmigung verabreichen. In England gelten strengere Vorschriften für die Verabreichung von Sauerstoff.

Entscheidend ist der Zweck der Anwendung. Wenn wir Sauerstoff einatmen, wie wir das alle ohne Hilfe ständig tun, ist er kein Medikament, aber wenn er zur Behandlung, zur Vorbeugung oder zur Heilung einer Krankheit verabreicht wird, macht ihn das technisch gesehen zur Arznei. Ein Sauerstoff-Konzentrator ist ein medizinisches Gerät, für das aber kein Rezept erforderlich ist.

Überdruckkammern sind hochmoderne, lebensrettende Vorrichtungen zur Behandlung von Krankheiten, die nicht auf Pharmazeutika ansprechen. Hyperbarer Sauerstoff wirkt wie ein Medikament, das bei unterschiedlicher Dosierung unterschiedliche Reaktionen hervorruft. Er ist bei verschiedenen Erkrankungen als Ergänzungstherapie hilfreich, insbesondere für Patienten, die kein EWOT-Training absolvieren können.

Wer mit Sauerstoff Krebs oder irgendeine andere Krankheit behandeln möchte, muss Arzt sein. Wer eine Entzündung, eine Übersäuerung oder einen Sauerstoffmangel behandeln oder einfach nur seine Leistungsfähigkeit und Gesundheit verbessern möchte, braucht kein ärztliches Rezept. Wenn alternative Heiler mit Krebspatienten zu tun haben, behandeln sie nicht den Krebs an sich, denn das wäre illegal, sondern die dem Krebs zugrunde liegenden Erkrankungen.

Dr. Arthur C. Guyton sagt: »Alle chronischen Schmerzen, Leiden und Krankheiten gehen auf einen Sauerstoffmangel auf zellulärer Ebene zurück.« Zu wenig Sauerstoff bedeutet zu wenig biologische Energie, was von leichter Müdigkeit bis zu lebensbedrohlichen Krankheiten führen kann. »Sauerstoff spielt für die richtige Funktion des Immunsystem eine entscheidende Rolle«, so Dr. Parris M. Kidd. Ein Sauerstoffmangel führt auf direktem Weg zu Entzündungen. Chronische Entzündungen spiegeln das Sauerstoffdefizit im Körper wider.

Sauerstoff ist einer der am häufigsten verwendeten therapeutischen Wirkstoffe mit spezifischen biochemischen und physiologischen Eigenschaften, einem bestimmten Bereich wirksamer Dosierungen und klar definierten Nebenwirkungen bei extrem hoher Verabreichung ohne Kohlendioxidgas. Aber er ist kein pharmazeutisches Medikament. Es ist Nahrung!

Bei richtiger und rechtzeitiger Anwendung ist Sauerstoff ein Lebensretter. Er entzieht dem Todesengel seine Opfer. Sauerstoff ist der ultimative Lebensspender.

Heutzutage haben die meisten Menschen nicht genug Sauerstoff im Körper, um die alltäglichen Aufgaben ihrer inneren und äußeren Organe zu unterstützen. Viele von uns haben aus den unterschiedlichsten Gründen einen Sauerstoffmangel. Da jedes belastende Ereignis in unserem Leben die Sauerstoffkonzentration senken kann, ist es nur verständlich, dass Sauerstoff eine große Rolle in einer erfolgreichen Behandlung spielt.

Ein schwerer Sauerstoffmangel (Hypoxie) führt zu Herzproblemen, da er das sympathische Nervensystem überstimuliert und die Herzfrequenz erhöht.

Die Symptome eines Sauerstoffmangels:

1. vermehrte Infektionen
2. Tumore
3. sexuelle Dysfunktion
4. irrationales Verhalten
5. Reizbarkeit
6. Muskelkater und -schmerzen
7. Lungenprobleme
8. Schwindel
9. Depressionen
10. Kopfschmerzen
11. allgemeine körperliche Schwäche
12. Gewichtszunahme
13. Krebs und andere Erkrankungen
14. Müdigkeit und Schlafstörungen
15. Unterdrückung des Immunsystems
16. Kreislaufprobleme
17. schlechte Verdauung
18. Gedächtnisverlust und Konzentrationsstörungen
19. Kater

Die Hauptursache für Krebs ist Sauerstoffmangel

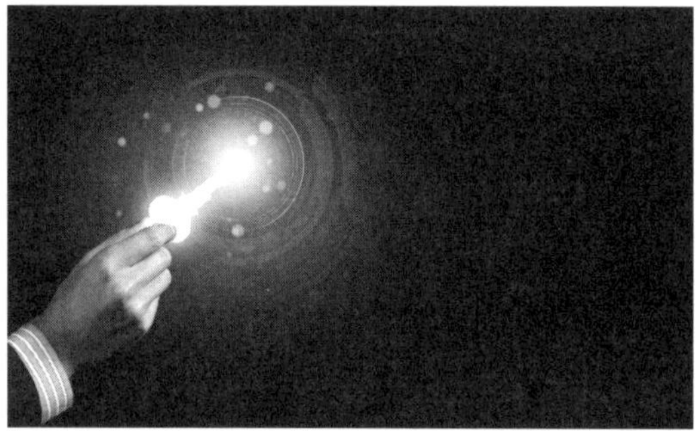

Krebs kann unterschiedliche Ursachen haben, die wichtigste aber ist eine geringe Sauerstoffzufuhr zu den Zellen. Ein niedriger Sauerstoffspiegel in den Zellen ist bei den meisten Krebsformen die Hauptursache für unkontrollierbares Tumorwachstum. Dahin gehende Studienergebnisse stehen im Widerspruch zur weitverbreiteten Annahme, dass genetische Mutationen für das Krebswachstum verantwortlich seien.

»Wissenschaftler haben bestätigt, dass ein langfristiger Sauerstoffmangel in den Zellen der Schlüsselfaktor im Krebswachstum ist«, sagt Ying Xu, Research Alliance Eminent Scholar und Professor für Bioinformatik und computergestützte Biologie am Franklin College of Arts and Sciences. »Ein niedriger Sauerstoffgehalt in einer Zelle führt zur Unterbrechung der oxidativen Phosphorylierung, also der hocheffizienten Methode, mit der die Zellen normalerweise Nahrung in Energie umwandeln. Wenn der Sauerstoffgehalt sinkt, schaltet die

Zelle für die Produktion ihrer Energieeinheiten, ATP genannt, auf Glykolyse um. Die Glykolyse ist eine weit weniger effektive Art der Energiegewinnung, sodass die Zellen noch mehr arbeiten müssen, um noch mehr Nahrung, insbesondere Glucose, zu erhalten, um überleben zu können. Sinkt der Sauerstoffgehalt auf ein gefährlich niedriges Niveau, beginnt die Angiogenese, die Bildung neuer Blutgefäße. Die neuen Blutgefäße liefern frischen Sauerstoff, wodurch der Sauerstoffgehalt in den Zellen und im Tumor steigt und sich das Krebswachstum verlangsamt – jedoch nur vorübergehend.«

Wenn man einer Gruppe von Zellen Sauerstoff entzieht, sterben einige, aber andere schaffen es, ihr genetisches Programm anzupassen. Um zu überleben, entwickeln sie sich zu der Art von Zellen zurück, die vor Jahrmillionen üblich waren, als die Sauerstoffkonzentrationen viel niedriger waren. Tief im Mittelmeer haben Wissenschaftler komplexe Tiere entdeckt, die ganz ohne Sauerstoff leben. Vorher nahm man an, dass nur Viren und einzellige Mikroben langfristig ohne Sauerstoff auskommen.

So gesehen kann Krebs als Rückschritt in der Evolution betrachtet werden, der sich aus einem Milliarden Jahre alten genetischen Werkzeugkasten bedient, der immer noch tief im Genom unserer Zellen eingegraben ist. Die Arten in dieser unterirdischen genetischen Schicht, von Dr. Paul Davies »Metazoa 1.0« genannt, beinhalten Signalwege und genetische Programme, die einst für unsere zellulären Vorfahren, die in einer völlig anderen Umgebung lebten, unverzichtbar waren. Vor einer Milliarde Jahren enthielt die Atmosphäre viel weniger Sauerstoff, weil die Fotosynthese noch nicht so weit entwickelt war, dass sie einen großen Vorrat hätte produzieren können. Am Anfang allen Lebens auf der Erde hatten die Zellen keine andere Wahl, als mit wenig oder ganz ohne Sauerstoff auszukommen – und genau das tun Krebszellen und führen das sogar dann fort, wenn Sauerstoff zur Verfügung steht. Werden sie jedoch mit großen Mengen Sauerstoff geradezu bombardiert, bekommen sie Probleme. Und wie Dr. Warburg feststellte, kehren Krebszellen zur normalen Atmung zurück, wenn sie früh genug entdeckt werden. Dr. Robert Rowan sagt: »Dr. Otto Warburg betonte, dass man eine Zelle nur dann zum Gären bringen kann, wenn ein SAUERSTOFFMANGEL im Spiel ist. 1955 bestätigten die amerikanischen Wissenschaftler

R. A. Malmgren und C. C. Flanigan Warburgs Erkenntnisse. Sie fanden heraus, dass IMMER ein Sauerstoffdefizit herrscht, wenn Krebs entsteht.« Forscher vom MD Anderson Cancer Center der University of Texas entdeckten, dass wichtige regulatorische Moleküle bei Sauerstoffmangel verringert werden, was in vitro wie in vivo zu einem verstärkten Fortschreiten des Krebses führt.
D. F. Treacher und R. M. Leach erklären: »Der Sauerstofftransport aus der Umgebungsluft zu den Mitochondrien einzelner Zellen erfolgt in mehreren Stufen. Das System muss energiesparend arbeiten (unnötige kardiorespiratorische Tätigkeiten vermeiden) und einen effizienten Sauerstofftransport durch die extravaskuläre Gewebematrix ermöglichen. Die Zellen müssen aus der extrazellulären Umgebung Sauerstoff ziehen und diesen im zellulären Stoffwechselprozess effektiv nutzen.« Wie wir in anderen Kapiteln sehen werden, gibt es Cofaktoren für den Sauerstofftransport, darunter einige der lebenswichtigsten Mineralstoffe wie Magnesium, Jod, Eisen, Bicarbonate und Schwefel.

Viele Faktoren können eine Hypoxie (Sauerstoffmangel) hervorrufen. Interessant ist hier der Zusammenhang von Jod, Schilddrüse, Sauerstoff und pH-Wert. Sauerstoff ist unser Benzin, und unsere Schilddrüse zündet den Funken, der das Feuer des Stoffwechsels entfacht. Eine Schilddrüsenunterfunktion erhöht den Sauerstoffbedarf, behindert den Stoffwechsel und zwingt uns, mehr zu atmen, was wiederum den Sauerstoffbedarf erhöht. Wir können so sofort mehr Energie zur Verfügung haben, aber die Sauerstoffkosten sind hoch. Unser Motor wird überlastet, um die »verschmutzten Zündkerzen« unserer Schilddrüse und Nebenschilddrüse wettzumachen.

Ein Mangel an Schilddrüsenhormonen/Jod führt zur Abnahme der Fett-, Protein- und Kohlenhydratverwertung. Da bei einem Jodmangel die Verbrennung unserer Nahrung nicht effektiv abläuft, ist mit einer Beeinträchtigung von Sauerstoff und CO_2 zu rechnen. Auch ein Magnesiumdefizit, das heutzutage weitverbreitet ist, beeinträchtigt die Sauerstoffzufuhr. Rote Blutkörperchen (Erythrozyten) mit einem zu geringen Magnesiumgehalt geraten außer Form. In den Zellen ist ein Magnesiummangel noch weit häufiger, und dort beeinträchtigt er die Mitochondrien, die Zentren der Zellatmung, an der sowohl O_2 als auch CO_2 beteiligt sind.

»Aber heute kann niemand sagen, er wisse nicht, was Krebs und seine primäre Ursache ist. Im Gegenteil: Es gibt keine Krankheit, deren primäre Ursache besser bekannt ist, und Unwissenheit kann nicht mehr als Ausrede gelten«, sagte Otto Warburg auf einem Treffen von Nobelpreisträgern am 30. Juni 1966. Warburg, einer der führenden Biochemiker des 20. Jahrhunderts, bekam 1931 den Nobelpreis für Physiologie oder Medizin zugesprochen. Im Lauf seiner Karriere wurde er insgesamt 47-mal für den Nobelpreis vorgeschlagen. Manche Leute verteidigen ihre Ignoranz mit der Aussage, man könne sich nicht auf Wissenschaftler verlassen, die vor Jahrzehnten tätig waren, und Physiker fordern gar, man sollte Einstein und Galileo vergessen.

50 Jahre später liegen die Onkologen noch immer falsch, und selbst in der Alternativmedizin gibt es einige, die in diesem entscheidenden Punkt die Wahrheit nicht erkennen wollen. Bislang wurde zu wenig unternommen, um den Zusammenhang zwischen Hypoxie und Krebs zu untersuchen. Die Krebsforschung hat sich zu sehr auf die Entwicklung von Medikamenten konzentriert, die genetischen Mutationen entgegenwirken, die mit einer bestimmten Art von Krebs einhergehen. Dieser kostspielige Fehler ist für die Schmerzen, das Leid und den Tod von Millionen verantwortlich.

Alle Therapien sollten sich auf die Faktoren konzentrieren, die die Sauerstoffzufuhr zu den Zellen erhöhen, aber in solche Ansätze wird kaum Geld investiert. Die grundlegendste Ursache von Krebs ist seit über einem halben Jahrhundert bekannt, und dennoch schießt die Onkologie nach wie vor am Ziel vorbei. Sie verwendet nicht nur Testverfahren und Behandlungsansätze, die Krebs verursachen, um Krebs zu heilen, sondern diese Therapien verschlimmern den Sauerstoffmangel noch mehr und führen in einen noch ernsteren hypoxischen Zustand.

Dr. Warburg wies nach, dass Zellen immer kanzerös gemacht werden können, wenn man sie eine Zeit lang einem Sauerstoffmangel aussetzt.[153] Krebszellen überleben mithilfe eines energieerzeugenden Prozesses, für den eine sauerstoffarme Umgebung von Vorteil ist. Krebszellen und Hefen nutzen die anaerobe Atmung zur Energiegewinnung. Anaerob heißt »ohne Sauerstoff«. Warburg fand heraus, dass man die Gärung rückgängig machen kann, indem man einfach Sauerstoff hinzufügt – das muss aber früh genug erfolgen. Eine geringe

Sauerstoffversorgung beschleunigt das Fortschreiten des Tumors und die Metastasierung, was – unabhängig davon, welche Krebstherapie angewandt wird – zu einer schlechteren Prognose führt.

Medizinwissenschaftler wissen, dass die Apoptose von T-Leukämie- und B-Myelom-Krebszellen von hyperbarem Sauerstoff herbeigeführt werden kann. Verringert sich der Sauerstoffgehalt einer Zelle um 35 Prozent ihres normalen Bedarfs, stirbt diese Zelle entweder ab oder wird rasch kanzerös, wenn sie zu gären beginnt. Die Ausbreitung von Krebsmetastasen verhält sich umgekehrt proportional zum Sauerstoff- und Säuregehalt in den und rund um die Krebszellen. Je mehr Sauerstoff zur Verfügung steht, umso langsamer breitet sich Krebs aus. Je weniger Sauerstoff zur Verfügung steht und je höher der Säuregrad ist (höherer Milchsäuregehalt), umso schneller breitet sich Krebs aus und umso schwieriger wird es, ihn zu beseitigen – selbst mit den toxischsten Formen der Chemotherapie.

Was hier passiert: Der hohe Säuregrad hemmt die Oxidation. Mit zunehmender Alkalinität erhöht sich die Oxidationsrate sogar drastisch, weil viel mehr Sauerstoff zur Verfügung steht. In einem sauren Milieu ist der oxidative Prozess in den Mitochondrien eingeschränkt, und wenn das Milieu basischer wird, wird die Gärung, die Krebszellen nutzen, beeinträchtigt.

Laut Dr. Warburg führt eine geschädigte Zellatmung zur Gärung, die in einem niedrigen pH-Wert (Azidität) auf zellulärer Ebene resultiert. »In jedem Fall lässt während der Krebsentstehung die Sauerstoffatmung nach, es kommt zur Gärung, und die hochdifferenzierten Zellen verwandeln sich in gärende Anaerobier, die alle ihre Körperfunktionen verloren haben und nur noch die nun nutzlose Fähigkeit zum Wachstum und zur Replikation beibehalten.« Wenn also die Atmung endet, endet nicht immer das Leben, aber der Sinn des Lebens ändert sich. Was bleibt, ist eine wachsende Bestie, die den Körper, in dem sie wächst, zerstört.

Die Warburg-Hypothese zur Entstehung von Krebs postuliert, dass die Ursache der Tumorentstehung eine unzureichende Zellatmung ist, die durch eine Schädigung der Mitochondrien verursacht wird. Anders ausgedrückt: Statt in vollem Umfang zu atmen, wenn ausreichend Sauerstoff zur Verfügung stünde, gären Krebszellen. Krebs ist eine Stoffwechselerkrankung, bei der eine durch defekte Mitochondrien verursachte Gärung zu vermehrtem Anabolismus und verringertem Katabolismus führt.

Hypoxie oder Anoxie resultiert in einem drastisch verringerten Adenosintriphosphat(ATP)-Spiegel. Die Hypoxie stimuliert die Ersetzung des verloren gegangenen ATP. Wenn eine Zelle überleben (nicht den Zelltod erleiden) möchte, muss sie auf Gärung umschalten, und das tut sie. Wenn Sauerstoff knapp wird, ist die mitochondriale oxidative Phosphorylierung (OxPhos) eingeschränkt, und Pyruvat wird stattdessen in Laktat umgewandelt, was die sauren Bedingungen noch verschärft und Krebs fördert.

Die Menge an Sauerstoff, die eine Zelle erhält, ist für ihre Gesundheit von entscheidender Bedeutung. In den meisten Geweben erreicht der Sauerstoffgehalt keine 20 Prozent. In der Lunge liegt er bei etwa 14,5 Prozent, und im peripheren Gewebe kann er bei nur 3,4–6,8 Prozent liegen. Mit dem Begriff »physiologische Normoxie« wird eine Sauerstoffversorgung zwischen 3 und 7 Prozent bezeichnet.

Zu einer pathologischen Hypoxie kann es kommen, wenn Blutgefäße verloren gehen oder sich verschließen oder wenn – bei bestimmten Krebsarten – das Gefäßsystem undicht und mangelhaft ist. In diesen Fällen liegt die Sauerstoffkonzentration zwischen 0,3 und 4,2 Prozent, neigt aber dazu, unter 2 Prozent zu sinken. Beim niedrigsten Sauerstoffgehalt oder dem völligen Fehlen von Sauerstoff spricht man von einem anaeroben Milieu. Viele Mikroorganismen, einschließlich der Bakterien im Verdauungstrakt und auf dem Meeresboden, gelten als anaerobe Spezies. Schon die kleinste Spur von O_2 würde viele von ihnen abtöten. Die Wissenschaft sollten diese Mikroorganismen in einer absolut sauerstofffreien Umgebung untersuchen.

Dr. Rockwell von der Yale University School of Medicine in den USA untersuchte maligne Veränderungen auf zellulärer Ebene. Er schrieb: »Die physiologischen Auswirkungen von Hypoxie und die damit verbundenen Unzulänglichkeiten im Mikromilieu erhöhen die Mutationsraten, selektieren Zellen, denen normale Signalwege des programmierten Zelltods fehlen, und tragen zur Entstehung eines zunehmend invasiven und metastatischen Phänotyps bei.«

In der Ausgabe vom 13. März 2008 der Fachzeitschrift *Nature* erschienen zwei Artikel, die Warburgs Theorien erneut bestätigten. Forscher vom Beth Israel

Deaconess Medical Center (BIDMC) und von der Harvard Medical School fanden heraus, dass der Stoffwechselvorgang, der als Warburg-Effekt bekannt ist, für das schnelle Wachstum eines Tumors essenziell ist. Sie identifizierten die M2-Form von Pyruvatkinase (PKM2), einem am Zuckerstoffwechsel beteiligten Enzym, als wichtigen Mechanismus hinter diesem Prozess.

»Wir haben nachgewiesen, dass diese Hypoxie zur Herunterregelung der Enzyme Drosha und Dicer führt, die für die Produktion von MicroRNAs (miRNAs) erforderlich sind. MiRNAs sind Moleküle, die von der Zelle natürlich exprimiert werden und eine Vielzahl von Genen regulieren«, sagte Dr. Anil Sood, Professor für gynäkologische Onkologie, Reproduktionsmedizin und Krebsbiologie. »Auf funktionaler Ebene resultiert dieser Prozess in einer gesteigerten Krebsprogression, wenn er auf zellulärer Ebene untersucht wird.«

Dr. Robert J. Gillies und sein Team von der Wayne State University School of Medicine berichteten: »In allen Fällen war der peritumorale pH-Wert sauer und heterogen, und die Regionen mit der stärksten Tumorinvasion entsprachen den Bereichen mit dem niedrigsten pH-Wert.«[154] Die orale Verabreichung von Natriumbicarbonat konnte in einem präklinischen Modell den peritumoralen pH-Wert erhöhen und das Tumorwachstum hemmen. Bicarbonate sollten Teil jedes Behandlungsplans von Krebspatienten sein.

Sauerstoff stimuliert das Wachstum neuer Blutgefäße in Tumoren, was nach allgemeiner Meinung bei Krebs zur Metastasierung und genetischen Instabilität führt.[155] Nach dieser Theorie verbessert das Einatmen von Sauerstoff oder die Anreicherung von hypoxischem (sauerstoffarmem) Krebsgewebe mit Sauerstoff die Therapieresultate. Statt das Wachstumspotenzial eines Tumors anzukurbeln, wird das Gegenteil bewirkt: Die Krebszelle wird von innen her geschwächt, was sie anfälliger für Bestrahlungs- oder andere Therapien macht. Krebszellen kämpfen ums Überleben, aber Sauerstoff macht sie für jede andere Krebstherapie anfällig. Sauerstoffarme Krebsformen sind dreimal resistenter gegen Strahlentherapien. Die Wiederherstellung des Sauerstoffniveaus einer normalen Zelle macht die Tumore dreimal sensitiver für die Behandlung.

Wissenschaftler vom UT Southwestern Medical Center unter Leitung von Dr. Ralph Mason berichteten in *Magnetic Resonance in Medicine*, dass in einem bestrahlten Tiermodell die Bekämpfung von hypoxischen und aggressiven Tumoren mit einer »Sauerstoff-Provokation« – Sauerstoff-Inhalation unter Beobachtung der Tumorreaktion – mit einer Verzögerung des Tumorwachstums einherging.[156]

Forscher vom University of Colorado Cancer Center vermeldeten: »Es scheint, als würde ein Tumor, dem Sauerstoff entzogen wird, schrumpfen. Zahlreiche Studien haben jedoch gezeigt, dass die Tumorhypoxie, bei der Teile des Tumors deutlich verringerte Sauerstoffkonzentrationen aufweisen, mit einem aggressiveren Tumorverhalten und einer schlechteren Prognose einhergeht. Anscheinend signalisiert der Sauerstoffmangel, der üblicherweise entsteht, wenn ein Tumor über seine Blutversorgung hinauswächst, dem Tumor, zu wachsen und auf der Suche nach neuen Sauerstoffquellen zu metastasieren, statt den leicht hypoxischen Bedingungen nachzugeben. Hypoxischer Blasenkrebs etwa bildet wahrscheinlich Metastasen in der Lunge, die häufig zum Tod führen.«[157]

Laut einem Wissenschaftlerteam unter der Leitung von Dr. Bradley Wouters von der University of Toronto sind Tumore mit großen sauerstoffarmen Bereichen mit einer schlechten Prognose und einem schlechten Ansprechen auf die Behandlung verbunden.[158] Nicht alle Tumorbereiche sind bezüglich ihrer Sauerstoffkonzentration gleich. Eine klinisch bedeutsame Folgerung daraus ist, dass Tumore mit großen sauerstoffarmen Bereichen (sogenannte hypoxische Regionen) mit einer schlechten Prognose und einem schlechten Ansprechen auf die Behandlung einhergehen.

Dr. Paolo Michieli und Kollegen von der medizinischen Fakultät der Universität Turin fanden heraus, dass Tumore für ihre Ausbreitung sogar auf die Hypoxie angewiesen sind. Die Hypoxie ist ein wichtiger Faktor für das Fortschreiten von Tumoren, ein Charakteristikum bösartiger Tumore und der Tumorprogression.[159]

Dr. Chiang und Kollegen vom Burnham Institute for Medical Research: »Unter hypoxischem Stress schalten Zellen zunächst die energieintensivsten Prozesse wie das Wachstum ab.«[160]

In einem anderen Kapitel gehe ich näher auf ein weiteres zentrales Thema von Otto Warburg ein: »Wenn das innere Milieu von sauer und sauerstoffarm auf alkalin und sauerstoffreich wechselt, können Viren, Bakterien und Pilze nicht überleben.« Es ist eine Tatsache, dass diese Infektionen eine weitere häufige Ursache von Krebs sind.

Anmerkung: Es ist interessant, was Dr. Johanna Budwig zu diesem Thema schrieb: »Von Helmholtz hatte versucht, mehr Sauerstoff in die Zelle zu bekommen. Er zeigte, dass asphyktisch gewordene Tauben (das heißt, die Tauben wurden so gefüttert, dass die Sauerstoffaufnahme blockiert ist) schneller sterben, wenn sie mit mehr Ozon oder Sauerstoff behandelt werden – und das ist auch heute noch der Fall. Wird die ›Sauerstoffbombe‹ an einem Patienten mit Sauerstoffmangel angewandt, stirbt diese Person schneller.« Dr. Budwig fährt fort: »Ohne Fettsäuren können die Atmungsenzyme nicht funktionieren. Der Mensch erstickt, selbst wenn er sauerstoffreiche Luft bekommt. Ein Mangel an diesen hoch ungesättigten Fettsäuren beeinträchtigt viele lebenswichtige Funktionen. Zunächst verringert er die Versorgung der Person mit verfügbarem Sauerstoff. Ohne Luft und Nahrung können wir nicht überleben, und ohne diese Fettsäuren auch nicht.«

In meiner Abhandlung »Oxygen can be Dangerous but is Necessary« habe ich geschrieben, dass *The Lancet* im April 2018 Beweise dafür präsentierte, dass eine großzügige Sauerstoffverabreichung an akut erkrankte Patienten das Sterberisiko bei Sepsis, Schlaganfall, Herzstillstand sowie Traumata und Notoperationen erhöht.

Der Behandlungsplan der natürlichen Allopathie entspricht diesen Erkenntnissen und berücksichtigt viele Faktoren, die Sauerstofftransport und -absorption fördern. Wir empfehlen, künftig immer Wasserstoff mit Sauerstoff zu mischen, wie es bei CO_2 bereits der Fall ist.

Wasserstoff macht Sauerstoff aus mehreren Gründen sicherer. Zunächst brauchen wir für die Heilung weniger Sauerstoff, wenn auch Wasserstoff verfügbar ist. Tiefseetaucher atmen beispielsweise bis zu 96 Prozent Wasserstoff und nur 4 Prozent Sauerstoff ein. Wasserstoff verwandelt selbst die garstigsten freien Radikale in Wasser.

Sauerstoff ist in seiner Fähigkeit, Leben zu schenken oder zu nehmen, unschlagbar. Das gilt für Krebszellen genauso wie für gesunde menschliche Zellen. Sauerstoff kann heilen, und er kann töten und ist deshalb perfekt bei Infektionen aller

Art. Das weiß jeder, der Sauerstoff anwendet. Man kann nicht für immer körperlich auf diesem Planeten sein, aber mit ausreichend Sauerstoff können wir jung bleiben, bis unsere Zeit abgelaufen ist!

Sauerstoff kann zwar nicht jeden retten, er ist aber – zusammen mit seiner Schwester CO_2 – das Herzstück des Lebens. Es gibt im Leben nichts Grundlegenderes. Kohlendioxid und Sauerstoff geben uns das, was wir für den Kampf gegen Krebs und andere schwere Erkrankungen brauchen. Der einzige sichere Weg, Sauerstoff in einer so großen Dosis zu verwenden, damit alle Krebszellen abgetötet werden, ist die Kombination mit Kohlendioxid.

EWOT - Kombination aus Sauerstoff und Sport

Michael White, einer der führenden Experten auf dem Gebiet der Atmung, entwickelte das beste und preisgünstigste EWOT*(exercise with oxygen therapy)*-System. Ich selbst habe Trainingsmasken und Sauerstoffbeutel von drei Herstellern ausprobiert und finde seine am besten – dabei sind sie rund 1000 Dollar günstiger. Ein komplettes Set aus 500-Liter-Beutel und 5-Liter-Sauerstoffkonzentrator ist für 1529 US-Dollar erhältlich, ein 900-Liter-Beutel kostet 200 Dollar mehr. Und wer mit einem gebrauchten, runderneuerten Sauerstoffkonzentrator zufrieden ist, kann ein komplettes System für nur 1170 Dollar bekommen. Das macht die EWOT-Technologie für mehr Menschen erschwinglich.

Bei jedem Krebsmedikament bleiben einige Krebszellen zurück, die gegen dieses Mittel resistent sind. Der Feind Krebs ist anpassungsfähig, wenn er mit chemischen Pharmazeutika bekämpft wird, aber bei der Verwendung von Sauerstoff ist das nicht der Fall, insbesondere wenn man ihn mit Natriumbicarbonat aus der Bahn wirft.

Krebs ist keine homogene Erkrankung, es gibt ihn in vielen, völlig unterschiedlichen Formen. Deshalb ist die Suche nach *dem* universellen Heilmittel bei Krebs so schwierig. Indem man ihn aber mit Sauerstoff bombardiert und ihm mit Glucoseentzug und Bicarbonaten den Boden unter den Füßen wegzieht, kann man alle Formen von Krebs und alle Mutationen in einem Tumor effektiv bekämpfen.

EWOT ist eine einfache Methode, um den Zellen auf sichere Weise Sauerstoff in großen Mengen zuzuführen, weil wir während des sportlichen Trainings viel

Kohlendioxid produzieren. Innerhalb von 15 Minuten können wir die Zellen öffnen, damit sie entgiften können, während sie gierig Sauerstoff aufnehmen.

Die EWOT-Technik verspricht viel bessere therapeutische Resultate als kostspielige, unkomfortable Überdruckkammern. Bei der EWOT wird hochdosierter Sauerstoff eingeatmet, während man sich sportlich betätigt. Durch den höheren Sauerstoffgehalt in der Lunge entsteht größerer Druck, der den Sauerstoff in die Lungenkapillaren presst. Durch das Training kommt der Kreislauf schneller in Schwung, sodass mehr Sauerstoff transportiert wird. Anfangs steigt der Sauerstoffdruck in den Venen, weil mehr Sauerstoff durch das Venensystem gepumpt wird. Genau dieser Sauerstoff ermöglicht es den Kapillaren, den Transfermechanismus zu reparieren.

In seinem Buch *The Oxygen Revolution* liefert Dr. Paul Harch detaillierte Berichte aus erster Hand über die heilende und regenerative Wirkung der hyperbaren Sauerstoff-Therapie (*hyperbaric oxygen therapy*, HBOT). Für alle, die keinen Sport treiben können, ist HBOT eine effektive Therapie. Mehr Sauerstoff zuzuführen, ist fast immer eine gute Idee, aber Sauerstoff ist nicht immer sicher, wenn nicht ausreichend CO_2 und Wasserstoff vorhanden sind.

EWOT leistet alles, was auch HBOT leistet, und noch viel, viel mehr. Die HBOT erreicht nicht die Sauerstoffschwelle, ab der eine umfassende, tiefgehende und schnelle entzündungshemmende Wirkung eintritt. Bei der HBOT sind Stunden nötig, um die Resultate zu erzielen, die man mit einer 15-minütigen Trainingseinheit mit EWOT erreicht, wenn man einen Beutel mit großem Sauerstoffvorrat verwendet, statt die Luft direkt aus einem Sauerstoffkonzentrator einzuatmen.

Der deutsche Wissenschaftler Dr. Manfred von Ardenne, ein Schüler von Otto Warburg, erfand die Sauerstoff-Mehrschritt-Therapie. Warburg hatte nachgewiesen, dass Krebs nur in einem sauerstoffarmen Milieu entstehen kann. Krebs ist anaerob. Dr. von Ardenne führte rund 150 Studien über die Kombination von Bewegung und Sauerstoff durch.

Krebs ist ein Begriff, er ist eine Krankheit. Er hat Ursachen, Merkmale und sogar einen Zweck, den es zu verstehen gilt, um unsere toxischen Belastungen zu überleben. Der am schwersten zu verstehende Aspekt von Krebs ist seine Beziehung zu uns, zu unserem Stress und unserem Bewusstsein. Leicht zu verstehen ist jedoch, dass Sauerstoffentzug die primäre Ursache und das primäre Charakteristikum von Krebs ist und dass man mit Sauerstoff diese lebensbedrohliche Krankheit behandeln kann. In bestimmten empfindlichen Körperregionen, in denen sich Giftstoffe in hoher Konzentration ansammeln, ist die Sauerstoffkonzentration niedriger. Da sich Krebszellen wie Pilzzellen von Schwermetallen und Chemikalien ernähren, ist in Krebszellen oft oder sogar immer Quecksilber vorhanden.

Der pH-Wert ist ein Maß für den Sauerstoff in der Zellenergie, und wenn wir oder bestimmte Organe sauren Bedingungen ausgesetzt sind, sinkt der Sauerstoffgehalt, und es entsteht schnell Krebs. Denken Sie daran: Ohne Sauerstoff gibt es keine Entgiftung. Wenn wir einen Sauerstoffmangel haben, sammeln sich Gifte an und verstopfen die Zellen und Zellwände.

Bestimmte Lebensformen verabscheuen Sauerstoff

Mikroben und Krebszellen können in hohen Sauerstoffkonzentrationen nicht lange überleben. Deshalb werden diese anaeroben Viren, Bakterien und Krebszellen wie bei General Custers letztem Gefecht ausgelöscht. Umzingelt von Sauerstoff können sie nirgendwo mehr hin – ihre Existenz endet. Daran gibt es nur ein einziges Problem: Sauerstoff kann das nicht alleine bewerkstelligen! Ohne Kohlendioxid würden wir den Patienten umbringen.

Reiner Sauerstoff ist zwar toxisch, in Begleitung von reichlich Kohlendioxid hat er jedoch keinerlei Toxizität. Der Körper hat die wunderbare Fähigkeit, diese Gase ins Gleichgewicht zu bringen, und deshalb ist Sport so gesund und EWOT therapeutisch so erfolgreich. Wir können unseren Körper mit Sauerstoff fluten, weil wir so viel Kohlendioxid produzieren, und so kann mehr Sauerstoff in die Zellen transportiert werden.

Wenn wir die Versorgung mit dieser für das Leben und die Reparatur unserer Gewebe essenziellen Substanz verbessern, hat der Körper eine höhere Chance, Krankheiten zu korrigieren. Der Durchbruch der EWOT besteht darin, dass sie den arteriellen Druck wieder auf ein jugendliches Niveau anhebt. Sind die Tore zu mehr Sauerstoff in den Kapillaren erst einmal aufgestoßen und wir fahren mit der täglichen Behandlung fort, werden die Resultate dauerhaft – das heißt, die Krebszellen und alle unsere gesunden Zellen werden vermehrt Sauerstoff ausgesetzt und sind gezwungen, mit diesem zu leben. Gesunde Zellen freuen sich darüber, den Krebszellen geht es nicht so gut.

In 15 Minuten in den zellulären Himmel

Innerhalb einer Viertelstunde kann man die Tore der Zellen aufstoßen, wodurch sie entgiften können, während sie gierig Sauerstoff aufnehmen. Je mehr Sauerstoff wir in unserem System haben, umso mehr Energie produzieren wir und umso gesünder sind wir. Sauerstoff ist die Lebensquelle aller Zellen. Eine Medizin, die das Augenmerk auf die Erhöhung des Sauerstoffgehalts in den Kapillarbetten richtet, ist therapeutisch von großem Wert. Ein Sauerstoffmangel führt zu beeinträchtigter Gesundheit, zu Krankheiten und zum Tod.

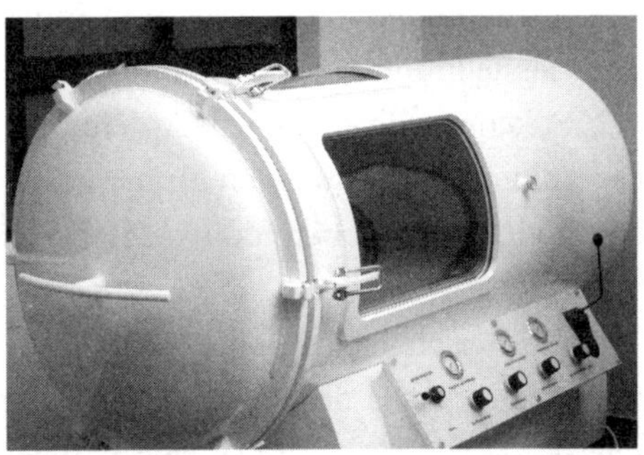

Jeder kann ganz einfach einen Staustrahl zünden oder erschaffen, mit dem Sauerstoff in die Zellen getrieben wird. Die Intensität, mit der die Tore der Zellwände aufgestoßen werden, erlaubt es, dass Sauerstoff hinein- und Gifte hinausgelangen. Mit dem Sauerstoff sorgen wir für Leben und Energie, und gleichzeitig machen wir Hausputz. Die Sauerstoff-Medizin ist die fundamentalste Medizin überhaupt, weil wir mit dem essenziellen Lebenselement arbeiten, das wir jede Sekunde unseres Lebens in konstantem Strom brauchen.

Natürlich müssen wir uns bewegen, auch wenn es manchmal anstrengend ist. Krebspatienten im Endstadium sind dazu möglicherweise nicht mehr in der Lage – dann gibt es immer noch die Behandlung mit hyperbarem Sauerstoff, die den Weg zur Heilung unheilbarer Krankheiten (die nur aus pharmazeutischer Sicht tödlich sind) geebnet hat, sie ist aber kostspielig und umständlich.

Dr. von Ardenne über Krebs, Entzündungen und Sauerstoff

Professor von Ardenne erkannte, wie Entzündungen den Sauerstofftransport zu den Zellen beeinträchtigt. Die moderne Form der EWOT führt dazu, dass sich die Kapillaren wieder weiten, die vom Sauerstoffdefizit (aufgrund hohen Alters, Krankheit, Entzündungen) verengt worden waren. »Zur Wiedererweiterung kommt es nach der erhöhten Sauerstoffaufnahme im Blut und einer verbesserten Sauerstoffverwertung des menschlichen Gewebes über eine bestimmte Zeit.« Die EWOT trägt dazu bei, Entzündungen zu beseitigen, indem sie die Blutzufuhr zu den Geweben wiederherstellt und es diesen ermöglicht, zum normalen aeroben Stoffwechsel zurückzukehren. Professor von Ardenne zeigte, dass Stress persistente Entzündungen ankurbelt und so einen immer größeren Anteil des Körpers und der Muskeln in einen anaeroben Stoffwechsel versetzt – insbesondere mit zunehmendem Alter.[161]

»Anhand von neunzehn Beispielen zeigte sich, dass verschiedene Arten von Stress den arteriellen Sauerstoffpartialdruck (pO_2) über einen bestimmten Zeitraum deutlich verringern. Messungen des Ausmaßes und des zeitlichen Verlaufs dieses charakteristischen Werts sollten für die Kontrolle der Stressauswirkungen nützlich sein. Deshalb ist die permanente Wiederanhebung des arteriellen pO_2-Ruhewerts die Methode der Wahl zur Bekämpfung von Stressauswirkungen.«

Die EWOT zielt speziell auf Entzündungen der Kapillaren ab, und zwar mit einem wahren Sauerstoffbombardement – der im Plasma gelöste Sauerstoffgehalt ist fünfmal so hoch, wie es im ursprünglichen Konzept der Sauerstoff-Mehrschritt-Therapie von Dr. von Ardenne möglich war.

Ursachen von Hypoxie

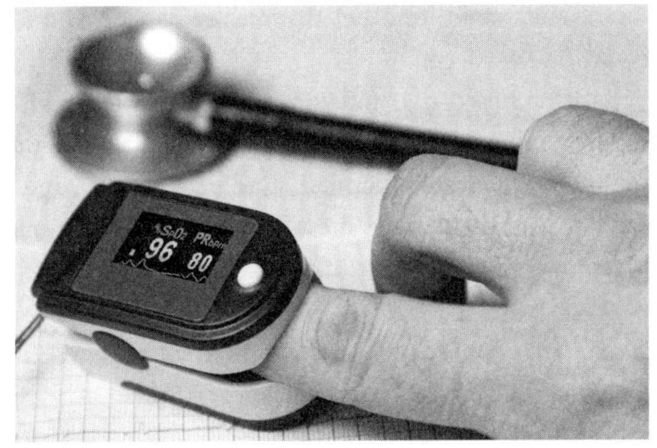

Einen unzureichenden Sauerstofftransport zu den Zellen zu erkennen, kann im Anfangsstadium schwierig sein, weil die klinischen Anzeichen häufig unspezifisch sind. Fortschreitende Stoffwechselazidose, Hyperlaktatämie und sinkende gemischtvenöse Sauerstoffsättigung (SvO_2) sowie organspezifische Komponenten[162] werden nicht bemerkt, bis es zu spät ist und es zu schweren Erkrankungen kommt.

Aus der Perspektive der Intensivmedizin konstatieren Dr. R. M. Leach und Dr. D. F. Treacher: »Prävention, Früherkennung und Korrektur von Gewebehypoxie sind deshalb erforderliche Fertigkeiten für die Behandlung kritisch kranker Patienten, und dafür müssen Sauerstofftransport, -zufuhr und -verbrauch verstanden werden.«[163]

Ohne Sauerstoff können unser Gehirn, unsere Leber und andere Organe binnen Minuten Schaden nehmen. Eine Hypoxämie (verminderter Sauerstoffgehalt im Blut) kann zu Hypoxie (verminderter Sauerstoffgehalt in den Geweben) führen, wenn das Blut nicht ausreichend Sauerstoff in die Gewebe befördert, um ihren Bedarf zu decken. Manchmal wird der Begriff »Hypoxie« für beide Probleme verwendet.

Forscher fanden heraus, dass ein Anstieg von 1,2 metabolischen Einheiten (Sauerstoffverbrauch) mit einem verringerten Risiko, an Krebs zu sterben, verbunden war, insbesondere bei Lungen- und Magen-Darm-Krebs. Deshalb sollten wir uns mit Hypoxie befassen. Es gibt viele Gründe dafür, dass der Sauerstoffgehalt in den Zellen sinkt, und bei chronisch Kranken können einer oder mehrere dieser Gründe vorliegen.

Strahlungsexposition führt aufgrund von oxidativem Stress zu Hypoxie. Nach einer Bestrahlungstherapie gegen Krebs treten häufig lokale Rezidive und Fernmetastasen auf, die tödlich sein können. Radiochemische und -biologische Untersuchungen haben ergeben, dass diese Probleme auf eine tumorspezifische Hypoxie der Mikroumgebung zurückzuführen sind.[164]

> Jedes Element, das die Sauerstofftransportkapazität des menschlichen Körpers gefährdet, fördert das Krebswachstum.

Eine chronisch verstopfte Nase kann zu schlechtem Schlaf, Schlaflosigkeit oder sogar zu Schlafapnoe führen, einer chronischen Erkrankung, bei der während des Schlafens der Sauerstoffgehalt so weit abnimmt, dass Herz und Gehirn nicht mehr genügend Luft bekommen, um richtig zu funktionieren.

Professor Lum schrieb in seinem Bericht »The syndrom of habitual chronic hyperventilation« (erschienen in *Modern Trends in Psychosomatic Medicine*): »Die meisten Autoren, mit Ausnahme von Rice (1950), beschrieben die klinische Präsentation von Hyperventilation als eine Manifestation eines zugrunde liegenden Angstzustands.«

Es gibt die Hypothese, dass Immobilisierungsstress zur Bildung reaktiver Sauerstoffspezies führt, die das antioxidative Verteidigungssystem im Gehirn schwächen und oxidative Schäden verursachen. Verschiedene Störungen wie Schmerz,

Kälte, sexuelle Gewalt, der Tod eines geliebten Menschen, Unfälle und unzählige andere Dinge können einen hohen Stresslevel bedeuten.

Stress beeinträchtigt viele physiologische Prozesse, einschließlich der Atmung. Wenn wir unter Stress stehen, atmen wir schneller, und das senkt den Sauerstofftransport zu den Zellen. Die Kampf-oder-Flucht-Reaktion in diesem »Schnellgang« führt zu einer flacheren Atmung und in der Folge zu einem Sauerstoffmangel.

> *Alle schweren Erkrankungen gehen mit einem niedrigen Sauerstoffgehalt einher. Eine niedrige Sauerstoffkonzentration im Körpergewebe ist ein sicherer Hinweis auf eine Krankheit. Hypoxie oder Sauerstoffmangel im Gewebe ist die grundlegende Ursache aller degenerativen Erkrankungen.*
>
> Dr. Stephen Levine, Molekularbiologe

Bei einer schnelleren, tieferen Atmung atmet man mehr Kohlendioxid aus. Wenn wir mehr als normal atmen (und das ist bei über 90 Prozent von uns der Fall), ist der Sauerstoffgehalt in den Zellen verringert, und wir leiden unter einer Zellenhypoxie. Dutzende von Studien haben gezeigt, dass moderne »normale« Menschen im Ruhezustand etwa 12 Liter pro Minute einatmen, während die medizinische Norm bei nur 6 Liter pro Minute liegt. In der Folge liegt der CO_2-Gehalt im Blut unter dem Durchschnitt. Arterielle Hypokapnie (CO_2-Mangel) verursacht eine Gewebehypoxie, die zahlreiche pathologische Auswirkungen nach sich zieht. Hypokapnie schafft eine Gewebehypoxie (niedriger Sauerstoffgehalt), und diese unterdrückt das Immunsystem, entzieht den Zellen ATP und führt schließlich zu Krebs.

Ein anderer Grund, warum Zellen Sauerstoff verlieren, ist hoher Zuckerkonsum. Laut Otto Warburg beeinträchtigt Glucose die Sauerstoffverwertung der Zellen. Zucker verursacht in den Kapillaren und anderen Geweben Entzündungen und behindert dadurch den Sauerstofftransport zu den Zellen.

Auch zu viel mehrfach ungesättigte Fettsäuren (*polyunsaturated fatty acids*, PUFAs) greifen die Phospholipide der Zellen an, die die mitochondrialen Membranen auskleiden. Das führt zu Veränderungen der Membraneigenschaften und beeinträchtigt die Sauerstoffübertragung in die Zellen. Transfette, teilweise oxidierte PUFA-Einheiten und ein ungünstiges Omega-6-zu-Omega-3-Verhältnis sind potenzielle Quellen für ungesättigte Fettsäuren, die die normale Membranstruktur stören können.

Eine Sepsis führt häufig zum Tod, weil das entscheidende Charakteristikum der Sepsis die fortschreitende Störung des Blutflusses in der Mikrovaskulatur von Organen ist, die vom ursprünglichen Ort der Verletzung entfernt liegen. Wegen des Verlusts durchbluteter Kapillaren beeinträchtigt die Sepsis den mikrovaskulären Sauerstofftransport.[165]

Hypoxie ist charakteristisch für Entzündungsherde und Läsionen. Da die meisten Menschen in dem einen oder anderen Körperteil Entzündungen haben, müssen wir Entzündungen zur Hauptursache niedriger Sauerstoffkonzentrationen erklären.

Magnesiummangel und niedrige Sauerstoffzufuhr

Mineralstoffdefizite tragen zu hypoxischen Zuständen bei, vor allem wenn chemische Giftstoffe und Schwermetalle neutralisiert werden müssten. Zudem brauchen die roten Blutkörperchen bestimmte Minerale, um ihre Aufgaben effizient zu erledigen. Eine magnesiumarme Ernährung führt zu einer deutlich verringerten Konzentration roter Blutkörperchen, des Hämoglobins, und zu einer Reduktion des Eisengehalts im Vollblut.[166]

Ein Magnesiummangel kann auf verschiedenen Wegen zu Problemen bei Sauerstofftransport und -verwertung führen (siehe unten). Eisen ist das Herzstück des Hämoglobins. Da viele Pharmazeutika den Magnesiumspiegel senken, führen sie zu einer verringerten Sauerstoffzufuhr zu den Zellen. Anders gesagt: Pharmazeutika sind eine wichtige Ursache für Krankheit und Tod.

Der Mechanismus, durch den die Erythrozyten ihre bikonkave Form aufrechterhalten, war Gegenstand zahlreicher Studien. Ein wichtiger Faktor dafür ist der Adenosintriphosphat(ATP)-Spiegel der roten Blutkörperchen. Das

Zusammenwirken von Calcium, Magnesium und ATP mit den Strukturproteinen der Membran spielt eine wichtige Rolle für die Kontrolle der Form von humanen Erythrozyten.[167]

Die Mg^{2+}-Konzentration ist in roten Blutkörperchen relativ hoch, aber sauerstoffreiche rote Blutkörperchen enthalten viel weniger freies Mg^{2+} als sauerstoffarme. Magnesium ist am Transport von Ionen, Aminosäuren, Nukleotiden, Zuckern, Wasser und Gasen durch die Membran der roten Blutkörperchen beteiligt. In roten Blutkörperchen sinkt der Magnesiumspiegel langsamer als im Serum.[168]

Bei gesunden Menschen haben die meisten Erythrozyten eine glatte Oberfläche und sind wie Donuts eingedellt. Diese Diskozyten haben im konkaven Bereich extra Membranen, die ihnen die Flexibilität verleihen, die sie brauchen, um sich durch die Kapillarbetten zu bewegen und Sauerstoff, Nährstoffe und Chemikalien zu transportieren.

Abnormalen Erythrozyten, denen Magnesium entzogen wurde, fehlt die Flexibilität, um in winzige Kapillaren einzudringen. Diese »Nicht-Diskozyten« sind durch verschiedene Unregelmäßigkeiten gekennzeichnet, zum Beispiel Unebenheiten oder Rillen auf der Oberfläche, die Form einer Tasse oder eines Beckens und veränderte Ränder anstelle der runden Form der Diskozyten. Wenn jemand krank oder körperlich gestresst ist (einen Magnesiummangel hat), verwandeln sich mehr Diskozyten in weniger flexible Nicht-Diskozyten.

Mit Magnesium die Sauerstoffbindung erhöhen

Daten belegen, dass Menschen mit Magnesiumdefizit bei körperlicher Aktivität mehr Sauerstoff verbrauchen – ihre Herzfrequenz ist um etwa 10 Schläge pro Minute erhöht. »Wenn die Probanden einen Magnesiummangel hatten, brauchten sie für wenig anstrengende Aktivitäten mehr Energie und mehr Sauerstoff als bei bedarfsgerechtem Magnesiumspiegel«, sagt Physiologe Henry C. Lukaski.[169]

Magnesium verbessert die Bindung von Sauerstoff an Hämproteine.[170] Vermutlich gibt es eine Art Magnesiumpumpe, über die Sauerstoff an Bord der roten Blutkörperchen gelangt und Magnesium abspringt, nur um gleich wieder auf die roten Blutkörperchen aufzuspringen. Die einzigartige bikonkave Form der roten Blutkörperchen ist für den Sauerstofftransport von entscheidender Bedeutung, und Magnesium ist für die Form und Funktion der Erythrozyten wichtig. Das Zusammenwirken von Calcium, Magnesium und ATP mit den Strukturproteinen der Membran spielt eine wichtige Rolle für die Kontrolle der Form von humanen Erythrozyten.[171]

Bedenken Sie, dass der Körper eifersüchtig Magnesium im Blut hortet und die Zellen gnadenlos bestiehlt, um den Magnesiumspiegel im Blut aufrechtzuerhalten. Deshalb sagen Tests, die den Magnesiumspiegel im Blut messen, nichts über den Magnesiumstatus in den Zellen aus.

Jod und Sauerstoff

Mediziner wie Nichtmediziner assoziieren Jod zwar normalerweise nicht mit Sauerstoff, wir wissen aber, dass die jodhaltigen Schilddrüsenhormone für den sauerstoffbasierten Stoffwechsel unerlässlich sind. Ein Anstieg des Jod- und Schilddrüsenhormonspiegels erhöht die Masse der roten Blutkörperchen und die Sauerstoffdissoziation vom Hämoglobin.[172]

Schilddrüsenhormone haben einen signifikanten Einfluss auf die Erythropoiese, die Bildung von roten Blutkörperchen (Erythrozyten). Sowohl eine Schilddrüsenunterfunktion als auch eine Schilddrüsenüberfunktion beeinträchtigen die Erythrozyten und führen zu Anämie unterschiedlichen Schweregrads. Schilddrüsenfehlfunktionen und Jodmangel haben Auswirkungen auf die roten Blutkörperchen, die zu Erythrozytose, Leukopenie, Thrombozytopenie und in seltenen Fällen zu Panzytopenie führen können. Jod verändert auch die Erythrozyten-Indizes wie MCV, MCH, MCHC und RDW.

Schilddrüsenhormone erhöhen den Sauerstoffverbrauch, die Größe und Anzahl der Mitochondrien und die lebenswichtigen mitochondrialen Enzyme. Das bedeutet, dass Jod die Aktivität der Natrium-Kalium-ATPase der Plasmamembran und die nutzlosen thermogenen Energiezyklen erhöht und die Aktivität der Superoxiddismutase verringert.

Schwefel und Sauerstoff

Schwefel ist für die richtige Struktur und biologische Aktivität der Enzyme erforderlich. Wenn im Körper nicht ausreichend Schwefel vorhanden ist, können die Enzyme nicht richtig funktionieren. Das kann diverse gesundheitliche Probleme nach sich ziehen, weil ohne biologisch aktive Enzyme der Stoffwechsel nicht richtig arbeiten kann. Schwefel ermöglicht den Sauerstofftransport durch die Zellmembranen. Da Schwefel im Periodensystem direkt unter dem Sauerstoff steht, haben diese Elemente ähnliche Elektronenkonfigurationen.

Schwefel bildet viele Verbindungen, die Analoga zu Sauerstoffverbindungen sind, und er hat eine einzigartige Wirkung auf das Körpergewebe. Er senkt den Druck in der Zelle. Indem er Flüssigkeiten und Giftstoffe beseitigt, wirkt sich Schwefel auch auf die Zellmembran aus. Schwefel ist in allen Zellen enthalten und bildet mit Natrium, Kalium, Magnesium und Selen Sulfatverbindungen. Organischer Schwefel eliminiert nicht nur Schwermetalle, sondern regeneriert, repariert und erneuert alle Zellen im Körper. Schwefel ist für die Zellen lebenswichtig, um den gesamten Sauerstoff zu beziehen, den sie benötigen.

Weitere Ursachen eines niedrigen Sauerstoffspiegels

1. Der Sauerstoffgehalt in der Luft ist zu niedrig.
2. Die Lunge ist nicht in der Lage, Sauerstoff einzuatmen und an alle Zellen und Gewebe zu schicken.
3. Der Blutkreislauf gelangt nicht zur Lunge und kann keinen Sauerstoff einsammeln und durch den Körper transportieren.

Zu den oben genannten Faktoren können diverse Erkrankungen und Situationen beitragen, darunter folgende:

1. Asthma
2. Herzerkrankungen, einschließlich angeborener Herzfehler. Das Atem- und

das Kreislaufsystem arbeiten zusammen, um sicherzustellen, dass von der Lunge ausreichend Sauerstoff in den Blutkreislauf und in den ganzen Körper transportiert wird. Probleme im Kreislaufsystem, die den normalen Blutfluss durch die Lunge beeinträchtigen, können zu Hypoxämie führen.

3. Aufenthalt in großer Höhe
4. Anämie: Rote Blutkörperchen transportieren Sauerstoff über ein Hämoglobin-Trägermolekül von der Lunge zu den Organen und Geweben. Ein Mangel an roten Blutkörperchen, Anämie genannt, beschränkt die Kapazität des Blutes, Sauerstoff zu transportieren, und kann zu einem verminderten Sauerstoffgehalt im Blutstrom führen.
5. Chronisch obstruktive Lungenerkrankung (*chronic obstructive pulmonary disease*, COPD): Menschen mit Lungenkrankheiten entwickeln ein gravierendes Missverhältnis zwischen Ventilation und Perfusion, was zu kritisch niedrigen arteriellen Sauerstoffwerten führt. Zu diesem Effekt kommt es, weil CO_2 die Atemwege (Bronchien und Bronchiolen) erweitert.
6. interstitielle Lungenerkrankung
7. Emphysem
8. Akutes respiratorisches Distresssyndrom (ARDS)
9. Lungenentzündung
10. Verstopfung einer Lungenarterie, zum Beispiel durch ein Blutgerinnsel
11. Lungenfibrose, das heißt Vernarbung und Schädigung der Lunge
12. Luft- oder Gasansammlung im Brustraum, die die Lunge kollabieren lässt
13. zu viel Flüssigkeit in der Lunge
14. Schlafapnoe, bei der im Schlaf die Atmung aussetzt
15. bestimmte Medikamente, unter anderem einige Betäubungs- und Schmerzmittel

Mangel an Sonnenlicht

UV-Licht ist erforderlich, um Sauerstoff im Blut zu verwerten. Es erhöht den Stickoxidgehalt und die Entspannung der Blutgefäße. Es sorgt für mehr freie endotheliale NOS/eNOS (in Blutgefäßen/Kapillaren) und mehr neuronale NOS/nNOS (in Neuronen) und erhöht den Stickoxidspiegel auf anderen Wegen, wodurch Sauerstoff sich besser in Geweben verteilt. UV-Licht entspannt die Blutgefäße auch mithilfe anderer Mechanismen, die unabhängig von NO sind.

Niedriger Blutdruck und schlechte Durchblutung

Das Blut transportiert Sauerstoff, und bei einem zu niedrigen Blutdruck gelangt nicht ausreichend Sauerstoff ins Gehirn. Um das Blut gegen die Schwerkraft hochzupumpen, ist ein Kraftaufwand erforderlich, und wenn wir aufrecht stehen, ist die Schwerkraft gegen uns. Das Atem- und das Kreislaufsystem arbeiten zusammen, um sicherzustellen, dass von der Lunge ausreichend Sauerstoff in den Blutkreislauf und in den ganzen Körper transportiert wird. Probleme im Kreislaufsystem, die den normalen Blutfluss durch die Lunge beeinträchtigen, können zu Hypoxämie führen.

Schwermetalle

Schwermetalle wie Quecksilber können leicht die Struktur des Hämoglobins gefährden. Alle Karzinogene beeinträchtigen die Atmung auf direktem oder indirektem Weg, indem sie die Kapillardurchblutung stören, was dadurch bewiesen wird, dass es keine einzige Krebszelle ohne gestörte Atmung gibt. »Tumore können nicht wachsen, wenn der Sauerstoffgehalt normal ist, und der Sauerstoffgehalt wird von der Spannung gesteuert«, so Dr. Jerry Tennant. Er könnte auch sagen, dass der Sauerstoffgehalt durch den pH-Wert gesteuert wird oder dass der Sauerstoffgehalt die Spannung steuert. Wenn zu wenig Sauerstoff vorhanden ist, können die Mitochondrien nicht genug ATP produzieren, um die Zellenergie hochzuhalten.

Fazit

Unter hypoxischen Bedingungen schrumpfen rote Blutkörperchen und werden steifer,[173] was zu einer Abwärtsspirale in der Sauerstoffbeförderung und -versorgung führt. Dr. R. M. Leach und Dr. D. F. Treacher schreiben: »Früherkennung und Korrektur von Gewebehypoxie sind essenziell, um fortschreitende Organfehlfunktionen und den Tod zu verhindern. Eine Hypoxie in einzelnen Geweben oder Organen, die durch eine gestörte lokale Verteilung der Sauerstoffzufuhr oder eine Störung der zellulären Sauerstoffaufnahme und -verwertung verursacht wird, lässt sich jedoch mit globalen Messungen nicht feststellen.«[174]

Sauerstoff, Alkalinität und Gesundheit

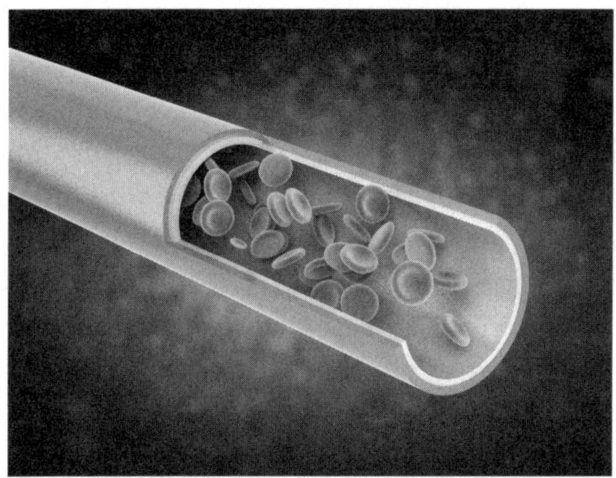

Sauerstoff ist Leben! Unsere gesamte Welt dreht sich um ihn. Der menschliche Körper kann ohne ihn nicht überleben. Wenn wir krank sind, sinkt normalerweise der pH-Wert in unserem Körper, und unser Sauerstoffspiegel sinkt um 15–20 Prozent. Die ganze Welt der Gesundheit ist auf die Alkalinität fixiert, aber kennt sie den besten Weg zum physiologischen »Sweet Spot«, an dem die pH-Werte unserer Körpergewebe im Gleichgewicht sind?

»Das derzeitige Bewusstsein über die Bedeutung des richtigen pH-Werts und somit die meisten Abhandlungen und Diskussionen zu diesem Thema konzentrieren sich ausschließlich auf die Regulierung bestimmter Nahrungsmittel oder die Wasserzufuhr, um den Gesamt-pH-Wert des Körpers zu regeln. Der allerwichtigste Nährstoff, den der Körper ständig braucht, um den pH-Wert anzupassen, wird dabei einfach ignoriert«, so Ed McCabe, auch »Mr. Oxygen«

genannt. Der wichtigste Faktor, um für den richtigen pH-Wert zu sorgen, ist die Erhöhung des Sauerstoffspiegels, denn ohne die Verbindung mit Sauerstoff können keine Abfall- oder Giftstoffe aus dem Körper gelangen. Je alkalischer Sie sind, umso mehr Sauerstoff können Ihre Körperflüssigkeiten aufnehmen und speichern. Sauerstoff dient auch dazu, Stoffwechselendprodukte abzupuffern/zu oxidieren, und hilft dem Körper, alkalischer zu bleiben. »Das Geheimnis des Lebens besteht darin, die Zellen mit Nährstoffen zu versorgen und gleichzeitig Abfallprodukte und Giftstoffe zu entsorgen«, sagte Dr. Alexis Carrel, Nobelpreisträger von 1912. Und Dr. Otto Warburg, der 1931 den Nobelpreis erhielt, sagte: »Wenn wir unser inneres Milieu von sauer und sauerstoffarm zu basisch und sauerstoffreich umwandeln, können Viren, Bakterien und Pilze nicht überleben.«

Die Position der Sauerstoff-Dissoziations-Kurve wird direkt von pH-Wert, Körperkerntemperatur und Kohlendioxiddruck beeinflusst. Laut Warburg führt die erhöhte Menge an Karzinogenen, Toxinen und Schadstoffen dazu, dass die Zellen nicht mehr in der Lage sind, Sauerstoff effizient aufzunehmen. Dies hängt mit Übersäuerung zusammen, die vor allem unter sauerstoffarmen Bedingungen entsteht.

Eine Überlast an Toxinen, die die Zellen verstopfen, minderwertige Zellwände, die keine Nährstoffe in die Zellen eindringen lassen, ein Mangel an Nährstoffen, die für die Atmung erforderlich sind, eine schlechte Durchblutung und eine niedrige Sauerstoffkonzentration in der Atemluft schaffen gefährliche Bedingungen, die die Entstehung von Krebs begünstigen.

Sauerstoff ist in der medizinischen Praxis so wichtig, weil jede Zelle unseres Körpers darauf angewiesen ist. Wir brauchen ausreichend Sauerstoff im Blut, ansonsten werden wir krank und sterben. Wir können mit anderen Arzneimitteln herumprobieren, aber nichts wirkt annähernd so gut wie Sauerstoff.

Laut Annelie Pompe, einer berühmten Bergsteigerin und Weltklasse-Apnoetaucherin, kann alkalisches Gewebe bis zu 20-mal mehr Sauerstoff aufnehmen als saures Gewebe. Wenn unsere Körperzellen und -gewebe sauer sind (ph-Wert unter 6,6–7,0), verlieren sie die Fähigkeit, Sauerstoff auszutauschen, und genau das lieben Krebszellen.

In der Welt des Sports weiß man um die Vorzüge der oralen Einnahme von Natriumbicarbonat (Natron) vor dem Training oder Wettkämpfen – es erhöht die Sauerstofftransportkapazität des Blutes. Der Unterschied ist in der Leistungsfähigkeit zu erkennen.

Derzeit verlässt man sich auf Wasserionisierer und alkalisches Wasser sowie die gesündeste Nahrung, um alkalisch zu bleiben. Doch all dies ignoriert teilweise die wesentliche Art und Weise, wie die Alkalinität erhöht werden kann. Diese Geräte und Nahrungsmittel gehen nicht direkt die Ursachen an, weshalb wir zu sauren Bedingungen neigen. Wenn wir zu wenig Sauerstoff und CO_2 im Körper haben, wird er sauer, weil in sauerstoffarmem Milieu Milchsäure gebildet wird.

Wasser ionisiert zu H^+ und OH^-. Wenn H^+- und OH^--Ionen in gleicher Anzahl vorhanden sind, ist der pH-Wert neutral. Wenn H^+-Ionen dominieren, ist das Wasser basisch. Die H^+-Ionen in saurem Wasser verbinden sich mit freiem Sauerstoff zu H_2O-Molekülen. Saurer Regen bringt Fische um, weil dann weniger Sauerstoff im Wasser ist.

Alkalisches Wasser mit seinen vielen OH^--Ionen ist sauerstoffreich, weil sich die OH^--Ionen zu H_2O verbinden und dabei Sauerstoff freisetzen. Ein pH-Wert unter 7,0 gilt als sauer, einer über 7,0 als alkalisch. Die Aufrechterhaltung eines leicht alkalischen pH-Werts im ganzen Körper ist wichtig, um bei guter Gesundheit zu bleiben. Ist Ihr Körper-pH-Wert nicht ausgeglichen, können Sie nicht effektiv Vitamine, Mineralstoffe, Nahrungsergänzungsmittel und Nahrung aufnehmen. Ist Ihr pH-Wert zu sauer, sind Sie zudem sauerstoffarm.

Saure Getränke wie Softdrinks rauben dem Körper Sauerstoff, während basische Getränke wie alkalisches Wasser dem Körper Sauerstoff und dringend benötigte Mineralien zuführen. Alkalisches Wasser neutralisiert darüber hinaus freie Radikale. Alkalisches Wasser ist das gesündeste Wasser überhaupt.

Viele kämpfen endlos darum, basisch zu bleiben, weil sie sich nicht mit der direkten Verwendung von Sauerstoff zur Beseitigung saurer Toxine und zum Abbau der Milchsäure befassen, die aufgrund des sauerstoffarmen Milieus im Überfluss gebildet wird.

Mein Augenmerk gilt der Alkalisierung des Körpers mit Natriumbicarbonat, das für eine rasche Kontrolle des pH-Werts sorgt. Natriumbicarbonat wird im

Magen zu Kohlendioxid, das wiederum Chlorwasserstoffsäure freisetzt und Bicarbonate ins Blut transportiert. Eine Methode, um die Sauerstoffzufuhr zu den Zellen anzukurbeln, besteht darin, den Bicarbonat- und Kohlendioxidspiegel zu erhöhen, die Blutgefäße zu weiten und für mehr Sauerstoff zu sorgen.

Die Stoffwechselreaktionen, die bei einem Sauerstoffmangel entstehen, führen zu einer Azidose. Deshalb gehen Hypoxie oder eine unzureichende Oxygenierung der Körpergewebe mit einer hohen Todesrate einher und können binnen Minuten zu Bewusstseinsstörungen und Herzrhythmusstörungen mit nachfolgendem Herzstillstand führen. Eine zusätzliche Sauerstoffzufuhr ist immer dann angezeigt, wenn die Sauerstoffversorgung des Gewebes beeinträchtigt ist, wie das bei COPD der Fall ist.[175]

Sauerstoff regelt die Alkalinität

In der Monografie *Über den Stoffwechsel der Tumoren* demonstrierte Warburg, dass alle Formen von Krebs von zwei notwendigen Voraussetzungen gekennzeichnet sind: Azidose und Hypoxie (Sauerstoffmangel). Sauerstoffmangel und Azidose sind zwei Seiten derselben Medaille: Wenn Sie das eine haben, haben Sie auch das andere.

Keiichi Morishita schreibt in seinem Buch *Hidden Truth of Cancer*, dass der Körper, wenn das Blut zu sauer wird, die überschüssigen sauren Substanzen in die Zellen einlagert, um einen leicht alkalischen Zustand zu erhalten. Aufgrund dieser Einlagerungen werden diese Zellen azider (saurer) und toxisch, und ihr Sauerstoffgehalt sinkt.

Im Lauf der Zeit, so Morishitas Theorie, nimmt der Säuregehalt dieser Zellen ab, und einige sterben. Diese toten Zellen werden dann selbst zu Säuren. Einige dieser angesäuerten Zellen können sich jedoch an diese Umgebung anpassen – anders ausgedrückt: Statt abzusterben, wie das normale Zellen in einem sauren Milieu tun, überleben einige Zellen, indem sie abnormal werden.

Diese abnormalen Zellen werden als maligne oder bösartig bezeichnet. Da bösartige Zellen weder mit der Gehirnfunktion noch mit unserem eigenen

DNA-Gedächtniscode in Kontakt stehen, wachsen sie unbegrenzt und ohne System. Das ist Krebs.

Alkalisches Wasser (einschließlich des Wassers in den Zellen) kann viel Sauerstoff aufnehmen. Saures Wasser (oder eine saure Zelle) kann nur sehr wenig Sauerstoff aufnehmen. Je saurer also Ihre Zellen sind, umso weniger Sauerstoff enthalten sie.

Wenn das Blut bereits zu sauer ist, muss der Körper die Giftstoffe aus dem Blut ziehen und in die Zellen einlagern, um im Blut den richtigen pH-Wert aufrechtzuerhalten. Übrigens können Zellen Toxine nicht ins Blut freisetzen, um sich selbst zu entgiften, wenn sie zu sauer geworden sind.

Eine Überlast an Toxinen, die die Zellen verstopft, minderwertige Zellwände, die keine Nährstoffe eindringen lassen, der Mangel an Nährstoffen, die für die Atmung benötigt werden, eine schlechte Durchblutung und eine geringe Sauerstoffzufuhr führen zu Bedingungen, unter denen die Zellen zu viel Milchsäure produzieren und zu Energie vergären. Milchsäure ist toxisch und neigt dazu, den Transport von O_2 in benachbarte normale Zellen zu unterbinden.[176]

Fazit

Der menschliche Körper ist von Natur aus basisch, aber von der Funktion her sauer. Jede lebende Zelle im Körper produziert Stoffwechselabfälle, die sauer sind. Die Nährstoffe aus unserer Nahrung werden an jede einzelne Zelle geliefert, und die Zellen verbrennen sie zusammen mit Sauerstoff, um uns mit Energie zu versorgen. Die verbrannten Nährstoffe werden zu Stoffwechselabfall, der aber recycelt werden kann, um den Sauerstoffgehalt im Kohlendioxid auszubalancieren und zu erhöhen.

Alle Abfallprodukte sind azid (sauer), und der Körper entsorgt sie durch Urin, Gallensekret und Schweiß. Da sich unser Körper jedoch des Abfalls, den er ständig produziert, nicht zu 100 Prozent entledigen kann, sammelt sich eine toxische Überlast an. Ohne richtige Entsorgung werden aus sauren Abfallprodukten feste Abfälle wie Mikrotoxine, Toxine, Pilze, Bakterien und Schleim, die sich im Blut, in den Organen und im Gewebe ansammeln. Diese Anhäufung von Abfallprodukten kurbelt den Abbau von Mineral- und anderen Nährstoffen an, verursacht Krankheiten und beschleunigt den Alterungsprozess. All das lässt den gesunden Sauerstoffgehalt sinken, und das Gewebe wird hypoxisch und schließlich kanzerös.

Der Stoffwechsel von Krebszellen hat eine sehr schmale pH-Toleranz für die zelluläre Proliferation (Mitose) zwischen 6,5 und 7,5. Wenn man also in den Stoffwechsel von Krebszellen eingreifen kann, indem man den internen pH-Wert der Krebszellen entweder senkt oder erhöht, kann man theoretisch das Fortschreiten des Krebses stoppen.[177] In meinem Buch *Natriumbicarbonat* erkläre ich, warum Natron eines der nützlichsten Medikamente bei Krebs ist. Der ursprüngliche Untertitel des Buchs lautete »Rich Man's Poor Man's Cancer Treatment« (zu deutsch: »Krebstherapie für jedermann«), weil Natron das preiswerteste stark wirkende Arzneimittel mit Sofortwirkung ist, das es gibt.

Sauerstoffarme Bedingungen (Azidose) führen zu Herz-Kreislauf-Schäden, Gewichtszunahme, Adipositas und Diabetes, Blasenproblemen, Nierensteinen, Immundefiziten, Anhäufung von Schäden durch freie Radikale, hormonellen Problemen, vorzeitiger Alterung, Osteoporose und Gelenkschmerzen, Muskelschmerzen und Milchsäurebildung, Energieverlust und chronischer Müdigkeit, verringerter Körpertemperatur, häufigen Infektionen, Antriebs- und Freudlosigkeit, Neigung zu Depressionen, Stressanfälligkeit, blassem Teint, Kopfschmerzen, Hornhaut- und Lidentzündungen, lockeren und schmerzenden Zähnen, entzündetem und empfindlichem Zahnfleisch, Mund- und Magenkrebs, eingerissenen Mundwinkeln, zu viel Magensäure, Gastritis, dünnen, leicht splitternden Nägeln, stumpfem Haar mit Spliss, Haarausfall, gereizter Haut, Krämpfen und Zuckungen.

Azidität und Krebs

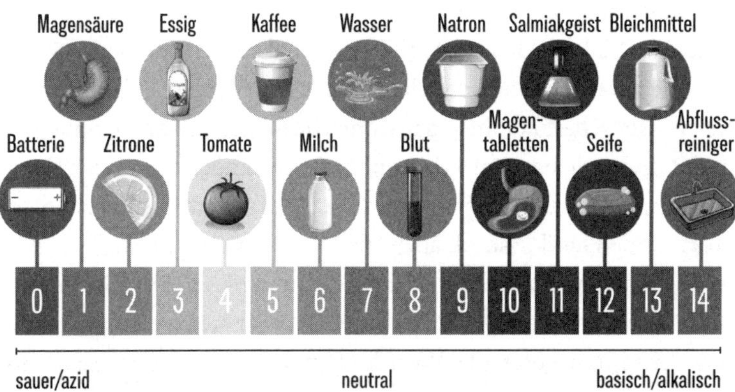

Bei Krebs findet eine Interaktion zwischen bösartigen Zellen und dem umliegenden Gewebe statt. Das ist die klare Aussage von Dr. Mina Bissell. Der gesunde oder aber krankhafte Zustand der umgebenden Zellen und der umliegenden extrazellulären Matrix beeinflusst das Verhalten der Krebszelle wie etwa Polarität, Migration und Proliferation.

Krebszellen bilden sich in den meisten Menschen in Körperregionen mit niedriger Spannung, wenig Sauerstoff und saurem pH-Wert. Fazit: Je saurer die Bedingungen, umso aggressiver ist der Krebs. Hypoxie und extrazelluläre Azidität hängen eng mit dem zellulären Mikromilieu und der Ausbreitung von Krebs zusammen.

Die direkte Wirkung von Sauerstoff auf den pH-Wert ist unbedeutend und nicht einmal so groß wie die von Temperaturschwankungen. Aber die indirekten Auswirkungen sind immens. Ohne ausreichend Sauerstoff können die Zellen sich nicht selbst entgiften, und es sammeln sich Säuren an. Ohne ausreichend Sauerstoff schalten die Zellen auf Gärung als alternative Energiequelle um, und durch die Produktion von Milchsäure entsteht Azidität. Ohne ausreichend Sauerstoff werden Zellen kanzerös oder sterben ab.

Der Begriff »pH« wird in chemischen Formeln verwendet, um auf die Beteiligung von Wasserstoff zu verweisen. Das H steht für Wasserstoff, genauso wie das H in H_2O darauf hinweist, dass Wasser Wasserstoff enthält – zwei Atome Wasserstoff und ein Atom Sauerstoff.

Eine stark saure Lösung kann 100 Billionen Mal so viele Wasserstoffionen enthalten wie eine alkalische Lösung. Um mit diesen riesigen Zahlen umzugehen, verwenden Wissenschaftler eine logarithmische Skala, die sogenannte pH-Skala. Jede Zahl auf dieser Skala zeigt eine zehnfache Veränderung in der Konzentration von Wasserstoffionen in der Lösung an. Wasserstoff in seiner molekularen Form und H^--Ionen sind gesund, aber alle H^+-Ionen sind Biester.

Generell erhöht ein Anstieg der Hydroxylionenkonzentration den Sauerstoffverbrauch. Ein höherer pH-Wert bedeutet eine höhere Sauerstoffkonzentration, und ein niedrigerer pH-Wert bedeutet eine geringere Sauerstoffkonzentration.

Steigt in einer Flüssigkeit der pH-Wert von 4,0 auf 5,0, erhöht sich die Konzentration der Sauerstoffmoleküle um das Zehnfache. Jede ganze Zahl bedeutet erneut eine zehnfache Erhöhung, sodass sich bei einem Anstieg von einem pH-Wert von 4,0 auf 6,0 der Sauerstoffgehalt um das Hundertfache erhöht, und der Anstieg von 4,0 auf 7,0 bedeutet 1000-mal mehr Sauerstoff.

Der pH-Wert ist das Maß für das Verhältnis von Sauerstoff zu Wasserstoff in einer Flüssigkeit und reicht von 14 (sauerstoffreich beziehungsweise alkalisch) bis 1 (wasserstoffreich beziehungsweise sauer). Bill Farr schreibt: »Stellen Sie sich Ihre Zellen als Minivans mit zehn Passagieren vor. Solange sieben davon Sauerstoff sind und nur drei Wasserstoff, ist alles gesund und gut. Bis zu dem Tag, an dem Sie beschließen, sich eine Cola oder frittierte oder verarbeitete Nahrungsmittel anstelle von Gemüse zu gönnen, und diese Ernährungsweise beibehalten. Bald drängen alle Hydrogenion-Passagiere die Sauerstoffmoleküle aus dem Van, und Ihr pH-Wert beginnt zu sinken. Ihr Körper versucht verzweifelt, Sauerstoff aufzunehmen, aber es wird ihm nur Wasserstoff angeboten, wodurch der pH-Wert in den sauren Bereich abrutscht. Dann fangen die Wasserstoff-Passagiere an, ihre Freunde zu dieser Party einzuladen. Diese Freunde sind Krebs, Schlaflosigkeit, bakterielle Infektionen, Lebensmittelallergien usw.«

Ein saurer pH-Wert kann auf eine säurebildende Ernährung zurückgehen, die nicht alle erforderlichen Mineralstoffe liefert, oder auf emotionalen Stress, eine toxische Überlast, auf Überreaktionen des Immunsystems oder auf jeden anderen Vorgang, der den Zellen Sauerstoff und andere Nährstoffe entzieht. Normale Körperzellen bilden Milchsäure, wenn ihnen Sauerstoff entzogen wird oder sich ihre Atmung reduziert. Wissenschaftler haben herausgefunden, dass bei anstrengendem sportlichem Training der Milchsäuregehalt im Blut steigt. In diesem Fall reicht die Sauerstoffdiffusion in die Muskelzellen nicht aus, um den Bedarf des Muskels zu decken.

Der pH-Wert im Blut spielt eine Rolle, weil die CO_2-Konzentration den pH-Wert mitbestimmt. Kohlendioxid reagiert mit Wasser zu Kohlensäure; diese Reaktion wird durch ein Enzym in unserem Blut, die Carboanhydrase, katalysiert oder beschleunigt. Carboanhydrase verliert ein Wasserstoffion und wird zu Bicarbonat, und dieses verliert wieder ein Wasserstoffion und wird zum Carbonation.

Diese Reaktionskette verläuft in beide Richtungen. Carbonat kann ein Wasserstoffion aufnehmen und zu Bicarbonat werden und umgekehrt. Da der pH-Wert ein Maß für die Konzentration von Wasserstoffionen in einer Lösung ist, spielt diese Reaktionskette eine wichtige Rolle in der Aufrechterhaltung oder Pufferung des pH-Werts in unserem Blut – je mehr positive Wasserstoffionen, desto weniger Sauerstoff.

Die Henderson-Hasselbalch-Gleichung zeigt, dass der pH-Wert vom Verhältnis zwischen der Konzentration der Base (HCO_3^-) und der Konzentration der

Säure (H_2CO_3) bestimmt wird, wenn Wasserstoffionen zum Bicarbonatpuffer hinzugefügt werden.

H^+ plus HCO_3 = H_2CO_3

So wird das Bicarbonat (Base) verbraucht (Konzentration sinkt) und Kohlensäure gebildet (Konzentration steigt). Fügen Sie nun weiter Wasserstoffionen hinzu; schließlich ist das gesamte Bicarbonat aufgebraucht (in Kohlensäure umgewandelt), und es gäbe keine Pufferwirkung mehr – der pH-Wert fällt dann stark ab, wenn mehr Säure hinzugefügt wird.

Wenn jedoch Kohlensäure kontinuierlich aus dem System entfernt und Bicarbonat regeneriert werden könnte, dann könnte die Pufferkapazität und damit der pH-Wert trotz der ständigen Zugabe von Wasserstoffionen aufrechterhalten werden.

Der pH-Wert

Eine milde Azidität hemmt die Oxidation, und eine zunehmende Alkalinität erhöht die Oxidationsrate bis zu einem gewissen Grad deutlich. Warburg, McClendon und Mitchell zeigten, dass ein Anstieg der Hydroxylionenkonzentration den Sauerstoffverbrauch erhöht. Der Sauerstoffverbrauch im Gewebe nimmt mit steigendem pH-Wert zu.[178]

Der pH-Wert unseres Blutes ist dank des enthaltenen Bicarbonats und des Hämoglobins sehr gut gepuffert. Deshalb bleibt der Blut-pH-Wert innerhalb eines schmalen Messbereichs. Weil unsere Zellen Kohlendioxid freisetzen, wenn sie Zucker aufspalten, sind die Kohlendioxid- und Kohlensäurekonzentrationen im Blut, das durch unser Gewebe fließt, höher als im Blut in der Lunge, wo es relativ wenig Kohlendioxid enthält. Folglich bleibt der pH-Wert in der Lunge immer relativ konstant bei etwa 7,6, während der pH-Wert im Gewebe eher bei 7,2 liegt. Dieser leichte Unterschied hat erhebliche Auswirkungen.

Anzeichen für niedrigen Sauerstoffgehalt und Azidität

Um für den richtigen pH-Wert zu sorgen, ist die Erhöhung des Sauerstoffgehalts der entscheidende Faktor. Nehmen wir an, Ihr Körper-pH-Wert ist aufgrund von Sauerstoffmangel nicht korrekt – dann können Sie Vitamine, Mineralstoffe, Ergänzungsmittel und Nahrung nicht effektiv aufnehmen. Deshalb ist es häufig auch bei guter Ernährung schwer, Krankheiten zu überwinden. Der pH-Wert unseres Körpers beeinflusst alles, einschließlich des Sauerstofftransports zu den Zellen.

Ed McCabe, »Mr. Oxygen«, schrieb: »Alkalinität und Sauerstoff gehen Hand in Hand. Gesund und lebendig zu sein und Nahrung zur Energiegewinnung zu verbrennen, bedeutet, dass Milliarden winziger Zellen ständig chemische Reaktionen durchführen, die in unserem Körper kontinuierlich Abfallsäuren erzeugen. Diese Abfallsäuren so schnell zu bereinigen, wie wir sie produzieren, ist für eine gute Gesundheit von entscheidender Bedeutung. Unser Körper muss das richtige Gleichgewicht zwischen alkalischem und saurem pH-Wert aufrechterhalten, um leben zu können.«

Anmerkung

Manche möchten die ganze Säure-Basen-Geschichte der menschlichen Gesundheit und Krankheit widerlegen und sagen: »Nur weil die Krebszelle Milchsäure produziert, heißt das nicht, dass der ganze Körper sauer wird. Der Körper hat ein sehr strenges Kontrollsystem, das den pH-Wert des Blutes (das heißt des Körpers) zwischen 7,35 und 7,45 oder nahezu neutral hält. Es ist auch nicht möglich den Blut-pH-Wert mit der Nahrung signifikant zu verändern. Deshalb ist ein Speicheltest zur Bestimmung der Azidität oder Alkalinität kein genaues Messinstrument für das tatsächliche pH-Gleichgewicht (im Blut).« Aber er gibt Ihnen einen Hinweis auf den Gleichgewichtszustand des restlichen Körpers.

Fazit

Da keine Abfall- oder Giftstoffe den Körper verlassen können, ohne zuvor an Sauerstoff gebunden zu werden, wird der Körper toxischer, wenn er nicht ausreichend Sauerstoff zur Verfügung hat. Je mehr Toxine, umso weniger Sauerstoff – und je weniger Sauerstoff, umso mehr Azidität und umso mehr Toxizität. Ein Körper mit zu vielen angesammelten Abfalltoxinen und -säuren ist nicht gesund und verursacht häufig Schmerzen. Leicht zu erkennen – und zu fühlen – ist das beispielsweise, wenn wir nach dem Sport einen Muskelkater haben. Dieser Schmerz ist einzig und allein auf die Anhäufung von Milchsäure in den Muskeln zurückzuführen. Sie wartet nur darauf, beseitigt zu werden. Innerhalb von Minuten, Stunden oder auch Tagen bringt der Körper seine Ressourcen auf und puffert die Milchsäure ab – und der Muskelkater verschwindet.

Krebs sorgt für eine übermäßige Milchsäureansammlung rund um den Krebsherd, die dazu führt, dass andere Zellen in der Nähe entarten. Diese Kaskade des fortschreitenden säurebedingten Krebses heben einige auf, indem sie die Alkalinität mit Natriumbicarbonat erhöhen.

Sauerstoff - lebenswichtig, aber auch gefährlich

Obwohl sie generell sicher ist, birgt die Sauerstoff-Therapie das Risiko von Komplikationen, die in seltenen Fällen lebensbedrohlich sein und/oder zu dauerhafter Beeinträchtigung führen können. Laut einer aktuellen kanadischen Studie wird Sauerstoff weltweit jeden Tag Millionen von Menschen verabreicht, aber zu viel kann schädlich sein. Eine im April 2018 in *The Lancet* veröffentlichte Studie wies nach, dass Sauerstoff bei akut kranken Patienten das Sterberisiko bei Sepsis, Schlaganfall, Herzstillstand sowie Traumata und Notoperationen erhöht.

Die meisten Menschen glauben, dass die Sauerstoff-Therapie harmlos sei, das ist sie aber nicht. Diese Wissenschaftler kamen zu dem Schluss, dass auf 71 Patienten, die im Krankenhaus mit großen Mengen Sauerstoff behandelt werden, ein zusätzlicher Todesfall kommt. »Das deutet darauf hin, dass ein zu großzügiger Umgang mit Sauerstoff unbedingt zu vermeiden ist«, so der führende Autor der Studie, Dr. Derek Chu von der McMaster University.

Die Studie fand heraus, dass eine Supplementierung mit Sauerstoff …

- keine Infektion linderte,
- den Klinikaufenthalt bei keinem Patienten verkürzte,
- bei Patienten mit Schlaganfall oder Gehirnverletzung den Grad der Behinderung nicht verbesserte.

1947 entdeckte das britische Militär bei Unterwasserstudien, dass Sauerstoff giftig sein kann (Sauerstofftoxikose). Dieselben Studien fanden heraus, dass Stickstoff

(78 Prozent der Atemluft) eine Stickstoffnarkose (Tiefenrausch) verursacht. Die Sauerstofftoxikose ist eine Erkrankung, die vom Einatmen molekularen Sauerstoffs bei erhöhtem Partialdruck hervorgerufen wird, und wird auch Sauerstoffintoxikation oder Sauerstoffvergiftung genannt. In schweren Fällen kann sie zu Zellschäden und Tod führen, am meisten betroffen sind das zentrale Nervensystem, die Lunge und die Augen.

Die Folge des Einatmens von Sauerstoff mit erhöhtem Partialdruck ist Hyperoxie, ein Sauerstoffüberschuss im Körpergewebe. Der Körper wird je nach Art der Exposition unterschiedlich beeinträchtigt. Eine Vergiftung des zentralen Nervensystems wird von einer kurzzeitigen Exposition gegenüber hohem Sauerstoffpartialdruck (höher als der atmosphärische Druck) verursacht. Eine Toxizität von Lunge und Augen resultiert hingegen aus langfristiger Exposition gegenüber erhöhtem Sauerstoffgehalt bei Normaldruck. Zu den Symptomen gehören Desorientiertheit, Atemprobleme und Sehprobleme wie zum Beispiel Kurzsichtigkeit. Ist man längere Zeit einem Sauerstoffpartialdruck über dem Normalwert oder kürzere Zeit einem sehr hohen Partialdruck ausgesetzt, kann das zu Schäden an den Zellmembranen, zum Kollaps der Lungenbläschen, Netzhautablösungen und Krampfanfällen führen.

»Über die Frage, wie Sauerstoff zu verwenden ist, gibt es weder in Nordamerika noch weltweit einen Konsens«, sagt Dr. Chu. Das heißt, das am häufigsten in Kliniken verabreichte Medikament wird gar nicht richtig verstanden. Wie alle Hersteller und Anbieter von Sauerstoffflaschen unter Beweis stellen, wird offensichtlich immer CO_2 zugesetzt, weil CO_2 den Sauerstoff sicherer macht, wie ich in diesem Buch schon mehrfach erwähnt habe. Der Untertitel spricht die Zukunft der Medizin und die sichere Verabreichung von Sauerstoff an: die Kombination von Sauerstoff mit Wasserstoff und CO_2.

Die Wasserstoff-Medizin ist in der medizinischen Welt etwas relativ Neues. Sie wird die Ärzte aus dem finsteren Zeitalter der pharmazeutischen Medizin herausführen und neue Erkenntnisse darüber liefern, wie medizinische Gase eingesetzt werden sollten, um die Sicherheit und Wirksamkeit bei der Behandlung schwerer Krankheiten zu erhöhen.

Der Kardiologe John William McEvoy glaubt, dass die Ergebnisse zu einer Überarbeitung der Empfehlungen für die Sauerstoffverabreichung führen werden,

die letztlich immer aus einem Gemisch aus Wasserstoff und Sauerstoff bestehen sollte. McEvoy, Assistenzprofessor an der Johns Hopkins University School of Medicine, sagte, die neuen Forschungsergebnisse würden die Art und Weise, wie auf seiner Herzstation Sauerstoff verabreicht wird, ändern. »Dies ist definitiv eine praxisverändernde Studie. Ich lese sehr viele Abhandlungen und Metaanalysen, und dies ist eine der wenigen Arbeiten, die meines Erachtens wirklich die Art und Weise verändern sollte, wie wir über Sauerstoff denken.«

Sauerstoff wird häufig verabreicht, weil er als sicher gilt und nicht als schädliche Substanz erachtet wird. Der häufigste Grund, zusätzlichen Sauerstoff zuzuführen, ist die kurzfristige Beatmung von Patienten mit Lungenerkrankungen oder Sauerstoffmangel. »Es ist gängige Praxis – eine traditionelle Praxis –, einen gewissen Sauerstoffüberschuss zu verabreichen, weil sie auf der Intensivstation liegen und intubiert werden und wir nicht glauben, dass das schädlich ist«, sagte McEvoy. Diese Praxis ist so weit verbreitet, weil die meisten schwer kranken Patienten einen Sauerstoffmangel haben, was für Krebspatienten doppelt gilt. Es gilt jedoch zu entscheiden, wie Sauerstoff verabreicht wird, und das ist eines der Hauptthemen dieses Buchs.

Die hohe Bedeutung des Sauerstoffs

Seit einigen Jahren, seit etwa 2002, sinkt der atmosphärische Sauerstoff (O_2) schneller als die Menge, die in den Anstieg des CO_2 aus der Verbrennung fossiler Brennstoffe eingeht – etwa zwei- bis viermal so schnell. Gleichzeitig sinkt weltweit der Sauerstoffgehalt der Ozeane.

Es wird immer klarer, dass es nicht reicht, CO_2 loszuwerden, denn Sauerstoff hat seine eigene Dynamik. Auch das rapide Sinken des atmosphärischen O_2 muss aufgehalten werden. Obwohl es in der Atmosphäre viel mehr O_2 als CO_2 gibt – 20,95 Prozent (209 460 ppm) O_2 gegenüber nur etwa 400 ppm CO_2 –, sind Menschen, Säugetiere, Vögel, Frösche, Schmetterlinge, Bienen und andere luftatmende Lebensformen auf diesen hohen Sauerstoffgehalt angewiesen. Beim Menschen ist eine Störung des Sauerstoff-Energiestoffwechsels der wichtigste

Risikofaktor für chronische Erkrankungen wie Krebs und für den Tod. Von einem »Sauerstoffmangel« spricht man derzeit in geschlossenen Räumen bei einem Sauerstoffgehalt ab 19,5 Prozent. Unter diesem Wert kann es zu Ohnmacht und Tod kommen.

Einen Sauerstoffmangel zu diagnostizieren, ist nicht schwer. Man muss nur einen Finger in ein preiswertes Oximeter stecken und den Sauerstoffgehalt im Blut ablesen. Man kann auch die Atemfrequenz zählen – je schneller man atmet, umso mehr CO_2 atmet man aus, und der Sauerstoffgehalt sinkt entsprechend. Wenn man chronisch krank ist oder gar Krebs hat, wird man nie gesund, wenn der niedrige Sauerstoffspiegel nicht korrigiert wird. Ein wichtiger Hinweis für Patienten und Ärzte: Der Sauerstoffgehalt in einer Körperregion kann gefährlich sinken, während er im restlichen Körper auf normalem Niveau bleibt. Bei einem Krebspatienten kann der Sauerstoffspiegel im Blut (den das Oximeter misst) hoch sein, während er in der Prostata, im Rektum oder in einer Zehe niedrig ist.

Die Sauerstoff-Therapie wird in der Zukunft noch bedeutender werden; schon jetzt ist sie für viele lebenswichtig. Das gilt für Neugeborene und Kleinkinder genauso wie für ältere Menschen, die unter chronischen Krankheiten leiden. Deshalb sollten wir verstehen lernen, wie Sauerstoff so verabreicht werden kann, dass er das Todesrisiko nicht erhöht.

Sauerstoff kann auf andere Weise, wie es in Kliniken derzeit gemacht wird, sicher verabreicht werden. Die oben genannte Studie deutet auf neue Arten der Sauerstoffverabreichung hin, aber die Ärzte und medizinischen Institutionen wissen nicht, welche Änderungen sie vornehmen sollen. In meinem Buch *Anti-Inflammatory Oxygen Therapy* trete ich für die EWOT ein, die aufgrund des massiven CO_2-Anstiegs sicher ist. Ohne CO_2 ist Sauerstoff tödlich, und doch erachtet die Studie über den klinischen Sauerstoffeinsatz in Kliniken CO_2 nicht als wichtigen Faktor.

Der Kohlendioxidspiegel in unserem Körper kontrolliert unsere Atmung. Erreicht er ein bestimmtes Niveau, sendet das Atemzentrum in unserem Stammhirn ein Signal an die Atemmuskulatur, einzuatmen. Wir atmen Kohlendioxid aus, und dann beginnt ein neuer Atemzyklus. Der Körper produziert kontinuierlich Kohlendioxid, wenn wir atmen, und dieses Kohlendioxid atmen wir aus.

Je aktiver wir sind, umso mehr Kohlendioxid wird gebildet – deshalb atmen wir mehr, wenn wir joggen, als wenn wir uns auf dem Sofa entspannen.

Die EWOT ist sicher, aber auf Intensivstationen, im OP oder in der Notaufnahme nicht praktikabel. Singulett-Sauerstoff ist sicher, weil nicht mehr Sauerstoff aufgenommen wird.

Wasserstoff macht Sauerstoff aus mehreren Gründen sicherer. Zunächst brauchen wir für die Heilung weniger Sauerstoff, wenn Wasserstoff präsent ist. Das unterstreicht etwa die Tatsache, dass Taucher in 600 Metern Tiefe bis zu 96 Prozent Wasserstoff und nur 4 Prozent Sauerstoff einatmen. Wasserstoff löscht die oxidativen Feuer, die durch den Sauerstoffverbrauch des Körpers entstehen, und verwandelt die fiesesten freien Radikale in Wasser.

Eine meiner beliebtesten Methoden, mehr Sauerstoff zu den Zellen zu transportieren, besteht darin, die Atmung zu verlangsamen, wodurch sich der Kohlendioxid-/Bicarbonatspiegel im Blut erhöht. Eine andere Methode ist die Zufuhr von Natriumbicarbonat, das den Sauerstoffgehalt nahezu sofort erhöht.

In meinem Buch *Anti-Inflammatory Oxygen Therapy* habe ich die Therapie mit hyperbarem Sauerstoff vorgestellt, die bei richtiger Anwendung sicher ist. Doch wir müssen lesen: »Plötzlicher Tod während einer hyperbaren Sauerstoff-Therapie: ist selten, kann aber vorkommen.«[179] Der ehemalige medizinische Direktor der Klinik, in der 2009 ein 4-jähriger Junge und seine Großmutter bei der Explosion einer Überdruckkammer ums Leben kamen, wurde zu 2 Jahren Hausarrest verurteilt. Schlimme Dinge passieren auch, wenn man nur vor die Tür geht.

Über die Ozontherapie hört und liest man viel Übles, weil sich die Schulmedizin von ihr bedroht fühlt. Ich vertraue auf die Schriften und die Arbeit von Dr. David Brownstein, der sagt: »Die Ozontherapie ist, so sie korrekt durchgeführt wird, eine der effektivsten und sichersten Behandlungsmethoden, die ich kenne. Die große Gefahr besteht darin, das Ozon einzuatmen – solange das nicht passiert, ist die Therapie sicher. Ozon kann injiziert, rektal oder vaginal insuffliert oder sicher in die Ohren geblasen werden. Wird es richtig gemacht, ist die einzige wirkliche Nebenwirkung eine Herxheimer-Reaktion, weil die Krankheitserreger durch das Ozon abgetötet werden.«

Da Wasserstoff, insbesondere wenn er mit Sauerstoff gemischt wird, potenziell explosiv ist, ist es keine gute Idee, während der Wasserstoff-Inhalation in der Nähe der Nase ein Streichholz anzuzünden. Es kann zu Unfällen kommen, denn auch statische Elektrizität kann Explosionen verursachen. Deshalb prüfe ich alle Wasserstoff-Inhalatoren und empfehle nur die, die mir am sichersten erscheinen. Wenn der Händler beim Kauf nicht die Gefahren anspricht, besteht die Möglichkeit einer strafrechtlichen Haftung, die zu Gefängnisstrafen führen kann, vor allem wenn der Händler von der Gefahr weiß und sie bewusst nicht nennt.

Alles oben Gesagte muss im richtigen Kontext der Medizin und der medizinischen Praxis verstanden werden, in der sogar die Einnahme von Aspirin tödlich sein kann. Jedes Jahr sterben 20 000 Amerikaner an den unterschiedlichen Formen von Asprin. Tylenol bringt mehr Menschen in die Notaufnahmen als irgendeine andere Substanz. Sauerstoff ist nur gefährlich, wenn er ohne Verstand verwendet wird, und obwohl ein Wasserstoff-Sauerstoff-Gemisch unter bestimmten Bedingungen explosiv sein kann, ist dies in der medizinischen Anwendung selten der Fall.

Beim Vergleich zwischen der Inhalation von Wasserstoffgas und dem Trinken von Wasserstoffwasser müssen wir feststellen, dass die Inhalation die Genesung des Darms nicht so gut fördert wie getrunkenes Wasserstoffwasser (die meisten Menschen haben heutzutage größere Darmprobleme). Wenn Wasserstoffwasser in den Darm gelangt, stimuliert es selektiv die anaerobe Mikroflora, und das Ghrelin im Magen wird stimuliert. Das ist sogar bei neurologischen Problemen sehr hilfreich, denn vieles hängt von der Darmgesundheit ab. Deshalb wird fast immer empfohlen, zusätzlich zur Wasserstoff-Inhalation auch Wasserstoffwasser zu verabreichen, insbesondere auf lange Sicht.

Die Wasserstoff-Inhalation ist viel flexibler und bietet in lebensbedrohlichen medizinischen Situationen wie Krebs, Sepsis, Notfällen, Operationen und auf Intensivstationen uneingeschränkte Möglichkeiten. Liegt eine Person im Sterben, kann man sie einfach an einen Wasserstoff- oder Wasserstoff-Sauerstoff-Inhalator anschließen und diesen kontinuierlich laufen lassen, bis der Patient positiv darauf anspricht. Das ist mit Wasser nicht praktikabel, insbesondere wenn der Patient nicht selbstständig trinken kann, auch wenn er das sollte.

Kürzlich besuchte ich in Brasilien ein kleines Mädchen, das in einem Krankenhaus (das in der Ersten Welt kaum als Krankenhaus durchgehen würde) falsch behandelt worden war. Es litt an einem schweren Darmproblem und hatte starke Schmerzen. Sie gaben ihm zwei Spritzen gegen die Schmerzen (ohne Rücksicht auf das geringe Gewicht des Mädchens) und injizierbare Antibiotika. Nichts half. Da es sich um ein Nachbarskind und eine Freundin unserer 13-jährigen Tochter handelte, luden wir sie zu uns ein und verabreichten ihr kontinuierlich Wasserstoff- und Sauerstoffgas. Statt Wasserstoffwasser ließen wir sie Wasser mit Natriumbicarbonat, Kaliumbicarbonat und Magnesiumcarbonat (das Produkt heißt »pH Adust«) nippen und wechselten mit Jodwasser ab, mit dem sie das nicht eben gut schmeckende, aber exzellent wirksame Selen hinunterschluckte. Innerhalb von 2 Stunden sah die Patientin besser aus und fühlte sich auch besser. Nach einem Tag aß sie wieder etwas, und am nächsten Tag konnte sie nach Hause gehen.

Behandlungspläne auf Wasserstoffbasis bieten uns ein völlig neues Konzept für die Intensivbehandlung zu Hause oder auf Intensivstationen. Wie der oben geschilderte Fall zeigt, bildet Wasserstoff die Basis, er muss aber mit anderen essenziellen Substanzen ausbalanciert und ergänzt werden. Wassersoff sollte nicht allein verwendet werden, sondern immer im Kontext eines umfassenden Behandlungsplans.

Ozontherapie und die Sauerstoffkriege

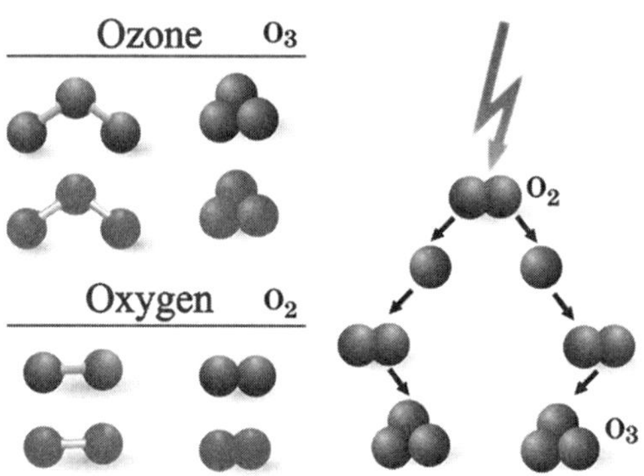

Ed McCabe schreibt: »Die bundesstaatlichen und nationalen Gesundheitsbehörden sind derzeit dabei, Ozongeräte zu beschlagnahmen und zu vernichten. Unsere Rechtsprechung geht davon aus, dass ein Arzt keine Maßnahme anwenden kann, die andere Ärzte um ihn herum nicht anwenden. Sie verhaften ihn und versuchen, ihm die Zulassung zu entziehen. Viele derartige Fälle sind anhängig, weil aufrichtige Ärzte ihren Patienten mit harmlosen natürlichen Heilmitteln zu helfen versuchen. Sie werden attackiert, verlieren ihre Krankenkassenzulassung und dürfen kein Ozon anwenden. Ich habe in Interviews mit Ärzten erfahren, dass Sondereinsatzkommandos in ihre Häuser eindrangen und alle Bewohner, auch Mütter und Großmütter, mit vorgehaltenen Waffen an die Wand drängten und alle Patientenakten, das Ozongerät und die Computer, einschließlich der Back-ups, mitnahmen. Die Ärzte bekamen sie nie mehr zurück. Einige

Zeitungen berichten darüber, lassen aber die Demütigungen weg. In ihren Storys ignorieren sie die Stapel medizinischer Beweise, die ihnen zugeschickt werden – einschließlich persönlicher Aussagen ehemaliger Patienten, die in die Redaktionsbüros kommen, um die voreingenommene Berichterstattung zu korrigieren. In den Zeitungen heißt es dann: ›Laut Experten ist Ozon nutzlos.‹ Diese ›Experten‹ haben keinerlei Schulung oder Erfahrung mit medizinischem Ozon. Aber die Öffentlichkeit weiß das nicht. Wir sind Zeugen der Sauerstoffkriege.«

Ozon reinigt das Blut von Viren und Bakterien. Es wird erfolgreich bei Aids, Herpes, Hepatitis, Mononukleose, Leberzirrhose, Gangrän, Herz-Kreislauf-Erkrankungen, Arteriosklerose, hohem Cholesterinspiegel, Krebstumoren, Lymphom und Leukämie eingesetzt, ist hochwirksam bei rheumatoider und anderer Arthritis, es lindert mentale Sklerose, Alzheimerkrankheit, Senilität und Parkinson und ist effektiv bei Proktitis, Colitis, Prostataproblemen, Candidiasis, Trichomoniasis und Zystitis. Äußerlich angewendet hilft Ozon sehr gut bei Akne, Verbrennungen, Beingeschwüren, offenen Wunden, Ekzemen und Pilzen. In was für einer Welt leben wir, in der Sondereinsatzkommandos versuchen, solch gute Dinge zu beseitigen? Ozon ist eine Form von Sauerstoff, eine vielversprechende Form mit interessanten, breit gefächerten Anwendungsmöglichkeiten.

Im Ersten Weltkrieg behandelten Ärzte mit dem antibakteriell wirkenden Ozon infizierte Wunden. Später entdeckten sie, dass es – dank seiner entzündungshemmenden Eigenschaften – noch vielen weiteren therapeutischen Zwecken zu dienen vermag. Ende der 1980er-Jahre begannen deutsche Ärzte, HIV-Patienten mit Ozon zu behandeln, und hatten damit Erfolg. In den USA wenden zwar einige Ärzte Ozon an, die Ozonbehandlung ist aber nach wie vor eher ungewöhnlich, obwohl sie in vielen Teilen der Welt gängige und anerkannte Praxis ist. In Deutschland ist sie in der medizinischen Versorgung Standard und wird von 70 bis 80 Prozent der praktizierenden Ärzte verordnet.

Der ungesunde Zustand, der ausnahmslos bei allen Krebserkrankungen herrscht (unabhängig vom Krebsherd und -stadium), hat mit einer gestörten, sauerstoffarmen Atmung der Körperzellen zu tun. Wie sein Vorläufer Sauerstoff ist auch Ozon ein Gas. Sauerstoff (chemisch O_2) reist gerne zu zweit. Wenn sich ein drittes Sauerstoffatom dazugesellt, wird O_2 zu O_3 (Ozon). Da O_3 von Natur aus instabil ist, will es dieses zusätzliche Atom loswerden. Und jede Zelle, auf die O_3 trifft, nimmt dieses dritte Atom auf. Wenn das passiert, werden die normalen Eigenschaften von Sauerstoff stärker und energiereicher.

Die beste Eigenschaft von Ozon ist, dass es stark oxidierend wirkt. Es zerlegt jede Chemikalie in ihre Grundbestandteile. Ozon wird seit seiner Entdeckung zum Desinfizieren und zur Behandlung von Krankheiten eingesetzt. 1896 ließ sich Nikola Tesla den ersten Ozongenerator der USA patentieren. Seit über 100 Jahren findet Ozon Anwendung als sicherer und effektiver Wasserreiniger. Im menschlichen Körper deaktiviert Ozon pathogene Mikroben genauso wie im Wasser – was wohl kaum überrascht, da unser Körper zu 70 Prozent aus Wasser besteht.

Dr. Frank Shallenberger schrieb: »Vermutlich haben Sie schon mehrmals von mir gehört, wie erstaunlich gut die Ozontherapie den Körper bei der Heilung und beim Gesundbleiben unterstützt. Sie wissen wahrscheinlich, dass ich seit über 25 Jahren Ärzte aus aller Welt darin unterrichte, die Ozontherapie bei ihren Patienten anzuwenden. Aber wäre es nicht großartig, wenn Sie von vielen der wunderbaren Eigenschaften der Ozontherapie zu Hause profitieren könnten? Die gute Nachricht: Das können Sie, und dazu müssen Sie auch kein Arzt sein. Sie brauchen nicht einmal medizinische Erfahrung. Wenn Sie eine Tasse Tee kochen können, können Sie auch lernen, sich und Ihre Familie mit Ozon zu behandeln.«

Entzündungen, Sauerstoff, CO_2 und Atmung

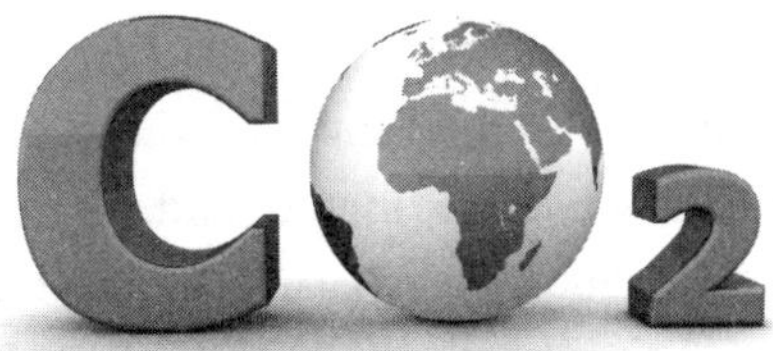

Die komplizierte Welt von Sauerstoff, Kohlendioxid sowie Gewebe- und Tumor-pH-Wert ist so wichtig, weil unser Körper schlicht und einfach Krankheiten nicht bekämpfen kann, wenn der pH-Wert nicht richtig ausbalanciert ist. Infolgedessen ist die Fähigkeit unserer Zellen, Sauerstoff aufzunehmen, beeinträchtigt. Es ist ganz einfach: Höhere pH-Werte führen zu höheren O_2-Konzentrationen, und der Sauerstoff kann dorthin gelangen, wo er benötigt wird.

Nun folgen Lektionen über die CO_2-Physiologie und Atmung. Die CO_2-Physiologie ist von großer Bedeutung und komplizierter als jeder andere Gesundheitsfaktor – bereiten Sie sich also auf eine intensive Reise vor, die Sie an Plätze bringt, an denen niemand zuvor war. Danach kommen wir wieder zum Thema Sauerstoff zurück und widmen uns einer brillanten Methode, wie sich die CO_2-Therapie mit massiver Sauerstofferhöhung kombinieren lässt. Die EWOT bietet das Beste sowohl des Sauerstoffs als auch des Kohlendioxids.

Das Wichtigste in Sachen Sauerstoff ist nicht, mehr Sauerstoff zuzuführen, sondern mehr Kohlendioxid, das ein nahrhaftes Gas darstellt, kein Gift. Ärzte der

Abteilung für Anästhesie und medizinisch-chirurgische Intensivmedizin am Toronto General Hospital in Kanada sagen: »Immer mehr klinische und grundlegende wissenschaftliche Erkenntnisse deuten darauf hin, dass Kohlendioxid bei Organverletzungen eine aktive Rolle spielt, wobei erhöhte Kohlendioxidkonzentrationen schützend wirken und niedrige Konzentrationen schädlich.«[180]

Kohlendioxid erfüllt im menschlichen Organismus unzählige Funktionen, unter anderem Reparatur der Lungenbläschen, Stabilisierung der Nervenzellen, Pulsregulierung, Aufrechterhaltung der normalen Immunität, Blutdruckkontrolle, Weitung von Bronchien und Bronchiolen, Regulierung des pH-Werts im Blut, Schlafkontrolle, Entspannung von Muskelzellen und Freisetzung von Sauerstoff in den Kapillaren (Bohr-Effekt).

Hämoglobin hilft nicht nur beim Sauerstofftransport, sondern auch beim Transport von Wasserstoffionen und Kohlendioxid. Es ist jedoch nur zu 14 Prozent für den Transport dieser Substanzen zuständig; sowohl Wasserstoffionen als auch Kohlendioxid werden im Blut auch als Bicarbonat (HCO_3^-) transportiert.

Natriumbicarbonat (Natron) ist eine ganz erstaunliche Arznei, weil es den Finger von Ärzten wie Patienten auf den CO_2-Puls des Körpers legt. Die Einnahme von Bicarbonat erhöht den CO_2-Spiegel im Blut. CO_2 ist ein wichtiger Regulator von Entzündungsreaktionen, weil es die Sauerstoffzufuhr zu den Zellen kontrolliert. Auch Bicarbonat reguliert Entzündungsreaktionen durch schnelle Veränderungen des pH-Werts im Gewebe und in Flüssigkeiten. Bicarbonat und CO_2 sind nahezu identische Zwillinge, zwei Seiten derselben Medaille. Geben Sie nur Säure zu Bicarbonat dazu, und schon haben Sie CO_2. Mithilfe der Anhydrase verwandeln sie sich im Blut zum jeweils anderen.

> *Bei allen schweren Erkrankungen herrscht ein sauerstoffarmer Zustand. Ein geringer Sauerstoffgehalt im Körpergewebe ist ein sicherer Indikator für Krankheiten. Hypoxie beziehungsweise Sauerstoffmangel im Gewebe ist die grundlegende Ursache aller degenerativen Erkrankungen.*
>
> Dr. Stephen Levine, Molekularbiologe

Die Wirkung von Bicarbonat setzt sofort ein und kann intensiv sein – das können Sportler bestätigen, die vor einem Wettkampf Bicarbonat einnehmen. Zum Überleben muss ein Körper das richtige Säure-Basen-Gleichgewicht (pH-Wert) haben. Der optimale (und notwendige) pH-Wert des Blutes ist alkalisch – zwischen 7,35 und 7,45. Nur in diesem Bereich ist das Blut gut mit Sauerstoff gesättigt.

Wenn Ihr pH-Wert auch nur ein bisschen abweicht, kann Sie das umbringen. Die meisten Patienten mit Krebs im Endstadium sind saurer als gesunde Menschen, das heißt, einige ihrer Gewebe weisen einen niedrigeren pH-Wert und eine geringere Sauerstoffversorgung der Zellen auf. Das gilt auch dann, wenn der Blut-pH-Wert zur Lebenserhaltung unter Kontrolle gehalten wird. Doch selbst kleinste Veränderungen des pH-Werts im Blut sind für die Sauerstoffversorgung von Bedeutung.

Natürliche allopathische Behandlungsform

Die natürliche allopathische Medizin strebt einen »Sweet Spot« an – jenen Bereich des pH-Werts und der Sauerstoffsättigung, den gesunde Zellen lieben und Krebszellen überhaupt nicht mögen. Der Sauerstoffgehalt reagiert empfindlich auf eine Vielzahl von Einflüssen. Toxizität, emotionaler Stress, physische Traumata, Infektionen, Verringerung des atmosphärischen Sauerstoffgehalts, Ernährungsstatus, Bewegungsmangel und falsche Atmung wirken sich auf die Sauerstoffkonzentration in unserem Körper aus. Alles, was die Fähigkeit unseres Körpers, Sauerstoff zu transportieren, gefährdet, fördert das Wachstum von Krebs. Umgekehrt kann davon ausgegangen werden, dass jede Therapie, die die Sauerstofffunktion verbessert, die körpereigenen Abwehrkräfte gegen Krebs stärkt.

Ein niedriger Kohlendioxidspiegel führt zu Krebs

Unter klinischen Bedingungen treten Sauerstoff- und Kohlendioxidmangel zusammen auf. Die therapeutische Anhebung des Kohlendioxidspiegels durch die Inhalation dieses in Luft verdünnten Gases kann häufig effektiv die Sauerstoffversorgung von Blut und Geweben verbessern.[181]

Kohlendioxid gehört zu den Gasen, die fürs Überleben am bedeutsamsten sind. Es ist gesund und für unsere biologische Existenz unentbehrlich. CO_2, das Abfallprodukt des Zellstoffwechsels, ist alles andere als Müll. Pflanzen brauchen es, und auch unser Leben ist darauf angewiesen.

Dr. Buteyko sagte: »CO_2 ist für alle Lebewesen auf der Erde die wichtigste Nahrungsquelle. Pflanzen beziehen CO_2 aus der Luft und sind wiederum selbst Hauptnahrungsquelle der Tiere, und sowohl Pflanzen als auch Tiere dienen uns Menschen als Nahrung. Der große Vorrat an CO_2 in der Luft bildete sich in prähistorischer Zeit, als der Anteil bei etwa 20 Prozent lag.«

Alles ist toxisch, wenn es zu viel ist, und das gilt auch für Wasser und Sauerstoff. Die derzeitige CO_2-Konzentration in der Luft, die wir atmen, ist nicht einmal in der Nähe gefährlicher Bereiche. Medizinisch ausgedrückt entstehen Probleme, wenn eben nicht ausreichend CO_2 vorhanden ist – wenn wir uns nicht genug bewegen oder zu schnell atmen, kann das den CO_2-Spiegel im Blut senken.

Wenn wir zu schnell atmen (was heute die Norm ist), entsteht ein Sauerstoffmangel, weil wir zu viel CO_2 einatmen, wodurch sich die Blutgefäße verengen und die Sauerstoff-Dissoziationskurve so verändert wird, dass unsere Zellen langsam ersticken. Eine Hypokapnie (verringertes CO_2) reduziert durch Vasokonstriktion und den *unterdrückten* Bohr-Effekt die Oxygenierung aller lebenswichtigen Organe und Gewebe.

CO_2 und Bicarbonat, der Zwilling des Kohlendioxids, sind wichtige Faktoren für die pH-Balance in Zellen, Blut und anderen Körperflüssigkeiten, das heißt, CO_2 ist der Schlüssel zur Sauerstoffversorgung. Wenn der Kohlendioxidspiegel im Blut niedriger als normal ist, führt das zu Problemen in der Freisetzung von Sauerstoff aus dem Hämoglobin.

Eine schlechte Sauerstoffversorgung beziehungsweise Hypoxie ebnet den Weg für die Krebsentstehung, während eine gute Sauerstoffsättigung das Wachstum von gesundem Gewebe fördert. Die Anhebung des CO_2-Spiegels durch Natriumbicarbonat ist in der Krebsbehandlung hilfreich, weil dadurch die Sauerstoffversorgung der Zellen gewährleistet ist.

Die meisten Ärzte ignorieren Kohlendioxid, obwohl ein niedriger Kohlendioxidspiegel im Blut zu einer schlechteren Oxygenierung der Zellen führt, wodurch sich wiederum vermehrt Toxine ansammeln und der Säuregrad steigt. Solch ein Milieu steht ganz im Zeichen von Krebs. Sind große Mengen Kohlendioxid verfügbar, verändert das Hämoglobinmolekül leicht seine Form und begünstigt damit die Sauerstofffreisetzung.

Hält ein Kohlendioxidmangel längere Zeit an, kann er für Erkrankungen und vorzeitiges Altern verantwortlich sein. Physiologische Studien haben herausgefunden, dass eine Hypokapnie Blutgefäße verengt und die Durchblutung aller lebenswichtigen Organe vermindert. In Notfällen, wenn diese Faktoren extrem ausgeprägt sind, werden die Organe und Gewebe des Körpers nicht ausreichend durchblutet.

Hypoxie beeinträchtigt das Immunsystem

Hypoxie und Immunität sind stark voneinander abhängig. Eine Hypoxie beeinflusst molekulare und zelluläre Entzündungsprozesse. Sie aktiviert bestimmte

Hypoxie-Signalwege, einschließlich einer Gruppe von Transkriptionsfaktoren, die als Hypoxie-induzierbare Faktoren und Adenosin-Signalwege bekannt sind. In-vitro- und Tierstudien haben gezeigt, dass diese Signalwege an der Modulation entzündlicher Reaktionen beteiligt sind. Entzündliche Zustände gehen häufig mit einer Gewebehypoxie aufgrund eines erhöhten Stoffwechselbedarfs und verminderten Stoffwechselsubstraten infolge von Ödemen, Mikrothromben und Atelektasen einher, die wiederum eine »entzündliche Hypoxie« verursachen.[182]

Hypoxie fördert das Tumorwachstum

Eine Hypoxie beeinträchtigt die Effektivität einer Strahlen- oder Chemotherapie. Sie setzt unterschiedliche Arten von Immuneffektorzellen außer Gefecht, fördert die Aktivität von immunsuppressiven Zellen und eröffnet neue Wege, die dazu beitragen, dass Immunzellen gegenüber Tumorzellen »blind« werden.[183] Hypoxie ist die Feindin der Anti-Tumor-Immunreaktion. Die Oxygenierung hingegen würde verhindern, dass Tumoren der Immunüberwachung und -reaktion entgehen.

Mehrere Ärzte berichten: »Schnell wachsende Tumore mit schlecht ausgebildetem Gefäßsystem haben einen niedrigen Sauerstoffgehalt, und diese eingeschränkte Verfügbarkeit von Sauerstoff führt zu einem hypoxischen Mikromilieu. Patienten mit erhöhter Tumorhypoxie haben eine deutlich schlechtere Prognose als Patienten mit niedriger Tumorhypoxie. Die gezielte Beseitigung der Tumorhypoxie in der Behandlung von Prostatakrebs könnte somit dafür sorgen, dass der Patient besser auf die Behandlung anspricht und eine höhere Überlebenschance hat.«

Hypokapnie (CO_2-Mangel) in der Lunge und, in den meisten Fällen, im arteriellen Blut ist bei chronischen Erkrankungen normal, weil kranke Menschen in der Regel chronisch hyperventilieren. Die Pathogenese der Krankheit, bei der die Hypokapnie ein wesentlicher Faktor ist, muss verstanden werden, um Krebs zu verstehen. Hypokapnie ist eine universelle Konstante hinter dieser Krankheit.

Der Warburg-Effekt oder die aerobe Glykolyse wird von Hypoxie angekurbelt und ist allgemein als Merkmal von Krebs bekannt. Der Effekt wurde umfassend für die Entwicklung potenzieller Krebstherapeutika studiert.[184]

Sauerstoff, Entzündungen und Hypoxie-induzierbarer Faktor (HIF-1)

In Deutschland haben Wissenschaftler nachgewiesen, dass das Mikromilieu von entzündetem und verletztem Gewebe normalerweise von niedrigen Sauerstoff- und Glucosespiegeln und erhöhten Konzentrationen entzündungsfördernder Zytokine, reaktiver Sauerstoffspezies und Stickstoffspezies und Metaboliten gekennzeichnet ist. Medizinische Forschungen weisen darauf hin, dass es einen engen Zusammenhang zwischen Zellenhypoxie (Sauerstoffmangel in Zellen) und chronischen Entzündungsprozessen gibt.

Eine Entzündung ist die häufigste Ursache von Gewebehypoxie und verminderter Durchblutung. Sowohl entzündetes Gewebe als auch die Umgebung von bösartigen Tumoren sind von Hypoxie und niedrigen Glucosekonzentrationen gekennzeichnet. Entzündungen können zu Sepsis, Kreislaufkollaps und schließlich zu multiplem Organversagen führen.

Eine Gewebehypoxie manifestiert sich in erhöhten Werten des Hypoxie-induzierbaren Faktors (HIF-1) – dieser Faktor und die Zellenhypoxie sind wichtige Aspekte im Fortschreiten von Krebs. Erhöhte HIF-1-Werte lösen eine ganze Kaskade von Ereignissen aus, an denen entzündungsfördernde Transkriptionsfaktoren wie der Nuklearfaktor Kappa B (NF-kappaB) und das Aktivatorprotein AP-1 beteiligt sind.

Wissenschaftler haben herausgefunden, dass niedrige Magnesiumspiegel den durch reaktive Sauerstoffspezies (ROS) induzierten HIF-1 unterdrücken. Wenn der Sauerstoffspiegel sinkt, wird es auf Zellebene gefährlich, weil sich die Genexpression ändert. HIF-1 reguliert bei niedrigem Sauerstoffgehalt die Expression von mindestens 30 Genen. Ein Magnesiumdefizit unterdrückt die Aktivität von HIF-1.

Oft trägt eine übermäßige entzündliche Immunreaktion (Sepsis) zum Tod eines Patienten bei. Die häufigste Todesursache auf Intensivstationen ist eine Sepsis. Patienten mit stark beeinträchtigtem Immunsystem sind mit Angriffen von Candida-Pilzinfektionen konfrontiert, die aufgrund des hohen Sepsisrisikos lebensbedrohlich werden.

Krebs und HIF-1

»Strahlen- und Chemotherapien töten die meisten soliden Tumorzellen ab, aber in den überlebenden Zellen führen die Therapien zu einem Anstieg von HIF-1, den die Zellen nutzen, um den benötigten Sauerstoff zu beziehen, indem sie das Wachstum der Blutgefäße im Tumor steigern. Solide Tumore haben in der Regel eine geringe Sauerstoffversorgung, und HIF-1 hilft ihnen, den benötigten Sauerstoff zu bekommen«, erklärt Dr. Mark W. Dewhirst, Professor für Strahlenonkologie am Duke University Medical Center.

Dr. Holger K. Eltzschig, Professor für Anästhesiologie, Medizin, Zellbiologie und Immunologie an der University of Colorado Medicine School, sagt: »Zu verstehen, wie Hypoxie mit Entzündungen zusammenhängt, kann dazu beitragen, Leben zu retten. Indem wir uns auf die molekularen Signalwege konzentrieren, die der Körper für den Kampf gegen Hypoxie nutzt, könnten wir in der Lage sein, Patienten zu helfen, die sich Organtransplantationen unterziehen müssen, unter Infektionen leiden oder Krebs haben.«

> Forscher fanden heraus, dass ein Anstieg von 1,2 metabolischen Einheiten (Sauerstoffverbrauch) mit einem geringeren Risiko, an Krebs – insbesondere an Lungen- oder Magen-Darm-Krebs – zu sterben, einhergeht.[185]

Damit Krebs im Körper »Fuß fassen« kann, muss diesem Sauerstoff entzogen werden, und er muss übersäuert sein. Wenn diese Faktoren umgekehrt werden können, kann der Krebs nicht nur verlangsamt, sondern auch geheilt werden.

Dr. D. F. Treacher und Dr. R. M. Leach schreiben: »Prävention, Früherkennung und Korrektur von Gewebehypoxie sind wesentlich. Wenn die Sauerstoffzufuhr auch nur wenige Minuten ausfällt, kann eine Gewebehypoxämie entstehen, die zu einem anaeroben Stoffwechsel und zu Laktatproduktion führt.«[186]

Der Bohr-Effekt

1904 bemerkte der dänische Wissenschaftler Christian Bohr, dass sich Hämoglobin bei höheren pH-Werten fester an Sauerstoff bindet als bei niedrigeren pH-Werten. Der Bohr-Effekt erklärt die Sauerstofffreisetzung in den Kapillaren und warum rote Blutkörperchen Sauerstoff ans Gewebe abgeben. Bohr stellte fest, dass Hämoglobin sich bei niedrigem pH-Wert (saures Milieu zum Beispiel im Gewebe) mit weniger Affinität an Sauerstoff bindet. Der Bohr-Effekt hat mit der Fähigkeit des Hämoglobins, Wasserstoffionen aufzunehmen oder abzugeben, zu tun. Wenn der pH-Wert steigt, verliert Hämoglobin an Schlüsselstellen seiner Struktur Wasserstoffionen von bestimmten Aminosäuren. Dies führt zu einer subtilen Veränderung seiner Struktur, die seine Fähigkeit, Sauerstoff zu binden, verbessert.

Wenn der pH-Wert im Blut aber sinkt, es also etwas saurer wird, passiert das Gegenteil: Hämoglobin nimmt Wasserstoffionen auf, und seine Affinität zu Sauerstoff nimmt ab. Der pH-Wert des Blutes ist dank des enthaltenen Bicarbonats und des Hämoglobins, das Wasserstoffionen aufnehmen und abgeben kann, um pH-Schwankungen auszugleichen, gut gepuffert. Die »Affinität« zu Sauerstoff gibt an, wie leicht Hämoglobin Sauerstoffmoleküle aufnimmt und in die umgebende Flüssigkeit abgibt.

Hämoglobin gibt mehr Sauerstoff ab, wenn die Kohlendioxidkonzentration stark ansteigt, wie etwa beim Sport, wenn die Gewebeatmung schnell abläuft und mehr Sauerstoff benötigt wird. Das Gegenteil gilt bei niedrigem Kohlendioxidspiegel: Dann gibt Hämoglobin weniger Sauerstoff ab. Erhöhte CO_2-Konzentrationen führen dazu, dass der pH-Wert sinkt, was dazu beiträgt, dass Hämoglobin den Sauerstoff, den es aus der Lunge transportiert, abgibt, damit die Zellen ihn nutzen können, um Zucker zur Energiegewinnung abzubauen. Die CO_2-Konzentration sinkt, wenn man schneller als im Ruhezustand atmet – dann hat es den gegenteiligen Effekt: Die Sauerstoffzufuhr wird gebremst. Die pH-vermittelte Änderung der Affinität zu Sauerstoff trägt dazu bei, dass Hämoglobin wie ein Shuttle agiert, das den Sauerstoff in der Lunge aufnimmt und an die Gewebe abgibt, wo er benötigt wird.

Die Dissoziation von Sauerstoff wird auch durch Magnesium unterstützt, weil es eine Sauerstoff-Adsorptionsisotherme liefert, die hyperbolisch wirkt. Es stellt zudem sicher, dass die Sauerstoffdissoziationskurven sigmoidal verlaufen und die Sauerstoffsättigung mit dem Druck des gasförmigen Sauerstoffs maximiert wird (Murray et al., S. 65–67).

Magnesium erhöht die Sauerstoffdissoziation mit vermehrtem Transport zu den Geweben, indem das 2,3-Bisphosphoglycerat erhöht wird (Darley, 1979). Magnesium stabilisiert die Fähigkeit des Porphyrinrings zu fluoreszieren. Der Angriff freier Radikale auf das Hämoglobin führt zur Bildung von Ferryl-Hämoglobin ($HbFe^{4+}$) (D'Agnillo und Alyash, 2001), das durch Magnesium blockiert wird (Rock et al., 1995).

Arterielle Hypokapnie (CO_2-Mangel) führt zu Gewebehypoxie

Hypoxie von Zellen ist eine der häufigsten Ursachen für die Bildung von freien Radikalen und oxidativem Stress und führt zu Entzündungen, hauptsächlich in den Kapillaren. Kapillaren sind wichtige Determinanten der Sauerstoff- und Nährstoffversorgung und -verwertung, sodass eine Entzündung dort aufschlussreich ist.

Zufälligerweise wirkt ein normaler CO_2-Gehalt in den Arterien antioxidativ. Eine Gruppe russischer Mikrobiologen entdeckte, dass »CO_2 bei einer Spannung, die jener im Blut (37,0 mm Hg) nahe kommt, und bei hohen Spannungen (60 oder 146 mm Hg) die Bildung der aktiven Sauerstoffformen (freie Radikale) durch die Zellen und Mitochondrien hemmt«.[187]

Laut Dr. L. O. Simpson resultiert das chronische Erschöpfungssyndrom aus einer »unzureichenden Sauerstoffverfügbarkeit aufgrund eines gestörten kapillaren Blutflusses«. Die Sauerstoffversorgung des Gewebes ist bei Erkrankungen wie Krebs, Diabetes, koronarer Herzkrankheit, Schlaganfall usw. stark gestört, was mit einem Rückgang des O_2, das heißt einer Hypoxie, einhergeht.[188] Der Sauerstofftransport ist von den Stoffwechselanforderungen und dem funktionalen Status jedes Organs abhängig. Folglich werden Organe und Gewebe durch ihren individuellen »Gewebenormoxie«- oder »-physoxie«-Status bei einer Krankheit charakterisiert.

Der Biologe Dr. Ray Peat erklärt: »Das Einatmen von reinem Sauerstoff senkt den Sauerstoffgehalt in den Geweben; das Einatmen von verdünnter oder kohlendioxidhaltiger Luft reichert die Gewebe mit Sauerstoff an und versorgt sie mit Energie. Wenn einem das verkehrt herum erscheint, liegt es daran, dass uns die medizinische Physiologie verkehrt herum gelehrt wurde. Die Physiologie der Atmung ist der Schlüssel zu allen spezifischen Funktionen der Organe und zu vielen ihrer grundlegenden pathologischen Veränderungen.«[189]

Jede Zelle in unserem Körper kann Veränderungen in der Sauerstoffversorgung erkennen und darauf reagieren. Das beste Beispiel dafür ist, wenn wir in große Höhen aufsteigen, wo die Luft weniger Sauerstoff enthält. Die Zellen erkennen über den Blutfluss den gesunkenen Sauerstoffgehalt und reagieren darauf mit der »hypoxischen Reaktion«, wobei sie ein EPO-Protein (Erythropoietin) produzieren. Dieses regt den Körper dazu an, mehr rote Blutkörperchen zu bilden, um möglichst viel Sauerstoff zu absorbieren.[190]

Fazit

Wie Luft, Wasser und Sauerstoff ist auch Kohlendioxid fürs Überleben und für die Gesundheit essenziell. Es ist der Schlüssel zur Heilung von Asthma, Krebs und vielen anderen chronischen Erkrankungen. Kohlendioxid ist eine wichtige Komponente der Gewebeflüssigkeiten und sollte im Blut immer auf einem optimalen Level gehalten werden. Das Gas ist für unterschiedliche Anästhesie- und

Oxygenierungsmischungen für spezielle Situationen wie kardiopulmonale Bypassoperationen und zum Management der Nierendialyse erforderlich. Es wurde berichtet, dass rote Blutkörperchen unter hypoxischen Bedingungen schrumpfen, steifer werden[191] und bei einem Magnesiumdefizit ihre optimale Form verlieren.

Kohlendioxid ist lebensnotwendig

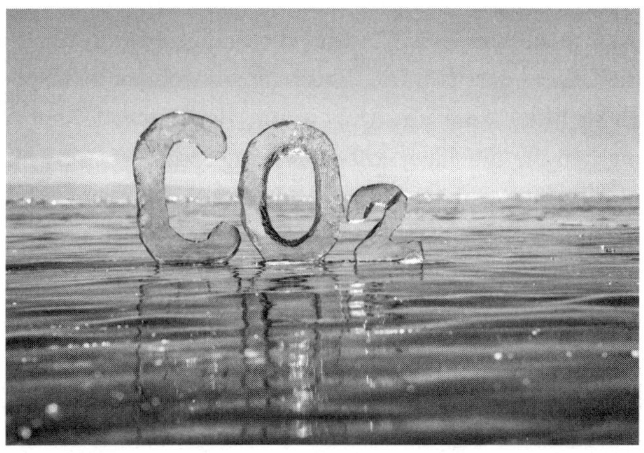

Dr. Ray Peat sagt: »Atmet man zu viel Sauerstoff ein, wird zu viel Kohlendioxid verdrängt, und es wird vermehrt Milchsäure produziert; zu viel Laktat verdrängt sowohl Sauerstoff als auch Kohlendioxid. Laktat selbst neigt dazu, die Atmung zu unterdrücken. Sauerstofftoxizität und Hyperventilation sorgen für ein systemisches Kohlendioxiddefizit. Ein Kohlendioxidmangel macht das Atmen bei reinem Sauerstoff schwieriger, beeinträchtigt die Leistungsfähigkeit des Herzens und erhöht den Widerstand der Blutgefäße, wodurch die Durchblutung und die Sauerstoffversorgung des Gewebes beeinträchtigt werden. Unter Bedingungen, die einen stärkeren Kohlendioxidverhalt zulassen, wird die Durchblutung verbessert, und das Herz arbeitet effektiver. Kohlendioxid hemmt die Milchsäureproduktion, und Milchsäure senkt auf unterschiedlichen Wegen die Kohlendioxidkonzentration.«[192]

Kohlendioxid ist ein Nährstoff und ein Produkt der Atmung und Energiegenerierung in den Zellen. Ein Kohlendioxidmangel ist Ausgangspunkt verschiedener Störungen im Körper. Kohlendioxid hat Schutzfunktionen, unter anderem erhöht es die Aktivität des Krebs- oder Citratzyklus, der der Schlüssel zur Gesundheit und der beste Weg zur Krebsvorbeugung ist. Dies ist einer der wichtigsten Gründe dafür, dass Bicarbonate für Krebspatienten so wichtig sind: Sie erhöhen die Menge an CO_2, das zu den Mitochondrien gelangt.

CO_2 schützt vor toxischen Schäden an Proteinen. Kohlendioxid ist ein harmloses, farbloses, nicht toxisches Gas, das die Schlüsselverbindung im Kohlenstoffzyklus des Lebens darstellt. Die Erhöhung des Kohlendioxidspiegels hemmt die Bildung von Milchsäure und trägt somit zur Kontrolle der systemischen Übersäuerung bei, die die Sauerstoffverwertung reduziert. CO_2 führt zu einer besseren Koordination von Oxidation und Phosphorylierung und erhöht die Geschwindigkeit der Phosphorylierung in den Lebermitochondrien.

> *Menschen, die in großer Höhe leben, werden deutlich älter; sie haben weniger Krebs, Herzkrankheiten und andere degenerative Erkrankungen als Menschen, die nahe dem Meeresspiegel leben.*
>
> Mortimer et al., 1977

Dr. Ray Peat schreibt: »Das Produkt der Atmung ist Kohlendioxid, eine essenzielle Komponente des Lebensprozesses. Ausreichend Kohlendioxid zu produzieren und zu speichern, ist für ein langes Leben genauso wichtig, wie ausreichend Wärme zu speichern, um bei Bedarf chemische Reaktionen zuzulassen. Kohlendioxid schützt die Zellen in vielerlei Hinsicht. Indem es sich an Aminogruppen bindet, kann es bei oxidativem Stress die Glykierung von Proteinen hemmen. Es kann die Bildung freier Radikale im Blut einschränken; ein weiterer Mechanismus ist die Hemmung der Xanthinoxidase (Shibata et al., 1998). Es kann von Endotoxinen/LPS verursachte Entzündungen mindern, indem es die

Bildung des Tumornekrosefaktors, IL-8, und anderer Entzündungsförderer reduziert (Shimotakahara et al., 2008). Es schützt die Mitochondrien (Lavani et al., 2007) und hält unter Stress ihre Fähigkeit zu atmen aufrecht.«

»Die Unterdrückung der mitochondrialen Atmung erhöht die Produktion toxischer freier Radikale, und der verminderte Kohlendioxidgehalt macht die Proteine anfälliger für Schäden durch freie Radikale. Das Vorhandensein von Kohlendioxid ist ein Indikator für eine gut funktionierende mitochondriale Atmung. In jeder Art von Gewebe produziert die fehlende Oxidation von Glucose oxidativen Stress und Zellschäden«, so Dr. Ray Peat. »Ein Fokus auf die Korrektur der fehlerhaften Atmung wäre bei allen Krankheiten (einschließlich Herzerkrankungen, Diabetes und Demenz), die mit Entzündungen und inadäquaten Reizungen einhergehen, relevant, nicht nur bei Krebs. Kohlendioxid hat eine stabilisierende Wirkung auf die Zellen, bewahrt Stammzellen, limitiert Stress und schützt vor Funktionsverlust.«

Über die Sauerstoffversorgung des Körpers breitet das Kohlendioxid seine beschützenden Schwingen aus.

Friedrich Miescher, Schweizer Physiologe, 1885

Ohne genügend Sauerstoff stauen sich in der Elektronentransportkette die Elektronen. Folglich kann kein NAD[193] gebildet werden, was dazu führt, dass bei der Glykolyse Milchsäure anstatt Pyruvat, einer notwendigen Komponente des Krebs-Zyklus, produziert wird.

Im Allgemeinen neigen wir dazu zu glauben, dass Krebszellen eher mit Glykolyse als mit mitochondrialer oxidativer Phosphorylierung Energie erzeugen und dass ihre Mitochondrien nicht funktionsfähig sind. Mit fortschrittlicheren wissenschaftlichen Methoden konnte jedoch nachgewiesen werden, dass die Mitochondrien in Krebszellen bei verschiedenen Tumorarten teilweise funktionstüchtig sind. Unterschiedliche Tumorpopulationen haben jedoch unterschiedliche bioenergetische Modifizierungen, um ihren hohen Energiebedarf zu stillen, das heißt, der Warburg-Effekt ist nicht bei allen Krebsarten gleich.

CO_2 hat antioxidative Eigenschaften

CO_2 wirkt bei normalen arteriellen Konzentrationen antioxidativ. Tatsächlich entdeckte eine Gruppe russischer Mikrobiologen, dass »CO_2 bei einer Spannung, die jener im Blut (37,0 mm Hg) nahekommt, und bei hohen Spannungen (60 oder 146 mm Hg) die Bildung aktiver Sauerstoffformen (freier Radikale) durch die Zellen und Mitochondrien hemmt« (Kogan et al., 1997)

Gesundheitsstatus	Atmung	Grad	Puls (Schläge/ Min.)	Atemfrequenz (Min.)	CO_2 in Alveolen, %	AP, s	CP, s	MP, s
sehr gesund	flach	5	48	3	7,5	16	**180**	210
		4	50	4	7,4	12	**150**	190
		3	52	5	7,3	9	**120**	170
		2	55	6	7,1	7	**100**	150
		1	57	7	6,8	5	**80**	120
normal	normal	-	60	8	6,5	4	**60**	90
krank	tief	-1	65	10	6,0	3	**50**	75
		-2	70	12	5,5	2	**40**	60
		-3	75	15	5,0	-	**30**	50
		-4	80	20	4,5	-	**20**	40
		-5	90	26	4,0	-	**10**	20
		-6	100	30	3,5	-	**5**	10

Wie wir gesehen haben, führt arterielle Hypnokapnie (CO_2-Mangel) zur Gewebehypoxie, die zahlreiche pathologische Auswirkungen hat. Die Zellenhypoxie ist die häufigste Ursache der Entstehung von freien Radikalen und oxidativem Stress. Und ein CO_2-Mangel im Blut ist eine der häufigsten Ursachen von Hypoxie (Sauerstoffmangel).

Ein durchschnittlicher CO_2-Spiegel in der Lunge und im arteriellen Blut (40 mm Hg oder etwa 5,3 Prozent auf Meereshöhe) ist unerlässlich, um gesund zu bleiben. Aber haben moderne Menschen normale CO_2-Werte? In der Tabelle auf der vorhergehenden Seite sehen Sie, dass sich die CO_2-Konzentration in der Lunge umgekehrt proportional zur minütlichen Atemfrequenz verhält; anders gesagt: Je mehr man atmet, umso niedriger der CO_2-Spiegel in den Alveolen.

Hyperventilation

Dutzende von Studien haben gezeigt, dass moderne »Normalpersonen« im Ruhezustand etwa 12 l/min einatmen, während die medizinische Norm bei nur 6 l/min liegt. Als Folge davon liegt der CO_2-Wert im Blut unter dem Durchschnitt.

Dr. Artour Rakhimov schreibt: »Die Gesundheitsgrade −4 und −5 in der Tabelle auf Seite 334 beziehen sich auf Patienten, deren Leben im Augenblick zwar nicht bedroht ist, deren größte Sorge aber Symptome sind. Menschen mit leichtem Asthma, Herzerkrankungen, Diabetes, Krebs im Anfangsstadium und vielen anderen chronischen Krankheiten gehören in diesen Bereich. Die meisten dieser Menschen nehmen regelmäßig Medikamente ein. Wie in der Tabelle zu erkennen ist, liegt die Atemfrequenz bei ihnen zwischen 80 und 90 Atemzügen pro Minute und die Atemfrequenz zwischen 20 und 26 Atemzügen pro Minute (die medizinische Norm liegt bei 12, Dr. Buteykos Norm sogar bei nur 8 Atemzügen pro Minute im Ruhezustand). Körperliche Betätigungen sind für diese Menschen sehr anstrengend, weil schon rasches Gehen dazu führt, dass sie sehr schwer durch den Mund atmen, schnell erschöpft sind und ihre Symptome sich verschlimmern. Klagen über Müdigkeit ist bei ihnen normal. All diese Symptome sind häufig so kräftezehrend, dass sie das normale Leben und die Fähigkeit, zu arbeiten, Informationen zu verarbeiten oder sich um andere zu kümmern, beeinträchtigen. In einem chronischen Angstzustand zu leben, weil man gestresst ist und sich ständig mit seiner miserablen Gesundheit beschäftigt, ist für sie die Regel. Gleichzeitig sind die Effizienz und Leistungsfähigkeit in verschiedenen Bereichen (Wissenschaft, Kunst, Sport usw.) herabgesetzt. Die beliebteste Position ist das Sitzen auf Sesseln oder weichen Sofas.«

Dr. Lynne Eldridge und viele andere haben festgestellt, dass die meisten heutigen Erwachsenen viel schneller atmen, als es gemeinhin als gesund gilt. Bei Krebs und anderen schweren Erkrankungen liegt die Atemfrequenz in der Regel noch höher, etwa bei 20 Atemzügen pro Minute. Das bedeutet, dass die gesamte Bevölkerung ihren Zellen weniger Sauerstoff zur Verfügung stellt und damit die Tür für Krebs öffnet. Die Schwermetall- und Chemikalientoxizität der Zellen beeinträchtigt den Sauerstoffgehalt noch weiter, und zusammen mit Ernährungsmängeln führt all das todsicher zu Krebs.

Die Sauerstoffversorgung der Zellen verringert die Glucose-Oxidation, während bei Sauerstoffmangel Glucose schneller verbraucht wird, um ATP mit der weniger effizienten anaeroben Glycolyse zu Laktat zu produzieren. Das ist die Grundlage der Sauerstoff-Therapie bei Krebs und einer ganzen Reihe anderer Krankheiten, denn die meisten chronisch kranken Menschen, wenn nicht sogar alle, haben Probleme mit dem Gleichgewicht zwischen Sauerstoff und seinem perfekten Partner Kohlendioxid.

Perfekte Normalwerte, bis es Krebs ist

Wir können einiges von unseren Muskeln lernen, wenn sie hart gearbeitet haben. Wenn der Körper viel Sauerstoff zur Verfügung hat, wird Pyruvat in einen aeroben Signalweg befördert, um zur Erzeugung von mehr Energie aufgespalten zu werden. Ist aber zu wenig Sauerstoff vorhanden, baut der Körper vorübergehend Pyruvat zu Laktat um, damit der Glucoseabbau und die Energieproduktion fortgesetzt werden können. Selbst bei gesunden, sportlichen Menschen sinkt der Sauerstoffgehalt, wenn die Muskeln stark beansprucht werden – sie zeigen uns, was in den Zellen passiert, wenn sie unter Sauerstoffmangel leiden.

Bei Krebs ist diese Veränderung dauerhaft. Krebszellen vergären Glucose und produzieren Laktat, auch wenn Sauerstoff zur Verfügung steht. Doch es gibt Hinweise darauf, dass einige, insbesondere junge Krebszellen in normale Zellen zurückverwandelt werden können, wenn ihnen ausreichend Sauerstoff zur Verfügung steht.

Die Milchsäure in unserem Gewebe sorgt aus vielen Gründen für biologische Probleme, denn sie verdrängt Kohlendioxid. Die primären Faktoren des Stress-Stoffwechsels sind ein Anstieg von Stresshormonen, Laktat, Ammoniak, freien Fettsäuren, Fettsynthese und ein Absinken des Kohlendioxidgehalts. Die Milchsäure im Blut ist ein Hinweis auf eine mangelhafte Atmung, denn der Abbau von Glucose zu Milchsäure nimmt zu, um den Mangel an oxidativer Energieproduktion auszugleichen.

Glucose kann zu Brenztraubensäure verstoffwechselt werden, die sich in Gegenwart von Sauerstoff in Kohlendioxid verwandelt. Ohne Sauerstoff verwandelt sich die Brenztraubensäure in Milchsäure. Die gesunkene Kohlendioxidkonzentration geht mit einer erhöhten Milchsäureproduktion einher.

Die Fähigkeit der Milchsäure, Kohlendioxid zu verdrängen, ist am Blutgerinnungssystem beteiligt. Sie trägt zur disseminierten intravaskulären Gerinnung und zur Verbrauchskoagulopathie bei. Sie verstärkt die Tendenz der roten Blutkörperchen (Erythrozyten) zur Verklumpung und zur Bildung von »Blut-Sludge«, macht die Erythrozyten steifer, erhöht die Blutviskosität und beeinträchtigt die Durchblutung der kleinen Gefäße (Schmid-Schönbein, 1981; Kobayashi et al., 2001; Martin et al., 2002; Yamazaki et al., 2006). Laktat und Entzündungen unterstützen sich gegenseitig in einem wahren Teufelskreis (Kawauchi et al., 2008).

Eine Schilddrüsenunterfunktion führt zur unzureichenden Bildung von Kohlendioxid und zum Schwund von Glucose.

Dr. Ray Peat

Kohlendioxid schützt die Zellen in vielerlei Hinsicht. Indem es sich an Aminogruppen bindet, kann es bei oxidativem Stress die Glykierung von Proteinen hemmen. Es kann die Bildung freier Radikale im Blut einschränken; ein weiterer Mechanismus ist die Hemmung der Xanthinoxidase (Shibata et al., 1998). Es kann von Endotoxinen/LPS verursachte Entzündungen mindern, indem es die Bildung des Tumornekrosefaktors, IL-8, und anderer Entzündungsförderer reduziert (Shimotakahara et al., 2008). Es schützt die Mitochondrien (Lavani et al., 2007) und hält unter Stress ihre Fähigkeit zu atmen aufrecht.

Kohlendioxid hat eine stabilisierende Wirkung auf die Zellen, bewahrt Stammzellen, limitiert Stress und schützt vor Funktionsverlust. Wird es während Bauchoperationen eingesetzt, kann es Verwachsungen verhindern, und bei der mechanischen Beatmung kann es die Lunge schützen.

Ausreichend Kohlendioxid ist wichtig, um eine übermäßige und unangepasste Stressreaktion zu verhindern. Ein Kohlendioxidmangel (wie er durch Hyperventilierung oder durch Milchsäure im Blut entstehen kann) mindert die zelluläre Energie (wie ATP und Kreatinphosphat) und beeinträchtigt die Synthese von Proteinen (einschließlich Antikörper) und anderen zellulären Substanzen.

Die Verbindung von Sauerstoff und Kohlendioxid

Die meisten Menschen haben ungesunde Atemgewohnheiten. Sie halten den Atem an, atmen hoch im Brustraum oder flach und unregelmäßig. Diese Atemmuster hat man sich unbewusst angewöhnt, sie sind zufällig entstanden oder emotional begründet.

Bestimmte »typische« Atemmuster lösen physiologischen und psychologischen Stress und Angstreaktionen aus. Babys wissen, wie man richtig atmet, und man sieht, wie sich ihr Bäuchlein ausdehnt, wenn sich das Zwerchfell nach unten bewegt und der Bauch anschwillt. Erwachsene atmen eher, indem sie den Brustkorb dehnen, und man braucht Training und Disziplin, um zu natürlicheren Atemmustern zurückzukehren, die für eine vollständige Sauerstoffversorgung sorgen.

Ein Kohlendioxidmangel ist schädlich, auch wenn viele Klimahysteriker lauthals proklamieren, dass wir zu viel davon hätten und dafür Steuern zahlen sollten. Kohlendioxid ist, genauso wie Sauerstoff, eine fundamentale Komponente aller Lebewesen. Und wenn Sie das nicht glauben, fragen Sie Pflanzen! Wenn Menschen ein Bicarbonatdefizit (einen sauren Zustand, wie ihn die meisten mit dem Alter entwickeln) aufweisen, haben sie auch einen Kohlendioxidmangel, der sich in einem Sauerstoffmangel niederschlägt.

Hält ein Kohlendioxidmangel lange Zeit an, führt er zu Krankheiten, Alterung und Krebs, weil die Gewebe nicht richtig mit Sauerstoff versorgt werden. Alte Formen der Heilkunde wussten noch, wie man gute Atemgewohnheiten etabliert, um vital und gesund zu bleiben. Sie wussten, dass schlechte Atemmuster unsere Vitalität einschränken und Krankheiten Tür und Tor öffnen.

Das Yin und Yang der Atmung

Das Wichtigste ist das richtige Verhältnis der Gase – zwischen Kohlendioxid und Sauerstoff. Bei zu viel Sauerstoff (in Relation zum Kohlendioxidspiegel) sind wir unruhig und nervös. Bei zu viel Kohlendioxid (in Relation zum Sauerstoffspiegel) sind wir träge, schläfrig und müde.

Die meisten Ärzte hängen dem Irrtum an, dass Sauerstoff und Kohlendioxid antagonistisch sind und dass ein Anstieg des einen im Blut zwangsläufig einen entsprechenden Verlust des anderen bedeutet. Das stimmt aber nicht. Zwar tendieren beide dazu, den Druck und die Verteilung des anderen zu erhöhen, aber die beiden Gase werden im Blut auf unterschiedliche Weise gehalten und transportiert: Das Hämoglobin in den Blutkörperchen transportiert den Sauerstoff, während das Kohlendioxid im Plasma an Alkali gebunden wird.[194]

Eine Blutprobe kann von beiden Gasen viel oder von beiden Gasen wenig enthalten. Unter klinischen Bedingungen treten Sauerstoff- und Kohlendioxidmangel gleichzeitig auf. Die therapeutische Anhebung des Kohlendioxidspiegels durch Inhalation dieses in Luft verdünnten Gases ist häufig eine effektive Methode, um die Sauerstoffversorgung von Blut und Gewebe zu verbessern.[195]

Wundheilung mit Kohlendioxid und Sauerstoff

Nun werfen wir einen Blick auf die intensive Heilkraft von Kohlendioxid. Der folgende Abschnitt belegt die heilende Wirkung der CO_2-Medizin bei einem diabetischen Fuß. Die Therapie mit Kohlendioxid-Fußbädern heilt diabetische Füße und andere ischämische Geschwüre.[196] Für die Fußbäder wurden in diesem Fall Natriumbicarbonat-Bäder mit Zitronensäure versetzt, die das Bicarbonat in CO_2-Mikrobläschen spaltet.

Die Untersuchungen erfolgten vor der Therapie sowie 1 Monat und 3 Monate danach. Die einzige andere Behandlungsmethode, die den Ergebnissen bei einem diabetischen Fuß nahekommt, ist die Magnesiumtherapie, die sich mit den Bicarbonat-CO_2-Bädern hervorragend kombinieren lässt.

Die gleiche Methode lässt sich mit ähnlichem Erfolg mit Sauerstoff anwenden. Die University of Tennessee Medical School wies nach, was Sauerstoff für die Wundheilung leisten kann.[197] Jede Zelle in unserem Körper kann Veränderungen in der Sauerstoffversorgung erkennen und darauf reagieren. Das beste Beispiel dafür ist, wenn wir in große Höhen aufsteigen, wo die Luft weniger Sauerstoff enthält. Die Zellen erkennen über den Blutfluss den gesunkenen Sauerstoffgehalt und reagieren darauf mit der »hypoxischen Reaktion«, wobei sie ein EPO-Protein (Erythropoietin) produzieren. Dieses regt den Körper dazu an, mehr rote Blutkörperchen zu bilden, um möglichst viel Sauerstoff zu absorbieren.[198]

Wir können die Mitochondrien buchstäblich dazu zwingen, wieder aktiv zu werden und den Krebs-Zyklus zur Energiegewinnung zu nutzen, wenn wir genügend Sauerstoff in die Zellen rammen. Dieser Prozess wird durch die Zugabe von Wasserstoff erleichtert.

Wenn man genügend Sauerstoff und Wasserstoff in eine Krebszelle einbringt, schaltet sie den Citrat- oder Krebs-Zyklus (die Mitochondrien) an, der das Zelltodprogramm wieder in Gang setzt. Kohlendioxid ist das Hauptprodukt des Citratzyklus. Wenn also der Kohlendioxidspiegel steigt, fördert das unsere Gesundheit. Deshalb ist Bewegung so wichtig. Sie ist die bei Weitem beste Art und Weise, viel CO_2 zu bilden! CO_2, das in großer Menge von den Mitochondrien produziert wird, zeigt, dass unsere Lebensenergiefabriken auf allen Brennern laufen.

Atemtraining

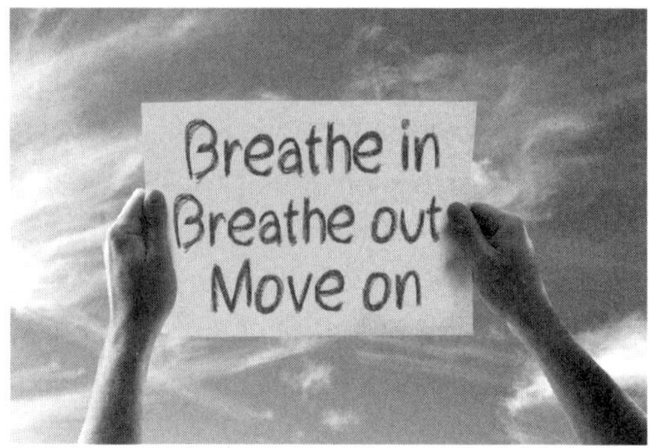

Alle Ärzte sollten eigentlich wissen, dass chronisch und sogar schwer kranke Patienten mit gefährlichen Akutinfektionen umgehend profitieren, wenn die Luftmenge, die in die und aus der Lunge gelangt, kontrolliert wird. Wenn man ein- oder zweimal täglich für 20 Minuten den Frolov-Atemtrainer anwendet, kann man kritische medizinische Parameter kontrollieren, von denen der wichtigste die Sauerstoffversorgung der Zellen und Gewebe ist.

»In den medizinischen Lehrbüchern heißt es, die normale Atemfrequenz eines Erwachsenen liege bei nur 12 Atemzügen pro Minute im Ruhezustand. Ältere Lehrbücher empfehlen sogar noch niedrigere Werte (zum Beispiel 8–10 Atemzüge pro Minute). Die Atemfrequenz kranker Menschen liegt in der Regel höher, etwa bei 20 oder noch mehr Atemzügen pro Minute«, schreibt Artour Rakhimov.

Wenn wir das Atemtraining absolvieren, ist es, als stünden wir auf einem Streitwagen, der von vier wilden Pferden gezogen wird. Wenn wir die Zügel straffziehen – und damit den Luftstrom einschränken und alles verlangsamen –, erhöhen wir den Elektronenfluss, wodurch sich die Zellspannung, der pH-Wert, die Sauerstoffversorgung und der Kohlendioxidgehalt erhöhen.

Weniger ist mehr

Je mehr wir atmen, umso weniger Sauerstoff gelangt zu den lebenswichtigen Organen, das haben medizinische Studien erwiesen. Klingt das für Sie irgendwie verkehrt herum? Die ideale Atmung ist eine langsame, leichte Bauchatmung (auch Zwerchfellatmung genannt), die die meisten Erwachsenen erst wieder lernen müssen. Die Zwerchfellatmung ermöglicht es, ganz normal zu atmen und gleichzeitig die Menge an Sauerstoff, die in den Blutkreislauf gelangt, zu erhöhen.

Übungen und Techniken in »tiefem« Atmen bedeuten nicht, dass man zu viel atmen sollte – das weiß jeder, der sich mit der Atmung auskennt. »Tiefes Atmen« ist nur ein anderer Begriff für die Bauchatmung, im Gegensatz zur flachen, oberflächlichen Brustatmung. Die tiefe Atmung sollte sehr langsam vonstattengehen, sodass sich mehr CO_2 im Blut ansammeln kann. Tief zu atmen bedeutet, weniger Luft einzuatmen, nicht mehr. Manche Menschen halten es für falsch, therapeutisches Atmen »tief« zu nennen. »Da man weniger atmet und sich CO_2 anhäuft, wäre der richtige Ausdruck ›reduzierte Atmung‹«, schreibt Rakhimov.

Wenn wir – mit einem Atemtrainingsgerät – weniger atmen, beeinflussen wir direkt das unwillkürliche (sympathische) Nervensystem, das Blutdruck, Herzfrequenz, Verdauung und viele andere Körperfunktionen reguliert. Atem ist Leben – und wenn wir uns unserer Atmung wieder bewusst werden und sie trainieren, werden wir uns lebendiger und gesünder fühlen.

Wenn wir richtig atmen, können wir bei perfekter Gesundheit bleiben, weil der Atem unsere wichtigste Energiequelle darstellt. Hippokrates sagte: »Die Luft ist eine Weide des Lebens und der größte Herrscher von allen.« Ich nehme an, er wusste, was antike orientalische Philosophen wussten: dass in der Luft »ein Ozean aus Energie« ist, der direkt angezapft werden kann.

Wir atmen den ganzen Tag, jeden Tag, also sollten wir es auch richtig machen. Da ein Atemzug unsere erste und die letzte physische Aktivität im Leben ist, sollten wir uns seiner Bedeutung für unsere Gesundheit und Entspannung bewusst sein. Wir können lange Zeit ohne Nahrung und ein paar Tage ohne Wasser auskommen, aber ohne Luft sind wir binnen Minuten tot. Unglücklicherweise bekommt die Atmung – so man nicht Yoga unterrichtet oder ausübt – nicht die Aufmerksamkeit, die sie verdient.

Die American Academy of Cardiology erklärt: »Stress kann Kurzatmigkeit herbeiführen oder verschlimmern. Sobald man sich kurzatmig fühlt, wird man in der Regel nervös oder ängstlich. Das kann die Kurzatmigkeit noch verschlimmern. Bei Angst spannen sich die Muskeln, die man zum Atmen braucht, an, und man atmet schneller. Wird man noch ängstlicher, ermüdet die Atemmuskulatur. Dadurch verschlimmern sich Kurzatmigkeit und Angst. An diesem Punkt kann man eine Panikattacke bekommen.«

> *Zu lernen, wie man Stress vermeidet oder kontrolliert, kann diesen Zyklus durchbrechen. Lassen Sie sich Tipps zu Entspannungstechniken geben, und lernen Sie Atemtechniken, um mehr Luft in die Lunge zu bekommen.*
>
> American Academy of Cardiology

Vorteile der langsamen Atmung

1. Langsames Atmen entgiftet und setzt Toxine frei.
2. Langsames Atmen löst Verspannungen.
3. Langsames Atmen entspannt den Geist und den Körper und sorgt für Klarheit.
4. Langsames Atmen lindert emotionale Probleme.
5. Langsames Atmen lindert Schmerzen.
6. Langsames Atmen massiert die Organe.

7. Langsames Atmen erhöht die Muskelmasse.
8. Langsames Atmen stärkt das Immunsystem.
9. Langsames Atmen verbessert die Körperhaltung.
10. Langsames Atmen verbessert die Blutqualität.
11. Langsames Atmen kurbelt die Verdauung und die Aufnahme der Nährstoffe an.
12. Langsames Atmen optimiert das Nervensystem.
13. Langsames Atmen stärkt die Lunge.
14. Richtiges Atmen macht das Herz stärker.
15. Richtiges Atmen unterstützt die Gewichtskontrolle.
16. Langsames Atmen fördert das Energieniveau und erhöht die Ausdauer.
17. Langsames Atmen unterstützt die Zellregeneration.
18. Langsames Atmen hebt die Stimmung.

Sogar in *Readers Digest* wurde über die Atmung geschrieben: »Was könnte einfacher sein als atmen? Einatmen, ausatmen, wiederholen … Stimmt's? Nicht unbedingt. Während sich die westliche Wissenschaft und Medizin auf die Atmung als für das Überleben entscheidende Körperfunktion konzentrieren, betrachten östliche Heilwissenschaften sie als Nahrung für den Körper und den Geist. Die Chinesen glauben, dass achtsame Atmung oder ›Atemarbeit‹ zahlreiche Vorzüge bietet, darunter verbesserte Konzentration und Effizienz, positivere Stimmung und mehr körperliche und geistige Energie.

Der Körper kann viele Dinge, die er zum Funktionieren braucht, wie etwa Vitamine und Nahrung, in Form von Fett speichern. Sauerstoff kann jedoch nicht länger als ein paar Minuten in ausreichender Menge gespeichert werden. Im Ruhezustand enthält das Blut etwa 1 Liter gelösten Sauerstoff, der aber kontinuierlich von den Zellen zur Energiegewinnung genutzt wird. Die Lunge muss permanent arbeiten, um ausreichend Sauerstoff für verschiedenste Aktivitäten zu liefern.«

Die Atemfrequenz ist die Anzahl der Atemzüge, die man im Ruhezustand in 1 Minute macht. Aktuelle Studien weisen darauf hin, dass eine genaue Messung der Atemfrequenz für die Vorhersage schwerer medizinischer Ereignisse von

Bedeutung ist. Da viele Faktoren das Resultat beeinflussen können, ist es wichtig zu wissen, wie eine genaue Messung durchgeführt wird. Schauen Sie auf die Uhr und zählen Sie, wie viele Atemzüge Sie in 2 Minuten machen. Das wiederholen Sie zweimal und ermitteln dann den Durchschnittswert. Diesen halbieren Sie, um die Anzahl der Atemzüge in 1 Minute zu ermitteln.

Die Messung sollte im Ruhezustand erfolgen, nicht nachdem man herumgelaufen ist. Wenn man sich bewusst ist, dass die Atemzüge gezählt werden, kann das Ergebnis ungenau werden, weil man häufig die Art zu atmen verändert, wenn man weiß, dass gezählt wird. Krankenschwestern sind darin geübt, dieses Problem zu umgehen, indem sie die Atemzüge diskret anhand der Auf- und Abwärtsbewegungen des Brustkorbs zählen – während sie so tun, als würden sie den Puls messen.

Laut der Lungenexpertin Dr. Lynne Eldridge haben Kinder eine höhere Atemfrequenz als Erwachsene, und Frauen atmen schneller als Männer. Dies sind die normalen Bereiche der Atemfrequenz für verschiedene Altersgruppen:

- Neugeborenes: 30–60 Atemzüge pro Minute
- Säugling (1–12 Monate): 30–60 Atemzüge pro Minute
- Kleinkind (1–2 Jahre): 24–40 Atemzüge pro Minute
- Vorschulkind (3–5 Jahre): 22–34 Atemzüge pro Minute
- Schulkind (6–12 Jahre): 18–30 Atemzüge pro Minute
- Jugendlicher (13–17 Jahre): 12–16 Atemzüge pro Minute
- Erwachsener: 12–18 Atemzüge pro Minute
  (schnelle Atmung ist die »neue« Norm)

Dr. Sheldon Saul Hendler schreibt: »Atmen ist zweifellos das Wichtigste, was Sie im Leben tun. Und richtig atmen, ist das Wichtigste, was Sie tun können, um Ihr Leben aufzuwerten.« Welchen Unterschied macht es also für unser Leben und unsere Gesundheit, wenn wir weniger atmen? Die Informationen, die Michael White zusammengetragen hat, werden Sie überraschen. 85 000 Personen füllten den Fragebogen auf seiner Website aus und lieferten folgende Informationen:

Vollständige Atemzüge vs. diagnostizierte Gesundheitsprobleme

B/Kl	Angstzustände oder Panikattacken			Aufmerksamkeitsprobleme			Bluthochdruck		
	% aller Teilnehmer	% aller Teilnehmer mit Reihenauswahl	% aller Teilnehmer mit Spaltenauswahl	% aller Teilnehmer	% aller Teilnehmer mit Reihenauswahl	% aller Teilnehmer mit Spaltenauswahl	% aller Teilnehmer	% aller Teilnehmer mit Reihenauswahl	% aller Teilnehmer mit Spaltenauswahl
5-6	1,4	13,8	6,5	0,2	1,8	3,9	1,4	13,8	9,2
7-8	3,0	22,0	14,3	0,5	3,3	9,8	2,2	16,0	14,7
9-11	5,1	22,0	24,3	0,7	3,1	15,7	3,4	15,0	23,3
12-24	9,5	22,0	45,5	2,6	6,1	56,9	6,1	14,0	41,1

Schlafstörungen			Depression			Übergewicht/Adipositas		
% aller Teilnehmer	% aller Teilnehmer mit Reihenauswahl	% aller Teilnehmer mit Spaltenauswahl	% aller Teilnehmer	% aller Teilnehmer mit Reihenauswahl	% aller Teilnehmer mit Spaltenauswahl	% aller Teilnehmer	% aller Teilnehmer mit Reihenauswahl	% aller Teilnehmer mit Spaltenauswahl
0,5	4,6	4,7	0,8	8,3	5,4	1,5	15,6	8,3
1,2	8,7	12,1	2,3	16,7	14,9	2,6	19,3	14,1
2,4	10,6	25,2	3,1	13,4	20,2	4,3	18,5	22,8
4,2	9,6	43,0	7,6	17,6	50,0	9,0	20,8	48,1

Mit freundlicher Genehmigung von *www.breathing.com*

Schauen Sie sich diese Tabelle eine Weile an und lassen Sie die Informationen auf sich wirken. Sie sehen, dass Menschen mit langsamer Atmung gesund sind und Menschen mit schneller Atmung Probleme mit ihrer Gesundheit und ihrem Leben haben. Schnellatmer leiden häufiger unter Angstzuständen, Depressionen, Schlafstörungen und Bluthochdruck als Langsamatmer.

Dr. Fred Muench sagt: »Sobald sie weniger als zehn Atemzüge in der Minute machen, fangen Sie an, das parasympathische Nervensystem zu aktivieren, das dem Körper hilft, sich zu entspannen, wenn er traumatisiert wurde. Das langsame Atmen aktiviert den Vagusnerv, den wichtigsten Hirnnerv, der mit einem erholungsfördernden Zustand in Zusammenhang steht.« Vielleicht noch wichtiger ist, dass langsames Atmen tendenziell die Herzfrequenzvariabilität, die die Schwankungen der Herzschläge bei Aktivität reflektiert, erhöht. »Wenn Ihre Herzfrequenz zwischen 60 und 80 Schlägen pro Minute liegt, sind Sie aus kardiologischer Sicht gesünder als jemand, dessen Herzfrequenz nur zwischen 70 und 75 Schlägen pro Minute schwankt«, so Muench. »Das heißt, Ihr System ist weniger starr. Jemand wie Lance Armstrong hat massive Schwankungen in der Herzfrequenzvariabilität, während ein ungesunder oder älterer Mensch viel geringere Schwankungen aufweist. Die Variabilität lässt sich erhöhen, indem man langsam atmet.«

Eine Person, die viermal pro Minute atmet, kommt am Tag nur auf etwa 5760 Atemzüge. Bei der »normalen« Atemfrequenz von 8 Atemzügen in der Minute verdoppelt sich diese Anzahl auf 11 520. Bei 16 Atemzügen in der Minute, was für viele kranke Menschen noch ziemlich wenig ist, kommt man auf 23 000 Atemzüge am Tag, und bei 25 Atemzügen pro Minute atmet man 36 000-mal am Tag und damit weit über dem normalen Bereich.

Dr. Buteyko fand heraus, dass so gut wie jeder Mensch mit einer Erkrankung (Asthma, Bronchitis, Herzkrankheiten, Diabetes, Krebs usw.) erhöhte Atemfrequenzen aufweist. Beim schnellen Atmen entsteht ein Kohlendioxiddefizit, es gelangt weniger Sauerstoff zu den Zellen, die Atemanhaltezeit verkürzt sich, und die natürliche automatische Pause nach jedem Atemzug fehlt.

Nachdem sie im Rahmen der Framingham-Studien 30 Jahre lang mehr als 5000 Patienten beobachtet hatten, berichteten Ärzte von der Boston University School of Medicine, sie könnten die lang- wie kurzfristige Sterblichkeit eines Menschen anhand seiner Atemkapazität voraussagen. Laut Dr. William Kannel könne man aufgrund der Atemkapazität vorhersagen, ob ein Mensch in 10, 20 oder 30 Jahren sterben wird.

In ihrem Buch *Perfect Breathing* schreiben Al Lee und Don Campbell: »Der Einfluss des Atmens erstreckt sich auf jeden Aspekt des Lebens und zeigt sich bereits an der Wurzel der Humanfunktionen. Alte Lehrer, Weise, Yogis und Kampfsportler erkannten die Kraft der Atmung und entwickelten um sie herum Yoga, Qigong, Karate und viele andere Disziplinen. Die Atmung zu verstehen, heißt, die menschliche Maschinerie zu verstehen und wie jeder Atemzug den Körper weiterentwickeln und kontrollieren kann. Die Atmung ist die Basis der Meditation, des kontemplativen Denkens und des Gebets. Und doch ist die Atmung auch eine informative Wissenschaft und Medizin, weil sich bewusstes Atmen als wirksames Mittel zur Stressbewältigung, zum Aufbau der Immunität gegen Krankheiten und zur Heilung des Körpers erweist. Was ist eine perfekte Atmung? Das ist weit davon entfernt, ein hehres, aber unerreichbares Ziel zu sein, das jahrelanges intensives Training erfordert – ein perfekter Atemzug ist jeder Atemzug, den Sie vollkommen achtsam und bewusst ausführen. Im Augenblick dieses einfachen Atemzugs können wunderbare Dinge passieren. Die perfekte Atmung ist machbar und sogar leicht zu erreichen. Schon Ihr nächster Atemzug kann perfekt sein.«

Die meisten modernen Menschen leiden unter Atemproblemen. Die häufigsten Fehler sind Brustatmung (im Gegensatz zur Bauch-/Zwerchfellatmung), Mundatmung und Hyperventilation (zu schnelles Atmen), die alle den Sauerstoffgehalt in den Körperzellen reduzieren und chronische Erkrankungen fördern. Unterm Strich gilt: Je schneller wir atmen, umso kränker werden wir. Zu schnelles Atmen bringt einen in den Sarg, wenn man nicht aufpasst, und das Leben ist voller Schmerzen und Krankheiten, wenn man die Atmung nicht unter Kontrolle bringt.

Dr. Nerina Ramlakhan schreibt: »Ich stellte fest, dass über 75 Prozent der Klienten (nicht Patienten, es waren ›gesunde‹ Angestellte) so suboptimal atmeten, dass sie gestresst, chronisch erschöpft, übergewichtig und schlaflos waren. Für unser Wohlergehen ist die richtige Atmung entscheidend. Meine Empfehlung ist einfach: Werden Sie für gerade einmal 21 Tage ein wenig besessen von Ihrer Atmung. Beobachten Sie sie fünfmal am Tag – es sollte das Erste sein, das Sie morgens vor dem Aufstehen tun, und das Letzte vor dem Einschlafen, und den Tag über machen Sie es auch dreimal. Stellen Sie die Füße auf den Boden, atmen Sie in den Bauch ein, atmen Sie lange aus und kräftig ein. Richten Sie

Ihre Aufmerksamkeit auf diese gute Atmung, damit Sie sie später auch unbewusst ausführen.«

Warnung: Je nach Schwere und Art der Erkrankung können Patienten ihrer Gesundheit auch schaden, wenn sie die Atemübungen zu intensiv und zu angestrengt absolvieren. Einige schwer kranke Patienten können durch aggressive und rapide Veränderungen der Atemmuster sogar Bluthochdruck, Panikattacken und Migränekopfschmerzen bekommen.

Zwerchfellatmung

Wenn Sie einen wirklich tiefen Atemzug machen, dehnen Sie damit Ihre Lunge, drücken das Zwerchfell nach unten und sorgen dafür, dass Ihr Bauch sich ausdehnt, weil er sich mit Luft füllt. Das ist nicht nur wunderbar, um Verspannungen zu lindern, sondern es kann nachweislich auch bei Krankheiten hilfreich sein, die die Atmung erschweren, wie zum Beispiel bei Emphysemen.

Die Zwerchfellatmung kann uns effektiv beruhigen. Und sie stellt sicher, dass wir viel Sauerstoff aufnehmen. Wenn Sie nicht sicher sind, ob Sie tief genug einatmen, legen Sie sich hin und eine Zeitschrift auf Ihren Bauch. Atmen Sie Ihre gesamte Luft komplett aus und atmen Sie dann langsam tief ein, sodass sich die Zeitschrift anhebt, und zählen Sie dabei langsam bis fünf. Atmen Sie genauso aus und zählen, bis die Zeitschrift wieder in Ausgangslage ist. Statt der Zeitschrift können Sie auch eine Hand auflegen.

Das Atemtraining kann ängstlichen, angespannten Menschen enorm helfen. Wenn man Ängste hat, ist das sympathische Nervensystem (das Kampf-oder-Flucht-System) übererregt. Das langsame Atmen reduziert diese Übererregung des sympathischen Nervensystems und kurbelt die Aktivität des parasympathischen Nervensystems – des entspannenden, heilenden und regenerierenden Systems – an, wodurch man zur Ruhe kommt.

Bewusstes Atmen und seine Wirkung auf das Herz

Laut der Lehren des Yoga fließt die Energie freier durch das Herz, wenn wir in es hineinatmen und unsere Aufmerksamkeit auf diese Region richten – die Energie fließt dorthin, wo unsere Aufmerksamkeit liegt. Die Atmung ist mit dem Herz verbunden und beeinflusst es auf direktem Weg. Das regelmäßige Üben der Zwerchfellatmung verbessert die Variabilität und Kohärenz der Herzfrequenz deutlich. Die gesamte Dynamik des Herzens wird verbessert, wenn wir richtig atmen. Je mehr man die Herzfrequenzvariabilität verbessern kann, umso gesünder wird man. Das ist beispielsweise für Diabetiker mit ischämischer Herzerkrankung wichtig.[199] Die Herzfrequenzvariabilität ist ein wichtiger Faktor, um zwischen gesunden Personen und Herz-Kreislauf-Patienten zu unterscheiden.

Die Herzfrequenzvariabilität ist ein Indikator für die autonome Kontrolle des Herzens. Die yogische oder Bauchatmung (tiefe Atmung in den Bauch statt flacher Brustkorbatmung) verändert den autonomen Status, indem sie die Sympathikusaktivität erhöht (und die Vagusaktivität reduziert). Es ist verblüffend, wie sehr niedrige Herzfrequenzvariabilität-Werte mit der Neigung zu Krankheiten einhergehen.

Alte Yoga-Atemtechniken regulieren das Herz, stimulieren und steigern die Lebensenergie, stärken die inneren Organe und regenerieren und verjüngen den Körper. Durch bewusstes Atmen können wir die Funktionalität von Hormon-, Nerven-, Verdauungs- und anderen Körpersystemen optimieren und geistige wie körperliche Stabilität erlangen.

Wenn Sie nur ein paar Sekunden länger ausatmen als einatmen, sendet der Vagusnerv ein Signal ans Gehirn, das parasympathische Nervensystem hochzufahren und das sympathische Nervensystem herunterzufahren. Letzteres regelt unsere Kampf-oder-Flucht-Reaktion, und wenn es stimuliert wird, erhöht es die Herzfrequenz, die Atemfrequenz und die Ausschüttung von Hormonen wie Cortisol. Das parasympathische Nervensystem hingegen kontrolliert die Ruhe-, Entspannungs- und Verdauungsreaktion. Wenn es dominiert, werden Atmung und Herzschlag langsamer, der Blutdruck sinkt, weil sich die Blutgefäße entspannen, und der ganze Körper gelangt in einen Zustand der Ruhe und Selbstheilung.

Mantak Chia schrieb: »Seit Jahrtausenden lehren daoistische Meister das natürliche Atmen. Wir können die Funktion und Effektivität unseres Herzens, unserer Lunge und anderer innerer Organe und Systeme steigern. Wir können unsere Emotionen ausbalancieren. Wir können unseren Stress und unsere Negativität in Energie verwandeln, um sie für die Selbstheilung und Selbstentfaltung zu nutzen. Und wir sind besser in der Lage, die Energie, die wir für spirituelles Wachstum und Unabhängigkeit benötigen, zu gewinnen und zu absorbieren.« Richtig zu atmen, ist essenziell, um länger zu leben, und es hilft uns, positive Emotionen aufrechtzuerhalten und im Alltag leistungsfähig zu bleiben.

Wir alle atmen jeden Tag rund um die Uhr, also sollten wir es auch richtig machen. Sobald wir unserer Atmung mehr Aufmerksamkeit schenken, verändert sie sich – und genau darum geht es. Beim Atemtraining geht es darum, die Aufmerksamkeit auf den Atem zu lenken und ihn mit Respekt zu behandeln, weil er für die Erhaltung unseres Lebens unerlässlich ist.

Crystal Tatum sagt: »Atme. Atme einfach. Das ist so simpel, das kann doch unmöglich helfen, oder? Wie meinst du das, einfach atmen? Natürlich atme ich! Was für ein dummer Spruch. Ich habe das Glück, mit vielen hoch entwickelten Menschen befreundet zu sein, die ein oder zwei Dinge darüber wissen, wie man den nicht so hoch entwickelten Menschen wie mir hilft. Aber als eine dieser Freundinnen eines Tages zu mir sagte: ›Vergiss nicht zu atmen‹, konnte ich nicht anders, als eine Augenbraue hochzuziehen und ihr einen ›Wovon zum Teufel sprichst du?‹-Blick zuzuwerfen. Sie sagte, ich würde den Atem anhalten. Ich hielt sie für verrückt, aber als ich das nächste Mal Angst hatte, beobachtete ich meinen Körper und erkannte, dass sie recht hatte. Seitdem habe ich mehrmals bemerkt, dass ich dazu neige, wenn ich sehr gestresst oder ängstlich bin. Ich spanne meine Kiefer an und halte den Atem an, und nur wenn es absolut nötig ist, atme ich ganz flach ein. Das verstärkt meinen Stress und meine Anspannung noch weiter. Seither habe ich ein paar Atemtechniken gelernt, die die Anspannung wirklich lindern.«

Dennis Lewis, Autor des Buchs *Das Tao des Atmens*, schrieb: »1990 war ich physisch, emotional und geistig völlig erschöpft und hatte ständig starke Schmerzen auf der rechten Seite meines Brustkorbs. Als Gilles Marin das erste Mal seine

Hände auf meinen Bauch legte und anfing, meine inneren Organe und Gewebe zu massieren, und mich bat, in Teile meines Selbst zu atmen, die ich noch nie durch meinen Atem erfahren hatte, ahnte ich nicht, welch unglaubliche Entdeckungsreise damit begann. Zwar waren die körperlichen Schmerzen nach ein paar Sitzungen verschwunden, und ich fühlte mich lebendiger, aber es entstand ein tieferer, psychischer Schmerz – der Schmerz darüber, dass ich trotz all meiner jahrelangen Anstrengungen in Richtung Selbsterkenntnis und Selbsttransformation mich doch nur einem kleinen Teil der gewaltigen physischen, emotionalen und geistigen Energien geöffnet hatte, die uns jeden Augenblick zur Verfügung stehen. Gilles arbeitete weiter mit mir, und als meine Atmung anfing, tiefer in mich einzudringen, spürte ich allmählich, wie außerhalb meines sogenannten Wachbewusstseins Schichten aus Anspannung, Ärger, Furcht und Traurigkeit in meinem Bauch mitschwangen und die Energien aufbrauchten, die ich nicht für meine Gesundheit, sondern auch für eine echte Auseinandersetzung mit dem Leben gebraucht hätte. Und diese tiefe Erfahrung in der Mitte meines Selbst brachte, so schmerzlich sie auch war, eine Öffnung in den Geweben meines Körpers und in meiner innersten Haltung mir selbst gegenüber mit sich – ein Erkennen bisher unbewusster Fragmente meiner selbst und ein neues Gefühl der Erkenntnis.«

Die PEMF-Therapie erhöht die Sauerstoffverwertung

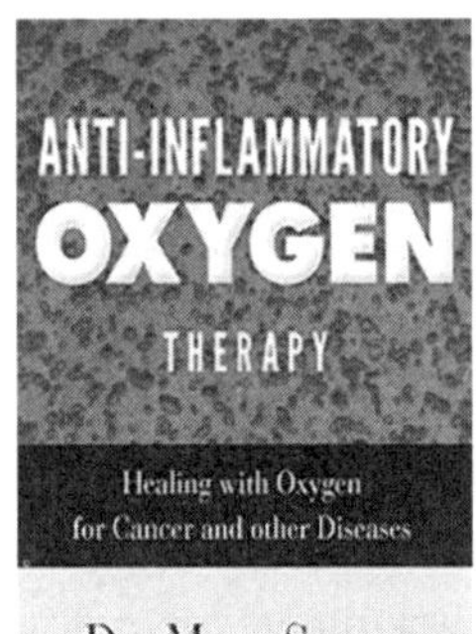

Wasserstoff ist nicht die einzige Substanz im Universum, die alles heller lodern lässt. 2003 fand Dr. Thomas Goodwin von der NASA heraus, dass ein gepulstes elektromagnetisches Feld von 10 Hz Nervengewebe ums Vierfache des Ausgangswertes regeneriert. Sowohl 5 Hz als auch 15 Hz bewirkten eine Regeneration des Nervengewebes ums Zweifache, bei 10 Hz entstand jedoch eine perfekte Glockenkurve. 1989 stellte Dr. David Hood fest, dass die kontinuierliche (35 Tage und mehr) Stimulation mit 10 Hz über 10 Stunden täglich die Konzentration zweier für die Zellatmung wichtiger Enzyme um den Faktor 3 erhöht.

In einem Kinofilm waren Wissenschaftler auf der Suche nach der ultimativen Wasserstoffreaktion. Sie suchten nach der perfekten Frequenz, um sie in ein Wasserstoffplasmafeld zu injizieren. Im echten Leben sind diese Frequenzen als Schumann-Resonanzen, die Frequenz der Erde, bekannt.

Wenn Mitochondrien von gepulsten elektromagnetischen Feldern (PEMF) stimuliert werden, produzieren sie in diesen Niedrigfrequenzbereichen aus dem eingeatmeten Sauerstoff mehr ATP. Die Zellen verbrennen den Sauerstoff effektiver, ziehen den Sauerstoff langsamer aus dem Blut und produzieren mit jedem Atemzug mehr Energie und weniger Abfallstoffe, was zu hoher zellulärer Energie führt und diese tiefgreifenden regenerativen Effekte verursacht.
Diese Extraenergie wird nachts für Reparaturarbeiten, Hormonsynthese, Gedächtniskonsolidierung und Stärkung des Immunsystems eingesetzt und tagsüber für die Steigerung der körperlichen und geistigen Leistungsfähigkeit (ergogene Effekte). Mehr Energie mit jedem Atemzug – das ähnelt den Versprechungen der Singulett-Sauerstoff-Therapie.

Dr. Dominic D'Agostino, ein Forscher und Assistenzprofessor am Morsani College of Medicine der University of South Florida, sagt, Krebs werde durch eine Ernährung, die wenig Kohlenhydrate, aber hohe Mengen bestimmter Fette enthält, »ausgehungert«. Anschließend erhält der Patient eine Überdruckkammertherapie, bei der Sauerstoff ebenfalls toxisch auf die Krebszellen wirkt, wodurch sich ein potenzieller Doppelschlag gegen Krebs ergibt.

D'Agostino fing vor 9 Jahren an, die Stoffwechseltherapie und hyperbaren Sauerstoff zu erforschen, um Tauchern der Navy SEALs zu helfen, Krampfanfällen aufgrund von Sauerstoffvergiftung vorzubeugen. Bei einem 10-jährigen Jungen mit krebsartigem Gehirntumor, der bereits eine ganze Reihe herkömmlicher Strahlentherapien hinter sich hatte, konnten damit positive Ergebnisse erzielt werden. Er sprach »bemerkenswert« auf die Kombination aus Ernährung und hyperbarem Sauerstoff an.

Schwache elektromagnetische Felder können nachweislich das Wachstum von Krebszellen stoppen und werden dazu auch eingesetzt. Costa et al. berichteten 2011 von erstaunlichen positiven klinischen Effekten, wenn die spezifischen EMF-Signale in der Behandlung vorgeschrittener hepatozellulärer Karzinome eingesetzt wurden. Sie stabilisierten die Erkrankung und führten zu Reaktionen, die ein Teil der Patienten noch 58 Monate später bemerkten. Nun haben Zimmermann et al. die Wachstumsraten humaner Tumorzelllinien von Leber- und Brustkrebs sowie normaler Zellen aus diesen Geweben untersucht, die amplitudenmodulierten elektromagnetischen Feldern (AM-EMF) ausgesetzt waren. Bei Tumorzellen, die gewebespezifischen AM-EMF ausgesetzt wurden, wurde eine verringerte Wachstumsrate festgestellt, bei normalen Zellen aus der gleichen Gewebeart oder bei Tumor- und normalen Zellen aus einem anderen Gewebetyp kam es jedoch zu keiner Veränderung der Wachstumsrate.[200]

Im Klartext: Niederfrequente Impulse erzeugen um jede Zelle herum eine kurze, intensive Spannung. Die Mitochondrien in der Zelle greifen etwas von dieser Energie auf, wodurch die Zelle effizienter ATP produzieren und Sauerstoff durch den Körper transportieren kann. Die PEMF-Therapie unterstützt den Stoffwechsel und erhöht den Blutfluss, indem sie Mikrokapillaren im ganzen Körper weitet, wodurch die Zellen besser atmen und funktionieren können.

In der Dunkelfeldmikroskopie ist zu erkennen, dass Verklumpungen der Erythrozyten mit PEMF aufgelöst werden können. Dies führt zu einer Minderung der Blutviskosität, einem verbesserten Blutfluss, einer Vergrößerung der Oberfläche, einem erhöhten Sauerstoffgehalt und einem verminderten Thromboserisiko. Thermografische Messtabellen zeigen nach der PEMF-Exposition eine verbesserte Blutzirkulation, die zu einem besseren Nährstatus und zur Verjüngung der Zellen führt.

Alle biologischen Prozesse und insbesondere der Stoffwechsel jeder Zelle basieren im Wesentlichen auf elektromagnetischer Energie. Nur ein mit ausreichend Energie versorgter Organismus kann die selbstregulierenden Mechanismen und Kräfte von Regeneration und Heilung kontrollieren. Eine gemeinsame Komponente aller Zellen sind Ionen. Dies sind positiv oder negativ geladene Teilchen, die elektromagnetische Impulse aus dem Zellinneren leiten. Diese elektromagnetischen Impulse ermöglichen es, dass die Zellen funktionieren. PEMFs beeinflussen den Ionenfluss durch spezifische Zellmembrankanäle (zum Beispiel für Natrium, Kalium und Calcium), was sich positiv auf diese Enzyme auswirkt. Ohne Ionen kann eine Zelle nicht leben. Und ohne ausreichend Energiefelder funktionieren Zellen nicht zu 100 Prozent.

Kranke oder beschädigte Zellen haben ein verändertes Ruhepotenzial. Wenn die Ionen (elektrisch geladene Teilchen rund um die Zellen) in einen Bereich pulsierender Magnetfelder gelangen, werden sie vom Pulsationsrhythmus beeinflusst. Das Ruhepotenzial der Zelle verhält sich proportional zum Ionenaustausch an der Zellmembran. Der Ionenaustausch ist auch für den Sauerstoffverbrauch der Zelle verantwortlich. Pulsierende Magnetfelder können den Ionenaustausch auf zellulärer und subzellulärer Ebene gravierend beeinflussen und somit die Sauerstoffverwertung in krankem oder geschädigtem Gewebe deutlich verbessern. Eine Verschlechterung der Sauerstoffverwertung ist in diversen medizinischen Bereichen, insbesondere bei verzögerter Heilung und Gelenkentzündungen, ein Problem. Schlechte Sauerstoffverwertung = erhöhter oxidativer Stress, der die Sauerstoffverwertung weiter verschlechtert.

Alle Atome, Chemikalien und Zellen produzieren elektromagnetische Felder (EMF). Jedes Organ im Körper produziert sein eigenes, unverkennbares bioelektromagnetisches Feld. Die Wissenschaft hat nachgewiesen, dass unser Körper seine Magnetfelder nach außen vermittelt und dass alle 70 Billionen Zellen im Körper über elektromagnetische Frequenzen kommunizieren. Im Körper passiert nichts ohne einen elektromagnetischen Austausch. Wenn die elektromagnetische Aktion des Körpers endet, endet das Leben. Wenn wir elektromagnetische Energien vermehren, fördern wir das Leben und die Heilung.

PEMF-Geräte

Ich nutze das EarthPulse-Gerät, das Erd- und Schumann-Frequenzen unterhalb des 14-Hz-Bereichs ausstößt. Das Gerät ist preiswert, aber leistungsstark, und man kann es die ganze Nacht angeschaltet lassen, während man schläft. Im Gegensatz zu kostspieligeren gepulsten EMF-Systemen findet die Magie des EarthPulse in diesen langen nächtlichen Behandlungseinheiten statt. Es gibt zahlreiche Kunden-Statements, die bestätigen, dass die Sauerstoffsättigung des Blutes beim Aufwachen innerhalb weniger Tage um 5 Prozent steigt.

Bei EarthPulse dringen die EMF durch die Schuhe, die Kleidung oder nachts durch die Matratze oder das Kopfkissen. Die PEMF-Therapie verringert Entzündungen im Körper mittels verschiedener Mechanismen: durch die Wiederherstellung der Homöostase der Zellmembranen, die Expressionsminderung wichtiger entzündungsfördernder Gene und die Expressionsverstärkung entzündungshemmender Gene.

FlexPulse ist ein weiteres hervorragendes System am unteren Ende der Preisskala für PEMF-Equipment. EarthPulse ist das beste Gerät für die ganze Nacht, und FlexPulse ist ideal, wenn man die Frequenzen in einen bestimmten Bereich lenken möchte.

Brasilianische Ärzte haben herausgefunden, dass gepulste elektromagnetische Felder die Mikrowellenexposition durch die Induktion von Faradayschen Strömen mindert. Es ist bekannt, dass elektromagnetische Felder die Hodenfunktion beeinträchtigen, indem sie reaktive Sauerstoffspezies generieren und die Bioverfügbarkeit von Androgenen für heranreifende Spermien verringern. Deshalb beeinflusst die Mikrowellenexposition die männliche Fruchtbarkeit negativ, wohingegen die PEMF-Therapie eine nicht invasive, einfache Technik ist, um oxidativen Stress zu bekämpfen.[201]

Die PEMF-Therapie behandelt Krebs und verbessert die Sauerstoffzufuhr

Die gepulste Magnetfeldtherapie (PEMF-Therapie) ist von der FDA zur unterstützenden Behandlung von Knochenbrüchen zugelassen. In Europa wird sie bereits seit über 20 Jahren eingesetzt – insgesamt wurden in etwa 400 000 Sitzungen Patienten mit Krebs, Migräne, Sportverletzungen, Wunden und anderen Schmerzsyndromen behandelt. PEMF-basierte Strategien zur Krebsbekämpfung sind ein neuer Ansatz zur Behandlung von Brustkrebs, der das normale Gewebe nicht beschädigt, nicht invasiv ist und mit anderen Behandlungsmethoden kombiniert werden kann.

PEMF erhöhen den Sauerstoffgehalt auch durch ihre Fähigkeit, chronische, schädliche Entzündungen zu lindern. PEMF können das Absterben gealterter, chronischer T-Lymphozyten durch T-Zellmembranen und Schlüsselenzymen in den Zellen induzieren. Durch die Beseitigung von T-Zellen können unerwünschte Auswirkungen von Entzündungen minimiert, die Heilung beschleunigt und das Risiko chronischer entzündlicher Erkrankungen reduziert werden.

Alternative Medizin

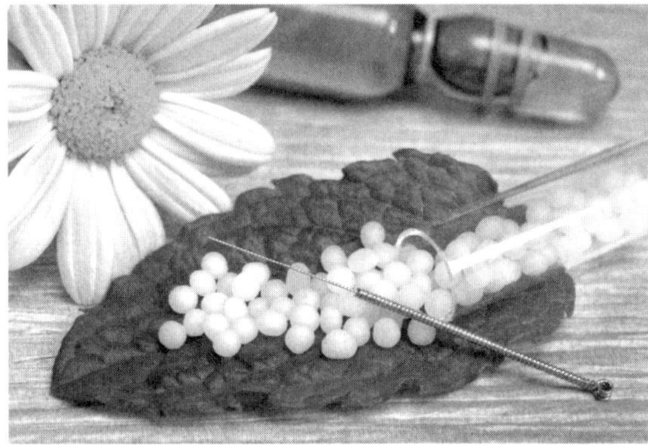

Wie praktizieren wir die alternative Medizin? Was die alternative Medizin nun genau ist und was nicht, ist die eigentliche Frage – und wie wird Medizin am besten praktiziert? Es muss eine richtige und eine falsche Art und Weise geben, Medizin zu praktizieren. Das Konzept des medizinischen Kunstfehlers stützt diese Ansicht. Durch medizinische Kunstfehler sterben 500-mal mehr Amerikaner als durch Unfälle mit Schusswaffen. In einer 8 Jahre dauernden Johns-Hopkins-Studie fand man heraus, dass in Amerika jedes Jahr mindestens 250 000 Todesfälle auf Kunstfehler zurückzuführen sind, andere Studien sprechen gar von mehr als 400 000. Wir wissen auch, dass alljährlich mehr als 100 000 Amerikaner an richtig verordneten Medikamenten sterben.

Nach derzeitiger Definition sind mit alternativer Medizin alle Heilverfahren außerhalb der Schulmedizin – das heißt der pharmazeutischen Medizin und anderer widerlicher Dinge wie Nuklearmedizin und Impfstoffmedizin – gemeint.

Ich habe die »Natural Allopathic Medicine« (»natürliche allopathische Medizin«) nicht als Alternative zur modernen Medizin entwickelt, sondern als Ersatz dafür. Es ist doch nur logisch und sinnvoll, eine riesige Tötungsmaschinerie mit etwas Sicherem und Effektivem zu ersetzen.

Wikipedia wirft alles in einen Topf: Alternativmedizin, Außenseitermedizin, Pseudomedizin oder einfach fragwürdige Medizin sei die Anwendung und Propagierung von Praktiken, die unbewiesen, widerlegt, nicht beweisbar oder in ihrer Wirkung sehr schädlich seien – im Versuch, eine Heilwirkung zu erzielen. Aber wir wissen ja, dass die meisten modernen Medizinformen gefährlich sind, und der Begriff des Heilens passt kaum zur westlichen Medizin. Wir wissen, dass unglaublich viele Menschen durch unseren vergiftungsfreudigen medizinisch-industriellen Komplex niedergestreckt, behindert oder unglücklich gemacht oder schlichtweg getötet werden.

https://www.youtube.com/watch?v=kcJyDT8p0lg&t=38s

Laut dem National Center for Complementary and Integrative Health wenden über 30 Prozent aller Amerikaner eine Form nicht konventioneller Medizin an. Andere sprechen von etwa 40 Prozent aller Erwachsenen in den USA, die irgendeine Form alternativer Medizin nutzen. Die Komplementär- und Alternativmedizin (*complementary and alternative medicine*, CAM) ist ein Oberbegriff für viele Behandlungsmethoden, die von konventionellen westlichen Praktiken abweichen. Einige sind gut erforscht und haben sich als wirksam erwiesen, andere nicht.

Die Entscheidung liegt bei Ihnen

Mit »Komplementärtherapie« ist gemeint, dass man sie zusätzlich zur konventionellen Therapie anwenden kann. Sie kann dazu beitragen, dass man sich besser fühlt und mit dem Krebs und der Krebsbehandlung besser zurechtkommt. Eine Alternativtherapie hingegen wird in der Regel anstelle einer konventionellen

Therapie angewandt. Hier in Brasilien unterstützt die Regierung die meisten Formen der alternativen und komplementären Medizin.

Es ist schwer zu glauben, wenn jemand schreibt, dass alle konventionellen Krebstherapien wie Chemo- und Strahlenbehandlung per Gesetz strengen Tests unterzogen werden müssen, um zu beweisen, dass sie tatsächlich wirken. Einen solchen Beweis gibt es nicht, und es ist kein Geheimnis, dass diese toxischen Krebsbehandlungen nicht gut ausgehen.

Pharmazeutische Cheerleader behaupten gern, dass die meisten alternativen Therapien nicht auf diese Weise getestet wurden und es keine wissenschaftlichen Beweise für ihre Wirksamkeit gibt. Und sie lieben es zu sagen, dass einige alternativen Therapieformen nicht vollkommen sicher sind und zu schweren Nebenwirkungen führen könnten. Sie verschweigen der Öffentlichkeit so gut es geht, wie viele Kinder durch Impfstoffe verletzt werden und wie viele Menschen auf legale Art und Weise ermordet werden.

Jeder sollte selbst entscheiden, was er glaubt und wem er vertraut, auch wenn einige sehr aggressiv vorgehen und die Menschen zwingen, sich in ihrem Sinn zu entscheiden. Babys werden zwangsgeimpft, und wir alle wissen, wie Onkologen über Alternativen zu Chemo- und Strahlenbehandlungen denken. Die Wahrheit ist aber, dass alternative medizinische Praktiken in den USA und weltweit immer mehr Fuß fassen, weil das Ansehen der modernen Medizin sinkt.

Einer der wichtigsten Punkte der Alternativmedizin besteht darin, dass sie häufig ein Mosaik aus vielen verschiedenen Praktiken und Ansichten ist, die jedoch nicht zu einem großen Ganzen zusammengefügt sind. Berufszweige wie Akupunkteur, Chiropraktiker, Homöopath und Heilpraktiker bieten zwar umfassende Ansätze, es gibt aber Unterschiede in Praxis und Theorie.

Ganzheitliche medizinische Systeme bestehen aus Theorie- und Praxissystemen, die sich entweder unabhängig von der allopathischen (konventionellen) Medizin oder parallel zu ihr entwickelt haben. Viele davon sind traditionelle Systeme, die von verschiedenen Kulturen auf der ganzen Welt praktiziert werden.

Es gibt also einen richtigen Weg, einen universellen medizinischen Pfad, auf den sich letztlich alle einigen und den alle einschlagen können – etwas, das so konkret und grundlegend ist, dass seine Wahrheit auch in tausend oder gar einer

Million Jahren noch selbstverständlich sein wird. Was aber ist derart universell und konstant?

Wasserstoff, der in der Sonne als Kraftstoff verbrennt, ist solch eine Sache. Und Sauerstoff, der für das Leben unabdingbar ist, ist eine weitere. Dass Kohlendioxid die ultimative Grundlage unserer Gesundheit ist, zählt ebenso dazu. Diese Liste ließe sich noch fortsetzen und wird sich für ein gesundes Leben unserer Zellen niemals ändern. Man kann kein gesundes, langes Leben führen, wenn man ein Defizit an essenziellen Mineralstoffen wie Magnesium, Jod, Selen, Schwefel und Bicarbonaten im Blut aufweist. Wäre es also nicht sinnvoll, eine vernünftige medizinische Praxis auf solche absoluten Notwendigkeiten des biologischen Lebens zu gründen?

Fazit

Damit ein Auto funktioniert, müssen wir nur Benzin, Öl, Wasser und Elektrizität im Auge haben. Beim Menschen müssen wir uns nicht nur um vier, sondern um etwa fünfzehn Hauptfaktoren kümmern. Doch selbst angesichts dieser fünfzehn grundlegenden medizinischen und therapeutischen Prozesse ist es nicht viel schwieriger, die natürliche allopathische Medizin zu verstehen und zu praktizieren, als ein Auto zu betanken oder Fahrrad zu fahren.

Nehmen Sie einen tiefen Atemzug, gehen Sie spazieren, hören Sie auf Ihren Körper. Kleine körperliche Beschwerden sagen uns für gewöhnlich, worauf wir unser Augenmerk richten müssen. Und dann helfen wir unserem Körper mit preiswerter alimentärer Medizin. Falls Ihr Körper bereits um Hilfe ruft, gehen Sie noch sanfter vor und vermeiden Sie jeden zusätzlichen Stress durch aggressive medizinische Praktiken. Die Wasserstoff-Medizin, in Kombination mit Sauerstoff und Kohlendioxid, ist ein sanfter, aber effektiver Weg zur Wiederherstellung von Gesundheit und Vitalität für Sie selbst und Ihre Familie.

Anmerkungen

Sämtliche Links in den Quellenangaben waren bei Redaktionsschluss online zugänglich. Für Links, die nach der Veröffentlichung von den Seitenbetreibern gelöscht oder verändert wurden, übernehmen Autor und Verlag keine Verantwortung. Manche verlorene Links können mithilfe der Wayback Machine im Internet Archive aufgefunden werden: *https://archive.org/web/*.

1 »Recent Advances in Hydrogen Research as a Therapeutic Medical Gas«, *Free Radical Research*, September 2010, 44(9): 971–982.
2 »Molecular hydrogen protects chondrocytes from oxidative stress and indirectly alters gene expressions through reducing peroxynitrite derived from nitric oxide«, *Medical Gas Research*, 2011, 1: 18.
3 »Effects of drinking hydrogen-rich water on the quality of life of patients treated with radiotherapy for liver tumors«, *Medical Gas Research*, 2011, 1: 11.
4 »Ionizing radiation-induced oxidative stress, epigenetic changes and genomic instability: the pivotal role of mitochondria«, *International Journal of Radiation Biology*, Januar 2015, 91(1).
5 »Ionizing radiation-induced metabolic oxidative stress and prolonged cell injury«, *Cancer Letters*, 31. Dezember 2012, 327(0): 40–60.
6 »Ende des 19. Jahrhunderts entdeckten die Wissenschaftler Bohr und Verigo ein scheinbar seltsames Gesetz: Ein niedriger Kohlendioxidspiegel im Blut führt zu verminderter Sauerstoffversorgung der Zellen des ganzen Körpers, einschließlich Gehirn, Herz, Nieren usw. Sie stellten

fest, dass Kohlendioxid (CO_2) für die Bindung von Sauerstoff und Hämoglobin verantwortlich ist.« – Dr. Alina Vasiljeva und Dr. David Nias. Der Bohr-Effekt beschreibt die Sauerstoff-Bindungsaffinität von Hämoglobin als umgekehrt proportional zum pH-Wert und der Kohlendioxidkonzentration. In der Praxis bedeutet das: Wenn irgendwo im Körper die Kohlendioxidkonzentration steigt, bindet sich Hämoglobin mit weniger Affinität an Sauerstoff, und in der Folge wird in der betreffenden Region mehr Sauerstoff freigesetzt.

7 »Inhaled medical gases: more to breathe than oxygen«, *Respiratory Care*, September 2011, 56(9): 1341–1357, Diskussion 1357–1359, doi: 10.4187/respcare.01442.

8 *https://en.wikipedia.org/wiki/CD34.*

9 *Therapeutic potential of molecular hydrogen in ovarian cancer*, Ausgabe 7, Nr. 4 (August 2018).

10 Malcolm Dole, F. Ray Wilson, William P. Fife: »Hyperbaric Hydrogen Therapy: A Possible Treatment for Cancer«, *Science*, Ausgabe 190, Nr. 4210 (10. Oktober 1975), 152–154.

11 B. J. Roberts, W. P. Fife, T. H. Corbett, F. M. Schabel Jr.: »Response of five established solid transplantable mouse tumors and one mouse leukemia to hyperbaric hydrogen«, *Cancer Treatment Reports*, 1978, 62(7): 1077–1079.

12 B. Gharib, S. Hanna, O. M. Abdallahi, H. Lepidi, B. Gardette, M. De Reggi: »Anti-inflammatory properties of molecular hydrogen: investigation on parasite-induced liver inflammation«, *Comptes Rendus de l'Académie des Sciences* III., 2001, 324(8): 719–724.

13 Dongchang Wang, Lifei Wang, Yu Zhang, Yunxia Zhao, Gang Chen: »Hydrogen gas inhibits lung cancer progression through targeting SMC3«, *Biomedicine & Pharmacotherarapy*, August 2018, 104: 788–797, doi: 10.1016/j. biopha.2018.05.055, E-Publikation 29. Mai 2018.

14 I. Ohsawa, M. Ishikawa, K. Takahashi, M. Watanabe, K. Nishimaki, K. Yamagata, K. Katsura, Y. Katayama, S. Asoh, S. Ohta: »Hydrogen acts as a therapeutic antioxidant by selectively reducing cytotoxic oxygen radicals«, *Nature Medicine*, Juni 2007, 13(6): 688–694.

15 »Plantinum nanocolloid-supplemented hydrogendissolved water inhibits growth of human tongue carcinoma cells preferentially over normal cells«, *Experimental Oncology*, September 2009, 31(3): 156–162.
16 »Molecular Hydrogen as an Emerging Therapeutic Medical Gas for Neurodegenerative and Other Diseases«, *Oxidative Medicine and Cell Longevity*, 2012; 353152, online veröffentlicht: 8. Juni 2012, doi: 10.1155/2012/353152.
17 »Molecular hydrogen protects chondrocytes from oxidative stress and indirectly alters gene expressions through reducing peroxynitrite derived from nitric oxide«, *Medical Gas Research*, 2011, 1: 18.
18 »Expression of Metalloproteinases MMP-2 and MMP-9 in Sentinel Lymph Node and Serum of Patients with Metastatic and Non-Metastatic Breast Cancer«, *Anticancer Research*, September 2010.
19 »Suppressive effects of electrochemically reduced water on matrix metalloproteinase-2 activities and in vitro invasion of human fibrosarcoma HT1080 cells«, *Cytotechnology*, Mai 2012, 64(3): 357–371.
20 J. Runtuvene et al.: »Hydrogen–water enhances 5-fluorouracil-induced inhibition of colon cancer«, *PeerJ*, 2015, 3: e859.
21 »Hydrogen Protects Mice from Radiation Induced Thymic Lymphoma in BALB/c Mice«, *International Journal of Biological Sciences*, 2011, 7(3): 297–300.
22 »Molecular hydrogen alleviates nephrotoxicity induced by an anti-cancer drug cisplatin without compromising anti-tumor activity in mice«, *Cancer Chemotherapy and Pharmacology*, September 2009, 64: 753.
23 »Molecular hydrogen alleviates nephrotoxicity induced by an anti-cancer drug cisplatin without compromising anti-tumor activity in mice«, *Medical Gas Research*, 2011, 1: 11, veröffentlicht in *Cancer Chemotherapy and Pharmacology*, 2008.
24 Ji-Bing Chen, Xiao-Feng Kong, Feng Mu, Tian-Yu Lu, You-Yong Lu, Ke-Cheng Xu, *Medical Gas Research*, April–Juni 2020, 10(2): 75–80.
25 Jinghong Meng, Leyuan Liu, Dongchang Wang, Zhenfeng Yan, Gang Chen: »Hydrogen gas represses the progression of lung cancer via down-regulating CD47«, *Bioscience Reports*, 30. April 2020, 40(4): BSR20192761.

26 Dongchang Wang, Lifei Wang, Yu Zhang, Yunxia Zhao, Gang Chen: »Hydrogen gas inhibits lung cancer progression through targeting SMC3«, *Biomedicine & Pharmacotherapy*, August 2018, 104: 788–797.

27 Sai Li, Rongrong Liao, Xiaoyan Sheng, Xiaojun Luo, Xin Zhang, Xiaomin Wen, Jin Zhou, Kang Peng: »Hydrogen Gas in Cancer Treatment«, *Frontiers in Oncology*, 6. August 2019, *https://doi.org/10.3389/fonc.2019.00696.*

28 M. Dole, F. R. Wilson, W. P. Fife: »Hyperbaric hydrogen therapy: a possible treatment for cancer«, *Science*, 1975, 190:152–154, doi: 10.1126/science.1166304.

29 *https://www.youtube.com/watch?v=gyPuP9GMdlw.*

30 *https://www.forbes.com/sites/startswithabang/2017/09/05/the-suns-energy-doesnt-come-from-fusing-hydrogen-into-helium-mostly/#241ce2b270f9.*

31 *https://www.youtube.com/watch?v=SrgQ65UsbZ0.*

32 »Hydrogen gas alleviates oxygen toxicity by reducing hydroxyl radical levels in PC12 cells«, PLoS One, 2017, 12(3): e0173645.

33 Qiang Gao, Han Song, Xiao-ting Wang, Ying Liang, Yan-jie Xi, Yuan Gao, Qing-jun Guo, Tyler LeBaron, Yi-xiao Luo, Shuang-cheng Li, Xi Yin, Hai-shui Shi, Yu-xia Ma: »Molecular hydrogen increases resilience to stress in mice«, *Scientific Reports* 7, Artikelnummer 9625 (2017), doi: 10.1038/ s41598-017-10362-6.

34 »The Clinical Application of Hydrogen as a Medical Treatment«, *Acta Medica Okayama*, 2016, Jahrgang 70, Nr. 5, 331–337, Okayama University Medical School.

35 *Brain Research*, Ausgabe 1328, 30. April 2010, 152–161.

36 »Molecular Hydrogen: New Antioxidant and Anti-inflammatory Therapy for Rheumatoid Arthritis and Related Diseases«, *Current Pharmaceutical Design*, Oktober 2013, 19: 6375–6381.

37 »Beneficial biological effects and the underlying mechanisms of molecular hydrogen – comprehensive review of 321 original articles«, *Medical Gas Research*, 2015, 5: 12.

38 *https://www.gasworld.com/h2-inhalation-research-shows-promise-in-japanese-hospitals/2010537.article.*

39 »Hydrogen Gas Inhalation Treatment in Acute Cerebral Infarction: A Randomized Controlled Clinical Study on Safety and Neuroprotection«, *http://www.sciencedirect.com/science/article/pii/S105230571730294X.*

40 R. Wang, J. Wu, Z. Chen et al.: »Post conditioning with inhaled hydrogen promotes survival of retinal ganglion cells in a rat model of retinal ischemia/reperfusion injury«, *Brain Research*, 1. Februar 2016, 1632: 82–90.

41 »Protective effects of hydrogen-rich saline on monocrotaline-induced pulmonary hypertension in a rat model«, *Respiratory Research*, *https://doi.org/10.1186/1465-9921-12-26.*

42 Y. Kishimoto, T. Kato, M. Ito, Y. Azuma, Y. Fukasawa, K. Ohno et al.: »Hydrogen ameliorates pulmonary hypertension in rats by anti-inflammatory and anti-oxidative effects«, *Journal of Thoracic and Cardiovascular Surgery*, 2015, 150: 645–654.e3.

43 »Hydrogen gas reduces chronic intermittent hypoxia induced hypertension by inhibiting sympathetic nerve activity and increasing vasodilator responses via the antioxidation«, 27. September 2018, *https://doi.org/10.1002/jcb.27684.*

44 »The role of oxidative stress in adult critical care«, *Free Radical Biology and Medicine*, Jahrgang 40, Ausgabe 3, 1. Februar 2006, 398–406.

45 »Oxidative stress is increased in critically ill patients according to antioxidant vitamins intake, independent of severity: a cohort study«, *Critical Care*, 2006, 10(5): R146.

46 »Promising novel therapy with hydrogen gas for emergency and critical care medicine«, *Acute Medicine and Surgery*, 14. Oktober 2017, *http://onlinelibrary.wiley.com/doi/10.1002/ams2.320/full.*

47 K. Hayashida, M. Sano, N. Kamimura et al.: »H_2 gas improves functional outcome after cardiac arrest to an extent comparable to therapeutic hypothermia in a rat model«, *Journal of the American Heart Association*, 2012, 1: e003459.

48 »Promising novel therapy with hydrogen gas for emergency and critical care medicine«, *Acute Medicine and Surgery*, 24. Oktober 2017, *http://onlinelibrary.wiley.com/doi/10.1002/ams2.320/full.*

49 »Perioperative coronary artery spasm in off-pump coronary artery bypass grafting and its possible relation with perioperative hypomagnesemia«, *Annals of Thoracic and Cardiovascular Surgery*, Februar 2006, 12(1): 32–36.

50 *https://pilotonline.com/news/local/health/article7a3063e5-24cf-56c1-b25c-142731604196.html.*

51 I. Ohsawa, M. Ishikawa, K. Takahashi et al.: »Hydrogen acts as a therapeutic antioxidant by selectively reducing cytotoxic oxygen radicals«, *Nature Medicine*, 2007, 13: 688–94.

52 »Molecular Hydrogen Therapy Ameliorates Organ Damage Induced by Sepsis«, *Oxidative Medicine and Cellular Longevity*, Ausgabe 2016.

53 Yashpal S. Malik, Sagar M. Goyal, Department of Veterinary Population Medicine, College of Veterinary Medicine, University of Minnesota: »Virucidal efficacy of sodium bicarbonate on a food contact surface against feline calicivirus, a norovirus surrogate«, *International Journal of Food Microbiology*, Ausgabe 109, Nr. 1–2, 25. Mai 2006, 160–163. Die viruzide Wirkung von Natriumbicarbonat war höher, wenn es zusammen mit Aldehyden oder Wasserstoffperoxid angewandt wurde.

54 B. Gharib, S. Hanna, O. M. Abdallahi, H. Lepidi, B. Gardette, M. De Reggi: »Anti-inflammatory properties of molecular hydrogen: investigation on parasite-induced liver inflammation«, *Comptes Rendus de l'Académie de Sciences* III, 2001, 324(8): 719–724.

55 I. Ohsawa, M. Ishikawa, K. Takahashi, M. Watanabe, K. Nishimaki, K. Yamagata, K. Katsura, Y. Katayama, S. Asoh, S. Ohta: »Hydrogen acts as a therapeutic antioxidant by selectively reducing cytotoxic oxygen radicals«, *Nature Medicine*, Juni 2007, 13(6): 688–694.

56 »Ionizing radiation-induced metabolic oxidative stress and prolonged cell injury«, *Cancer Letters*, 31. Dezember 2012, 327(0): 48–60.

57 »Electromagnetic Fields, Oxidative Stress, and Neurodegeneration«, *International Journal of Cell Biology*, Ausgabe 2012, Artikel-ID 683897, 16 Seiten.

58 »Chemotherapy-associated oxidative stress: impact on chemotherapeutic effectiveness«, *Integrative Cancer Therapies*, Dezember 2004, 3(4): 294–300.

59 S. Banerjee, J. Ghosh, C. Parames: »Drug Metabolism and Oxidative Stress: Cellular Mechanism and New Therapeutic Insights«, *Biochemistry & Analytical Biochemistry*, 2016, 5: 1, DOI: 10.4172/2161-1009.10002.

60 »Molecular Hydrogen Alleviates Cellular Senescence in Endothelial Cells«, *Circulation Journal*, 2016, 80: 2037–2046.

61 Robert Settineri, et al.: »Effects of hydrogenated water on intracellular biomarkers for antioxidants, glucose uptake, insulin signaling and SIRT1 and telomerase activity«, *American Journal of Food and Nutrition*, Ausgabe 4, no. 6 (2016): 161–168.

62 »Oxidative stress shortens telomeres«, *Trends in Biochemical Sciences*, Juli 2002, 27(7): 339–344.

63 »Open-label trial and randomized, double-blind, placebo-controlled, crossover trial of hydrogen-enriched water for mitochondrial and inflammatory myopathies«, *Medical Gas Research*, 3. Oktober 2011, 1(1): 24.

64 »Molecular hydrogen as a preventive and therapeutic medical gas: initiation, development and potential of hydrogen medicine«, *Pharmacology & Therapeutics*, Ausgabe 144, 1. Auflage, Oktober 2014, 1–11.

65 A. Mangerich, C. G. Knutson, N. M. Parry, S. Muthupalani, W. Ye, E. Prestwich, L. Cui, J. L. McFaline, M. Mobley, Z. Ge, K. Taghizadeh, J. S. Wishnok, G. N. Wogan, J. G. Fox, S. R. Tannenbaum, P. C. Dedon: »PNAS Plus: Infection-induced colitis in mice causes dynamic and tissue-specific changes in stress response and DNA damage leading to colon cancer«, *Proceedings of the National Academy of Sciences*, 2012, doi: 10.1073/pnas.1207829109.

66 *http://www.psr.org/environment-and-health/confronting-toxics/heavy-metals/.*

67 *http://www.townsendletter.com/AugSept2007/toxicmetalbreastcancer0807.htm.*

68 K. Xie, Y. Yu, Z. Zhang, W. Liu, Y. Pei, L. Xiong, L. Hou, G. Wang: »Hydrogen gas improves survival rate and organ damage in zymosan-induced generalized inflammation model«, *Shock*, November 2010, 34(5): 495–501.

69 *https://www.hindawi.com/journals/omcl/2015/248529/.*

70 »Molecular hydrogen: an overview of its neurobiological effects and therapeutic potential for bipolar disorder and schizophrenia«, *Medical Gas Research*, 6. Juni 2013, 3(1): 11, doi: 10.1186/2045-9912-3-11.

71 C. H. Chen, A. Manaenko, Y. Zhan, W. W. Liu, R. P. Ostrowki et al.: »Hydrogen gas reduced acute hyperglycemia-enhanced hemorrhagic transformation in a focal ischemia rat model«, *Neuroscience*, 2010, 169: 402–414.

72 Y. Sato, S. Kajiyama, A. Amano, Y. Kondo, T. Sasaki et al.: »Hydrogen-rich pure water prevents superoxide formation in brain slices of vitamin C-depleted SMP30/GNL knockout mice«, *Biochemical and Biophysical Research Communications*, 2008, 375: 346–350.

73 K. Nagata, N. Nakashima-Kamimura, T. Mikami et al.: »Consumption of molecular hydrogen prevents the stress-induced impairments in hippocampus-dependent learning tasks during chronic physical restraint in mice«, *Neuropsychopharmacology*, 2009, 34: 501–508.

74 M. Ito et al.: »Drinking hydrogen water and intermittent hydrogen gas exposure, but not lactulose or continuous hydrogen gas exposure, prevent 6-hydorxydopamine-induced Parkinson's disease in rats«, *Medical Gas Research*, 2012, 2(1): 15, doi: 10.1186/2045-9912-2-15 [PMC, frei zugänglicher Artikel].

75 J. Zhang et al.: »Effect of hydrogen gas on the survival rate of mice following global cerebral ischemia«, *Shock*, 37(6): 645–652, 2012, *Shock*, 38(4): 444, 2012, PubMed.

76 »Hydrogen-rich water for improvements of mood, anxiety, and autonomic nerve function in daily life«, *Medical Gas Research*, 22. Januar 2018, 7(4): 247–255, doi: 10.4103/2045-9912.222448; eCollection Oktober–Dezember 2017.

77 *Obesity*, Juli 2011, 19(7): 1396–1403, doi: 10.1038/oby.2011.6; E-Pub 3. Februar 2011.

78 *Nutrition Research*, März 2008, 28(3): 137–143, doi: 10.1016/j.nutres.2008.01.008.

79 *Journal of Diabetes Investigation*, 8. April 2017, doi: 10.1111/jdi.12674.

80 *www.docstoc.com/docs/24767241/Allergy-Effects-On-The-Pancreas-And-Small-Intestine/.*

81 Epithelzellen in den Pankreasgängen sind die Quelle des von der Bauchspeicheldrüse freigesetzten Bicarbonats und Wassers. Bicarbonat ist eine Base und wichtig für die Neutralisierung der Säure, die aus dem Magen in den Dünndarm gelangt. Der Mechanismus, der der Bicarbonatsekretion zugrunde liegt, ist im Wesentlichen der gleiche wie bei der Säurefreisetzung der Parietalzellen und ist von dem Enzym Kohlensäure-Anhydrase abhängig. In den Zellen des Pankreasgangs wird das Bicarbonat in das Lumen des Gangs und damit in den Pankreassaft abgegeben.

82 *New Supernutrition*, Richard A. Pocket Books, New York (Mai 1991).

83 H. Oharazawa, T. Igarashi, T. Yokota et al.: »Protection of the retina by rapid diffusion of hydrogen: administration of hydrogen-loaded eye drops in retinal ischemia-reperfusion injury«, *Investigative Ophthalmology & Visual Science*, 2010, 51: 487–492.

84 *http://www.mgwater.com/marxneut.shtml.*

85 *http://www.fastmag.info/scibkg.htm.*

86 »Oral magnesium supplementation in adults with coronary heart disease or coronary heart disease risk«, *Journal of the American Academy of Nurse Practitioners*, Dezember 2009, Jahrgang 21, Ausgabe 12, 651–657.

87 J. L. Saver, C. Kidwell, M. Eckstein, S. Starkman, stellvertretend für die an der FAST-MAG-Pilotstudie beteiligten Wissenschaftler, *Stroke*, 2004, 35: e106–108.

88 *http://cat.inist.fr/?aModele=afficheN&cpsidt=21648128.*

89 K. W. Muir: »Magnesium for neuroprotection in ischaemic stroke: rationale for use and evidence of effectiveness«, *CNS Drugs*, 2001, 15: 921–930.

90 *Postgraduate Medical Journal*, 2002, 78: 641–645, doi: 10.1136/pmj.78.925.641.

91 L. M. Resnick, R. K. Gupta, H. Gruenspan, M. H. Alderman, J. H. Laragh: »Hypertension and peripheral insulin resistance: possible mediating role of intracellular free magnesium«, *American Journal of Hypertension*, 3: 373–379, 1990, Medline.

92 J. Ma, A. R. Folsom, S. L. Melnick, J. H. Eckfeldt, A. R. Sharrett, A. A. Nabulsi, R. G. Hutchinson, P. A. Metcalf: »Associations of serum and dietary magnesium with cardiovascular disease, hypertension, diabetes, insulin, and carotid wall thickness: the ARIC study«, *Journal of Clinical Epidemiology*, 48: 927–940, 1985.

93 H. Rosolova, O. Mayer jun., G. M. Reaven: »Insulin-mediated glucose disposal is decreased in normal subjects with relatively low plasma magnesium concentrations«, *Metabolism*, 49: 418–420, 2000, Medline.

94 *Medical Gas Research*, 9. Januar 2019, 8(4): 144–149, *https://www.molecularhydrogenstudies.com/inhalation-of-hydrogen-in-parkinsons-disease/*

95 *http://www.ncbi.nlm.nih.gov/pubmedhealth/PMH0001762/.*

96 *http://www.ncbi.nlm.nih.gov/pubmed/15885623.*

97 T. Hashimoto, K. Nishi, J. Nagasao, S. Tsuji, K. Oyanagi, *Brain Research*, 4. März 2008, 1197: 143–151.

98 *https://pubmed.ncbi.nlm.nih.gov/29920021/.*

99 *http://www.cannabis-med.org/english/bulletin/ww en db cannabis artikel.php?id=131#2.*

100 *http://orthomolecular.org/resources/omns/v05n01.shtml.*

101 *Clinical Toxicology*, 2016, 54: 924–1109, *http://www.drug-education.info/documents/iatrogenic.pdf.*

102 *http://vaccinepapers.org/vaccine-aluminum-travels-to-the-brain/.*

103 »California takes aim at chemicals in plastics«, *Christian Science Monitor*, 3. Juni 2005, *http://www.csmonitor.com/2005/0603/p02s01-uspo.html.*

104 Jack Lewis: »Lead poisoning – a historical perspective«, *EPA Journal*, Mai 1985.

105 *https://www.nytimes.com/2009/09/28/health/policy/28vaccine.html.*

106 »Hydrogen Medicine Therapy: An Effective and Promising Novel Treatment for Multiple Organ Dysfunction Syndrome (MODS) Induced by Influenza and Other Viral Infections Diseases«, *SOJ Microbiology & Infectious Diseases, https://symbiosisonlinepublishing.com/microbiology-infectiousdiseases/microbiology-infectiousdiseases70.php.*

107 *http://www.aap.org/advocacy/archives/mayautism.htm* – Pressemitteilung zu einer Grundsatzerklärung, die in der Mai-Ausgabe von *Pediatrics*, der wissenschaftlichen Zeitschrift der American Academy of Pediatrics (AAP), veröffentlicht wurde.
108 *Pediatrics*, Jahrgang 114, Nr. 3, 793–804, doi: 10.1542/peds.2004-0434.
109 *https://web.archive.org/web/20070608032407/http://www.ewg.org:80/reports/autism/part1.php*
110 »Metals, toxicity and oxidative stress«, *Current Medicinal Chemistry*, 2005, 12(10): 1161–1208.
111 »Children with autism have mitochondrial dysfunction«, University of California – Davis Health System.
112 Qiang Gao, Han Song, Xiao-ting Wang, Ying Liang, Yan-jie Xi, Yuan Gao, Qing-jun Guo, Tyler LeBaron, Yi-xiao Luo, Shuang-cheng Li, Xi Yin, Hai-shui Shi, Yu-xia Ma: »Molecular hydrogen increases resilience to stress in mice«, *Scientific Reports* 7, Artikelnummer: 9625 (2017), doi: 10.1038/ s41598-017-10362-6.
113 »The Clinical Application of Hydrogen as a Medical Treatment«, *Acta Medica Okayama*, 2016, Ausgabe 70, Nr. 5, 331–337, Okayama University Medical School.
114 *Brain Research*, Ausgabe 1328, 30. April 2010, 152–161.
115 Ikuroh Ohsawa, Masahiro Ishikawa, Kumiko Takahashi, Megumi Watanabe, Kiyomi Nishimaki, Kumi Yamagata, Ken-ichiro Katsura, Yasuo Katayama, Sadamitsu Asoh, Shigeo Ohta: »Hydrogen acts as a therapeutic antioxidant by selectively reducing cytotoxic oxygen radicals«, *Nature Medicine*, 2007.
116 »Oral antibiotics will reduce the amount of normal gut flora (which demethylate methylmercury) and may increase the amount of yeast and E. coli (which methylate inorganic mercury), resulting in both higher absorption and decreased excretion of mercury«, *Journal of Toxicology and Environmental Health*, Ausgabe 70, Nr. 12 (2007).
117 Kurzmeldung der National Autistic Association als Reaktion auf einen Bericht des Institute of Medicine, Frühjahr 2004, *http://www.nationalautismassociation.org*.

118 Williams, Valeri: »Vaccine preservative's effects may have been known«, *http://www.laleva.cc/choice/vaccinepreservative.html.*

119 *Newsweek Magazine*, 31. Juli 2000, und *Care in Normal Birth: A Practical Guide* aus der »Save Motherhood«-Reihe der Weltgesundheitsorganisation.

120 *Mid Wife Info*: »Die sofortige Abklemmung der Nabelschnur kann die roten Blutkörperchen, die das Baby bei der Geburt erhält, um mehr als 50 Prozent reduzieren, was zu potenziellen lang- und kurzfristigen neonatalen Problemen führt« – das war das Fazit von der zertifizierten Hebamme Judith Mercer und ihren Kolleginnen aus einer Studie, die im Herbst 2001 im *Journal of Midwifery and Women's Health* erschien. »Die vorzeitige Abklemmung der Nabelschnur bei der Geburt, die ohne ausreichende Begründung praktiziert wird, führt dazu, dass das Blutvolumen des Neugeborenen zwischen 25 und 40 Prozent schwankt. Solche massiven Veränderungen haben an jedem anderen Zeitpunkt im Leben schwerwiegende Konsequenzen bis hin zum Tod. Das frühe Abklemmen der Nabelschnur kann eine erfolgreiche Blutüberleitung verhindern und bei empfindlichen Neugeborenen zu hypovolämischen und hypoxischen Schäden beitragen.« (Mercer, 2002), *http://www.midwifeinfo.com/feature-cordclamping.php.*

121 George M. Morley: »Immediate clamping of the umbilical cord (ICC) at birth, a possible connection to Autism?«.
Das sofortige Abklemmen der Nabelschnur (*immediate clamping oft he umbilical cord*, ICC) ist routinemäßig bei Frühgeburten, Kaiserschnitten, »Risikogeburten« und auch immer mehr »normalen« Geburten üblich und entspricht der Empfehlung, einen Teil der Nabelschnur für medizinisch-juristische Zwecke gleich nach der Geburt zu sichern. Der unmittelbare Effekt des ICC besteht darin, dass dem Neugeborenen die Plazentabeatmung und die Blutzufuhr vorenthalten werden, was zu einer vollständigen Asphysie führt, bis die Lunge funktioniert, und zu einem Verlust des natürlichen Blutvolumens um 30–50 Prozent. Die Kombination aus Hypoxie und Hypovolämie/Ischämie begünstigt in der Folge eine hypoxisch-ischämische Hirnschädigung. Ein Neugeborenes, das die volle Blutzufuhr aus der Plazenta bekommt, hat genug Eisen, um im 1. Lebensjahr einer Anämie vorzu-

beugen, aber der Blutverlust nach dem ICC führt zur Anämie des Kleinkindes. Bei Grundschulkindern korreliert die Anämie mit allen Arten autistischer Störungen, und der Grad der Anämie korreliert mit dem Schweregrad der geistigen Schwäche; und die Aufhebung der Anämie beseitigt nicht die entstandenen Schäden. Kinmond et al. zeigten, dass ein späteres Abklemmen der Nabelschnur, in Kombination mit einer schwerkraftgestützten Plazentatransfusion, eine Anämie (und die Notwendigkeit einer Bluttransfusion) bei Frühchen verhinderte. Hack et al. stellten eine hohe Inzidenz schlechter Gehirnleistungen bei Säuglingen mit niedrigem Geburtsgewicht fest. Einen Zusammenhang zwischen Autismus und Geburtskomplikationen stützen auch andere Studien. Hultmann berichtet etwa von einem stark erhöhten Autismusrisiko bei Kaiserschnittgeburten, Geburten mit fetalem Distress und 5-Minuten-Apgar-Scores unter 7. Diese geburtshilflichen Situationen korrelieren mit ICC.

122 L. G. Israels: »Observations on vitamin K deficiency in the fetus and newborn: has nature made a mistake?«, Department of Medicine, University of Manitoba, Manitoba Institute of Cell Biology, Winnipeg, Canada, *Seminars in Thrombosis Hemostasis*, 1995, 21(4): 357–363.

123 *http://www.sciencedaily.com/releases/2006/06/060618224104.htm.*

124 T. Ishibashi, B. Sato, M. Rikitake, T. Seo, R. Kurokawa, Y. Hara et al.: »Consumption of water containing a high concentration of molecular hydrogen reduces oxidative stress and disease activity in patients with rheumatoid arthritis: an open-label pilot study«, *Medical Gas Research*, 2012, 2: 27.

125 H. Terawaki, Y. Hayashi, W. J. Zhu, Y. Matsuyama, T. Terada, S. Kabayama et al.: »Transperitoneal administration of dissolved hydrogen for peritoneal dialysis patients: a novel approach to suppress oxidative stress in the peritoneal cavity«, *Medical Gas Research*, 1. Juli 2013, 3(1): 14.

126 M. Nakayama, H. Nakano, H. Hamada, N. Itami, R. Nakazawa, S. Ito: »A novel bioactive haemodialysis system using dissolved dihydrogen (H_2) produced by water electrolysis: a clinical trial«, *Nephrology Dialysis Transplantation*, 2010, 25: 3026–3033.

127 F. Batmanghelidj: »›Bad Cholesterol‹: A Myth and a Fraud«, *http://www.watercure.com/sci_myth.html.*
128 *http://foodmatters.tv/articles-1/are-you-chronically-dehydrated.*
129 C. Liang et al.: »New hypothesis of chronic back pain: low pH promotes nerve ingrowth into damaged intervertebral disks«, *Acta Anaesthesiologica Scandinavica*, vorab online publiziert: 7. März 2012, *http://onlinelibrary.wiley.com/journal/10.1111/(ISSN)1399-6576.*
130 *http://scialert.net/abstract/?doi=ajava.2012.420.426.*
131 Wassergehalt von Lebensmitteln: Eisbergsalat 96%, Kürbis, gegart 90%, Cantaloupe-Melone, roh 90%, Milch (2% Fettgehalt) 89%, Apfel 86%, Hüttenkäse 76%, Kartoffel, gebacken 75%, Makkaroni, gekocht 66%, Putenfleisch, gebraten 62%, Steak, gegart 50%, Cheddar 37%, Weißbrot 36%, Erdnüsse, geröstet 2%.
132 *http://www.diagnose-me.com/cond/C5223.html.*
133 *http://www.watercure.com/.*
134 A. Kjaer, U. Knigge, H. Jørgensen, J. Warberg: »Dehydration-induced vasopressin secretion in humans: involvement of the histaminergic system«, *American Journal of Physiology-Endocrinology and Metabolism*, 279.6 (2000): E1305–310.
135 *The Lancet Oncology*, Pressemitteilung, 8. Mai 2012.
136 E. Tili, J.-J. Michaille, D. Wernicke, H. Alder, S. Costinean, S. Volinia, C. M. Croce: »Mutator activity induced by microRNA-155 (miR-155) links inflammation and cancer«, *Proceedings of the National Academy of Sciences*, 2011, 108(12): 4908, doi: 10.1073/pnas.1101795108.
137 S. K. Powers, M. J. Jackson: »Exercise-induced oxidative stress: cellular mechanisms and impact on muscle force production«, *Physiological Reviews*, 2008.
138 S. M. Ostojic: »Serum alkalinization and hydrogen-rich water in healthy men«, *Mayo Clinic Proceedings*, 2012, 87: 501–502.
139 Kosuke Aoki, Atsunori Nakao, Takako Adachi, Yasushi Matsui und Shumpei Miyakawa: »Pilot study: Effects of drinking hydrogen-rich water on muscle fatigue caused by acute exercise in elite athletes«, *Medical Gas Research*, 2012.

140 *https://repositorio-aberto.up.pt/bitstream/10216/21741/2/39412.pdf.*
141 Kosuke Aoki, Atsunori Nakao, Takako Adachi, Yasushi Matsui, Shumpei Miyakawa: »Pilot study: Effects of drinking hydrogen-rich water on muscle fatigue caused by acute exercise in elite athletes«, *Medical Gas Research*, 2012.
142 »Molecular Hydrogen in Sports Medicine: New Therapeutic Perspectives«, *International Journal of Sports Medicine*, 2015.
143 *https://www.ncbi.nlm.nih.gov/pubmed/22520831.*
144 *http://www.sbrate.com.br/pdf/artigos/atualizacaolesoesmusculares.pdf.*
145 *http://www.tandfonline.com/doi/abs/10.3810/pgm.2014.09.2813.*
146 E. A. Belyaeva, D. Dymkowska, M. R. Wieckowski, L. Wojtczak: »Mitochondria as an important target in heavy metal toxicity in rat hepatoma AS-30D cells«, *Toxicology and Applied Pharmacology*, 15. August 2008, 231(1): 34–42, E-Publikation 7. April 2008, PubMed.
147 E. Brambila, J. Liu, D. L. Morgan, R. P. Beliles, M. P. Waalkes: »Effect of mercury vapor exposure on metallothionein and glutathione s-transferase gene expression in the kidney of nonpregnant, pregnant, and neonatal rats«, *Journal of Toxicolology and Environmental Health, A*, 13. September 2002, 13; 65(17): 1273–1288, PubMed.
148 »Metal-mediated formation of free radicals causes various modifications to DNA bases, enhanced lipid peroxidation, and altered calcium and sulfhydryl homeostasis«, PubMed.
149 M. Valko, C. J. Rhodes, J. Moncol, M. Izakovic, M. Mazur: »Free radicals, metals and antioxidants in oxidative stress-induced cancer«, *Chemico-Biological Interactions*, 10. März 2006, 160(1): 1–40, E-Publikation 23. Januar 2006, PubMed.
150 S. V. Rana: »Disorders of apoptosis may play a critical role in some of the most debilitating metal-induced afflictions including hepatotoxicity, renal toxicity, neurotoxicity, autoimmunity and carcinogenesis. Metals and apoptosis: recent developments«, *Journal of Trace Elements in Medicine and Biology*, 2008, 22(4): 262–284, E-Publikation 10. Oktober 2008, PubMed.

151 Ohio State University Medical Center, 22. Januar 2009, *http://www.diabetesincontrol.com/results.php?storyarticle=6461*.

152 1947 entdeckte das britische Militär bei Unterwasserstudien, dass Sauerstoff toxisch sein könnte. Sauerstofftoxikose ist eine Erkrankung, die aus den schädlichen Wirkungen des Einatmens von molekularem Sauerstoff bei erhöhtem Partialdruck resultiert. Die Krankheit, auch Sauerstoffintoxikation oder -vergiftung genannt, kann in schweren Fällen zu Zellschäden und zum Tod führen. Betroffen sind meist das zentrale Nervensystem, die Lunge und die Augen.

153 *https://www.ncbi.nlm.nih.gov/pubmed/17656037*.

154 V. Estrella, T. Chen, M. Lloyd et al: »Acidity generated by the tumor microenvironment drives local Invasion«, *Cancer Research*, Online-Vorabveröffentlichung 3. Januar 2013, doi: 10.1158/0008-5472.CAN-12-2796.

155 Francesco Colotta et al.: »Cancer-related inflammation, the seventh hallmark of cancer: links to genetic instability«, *Carcinogenesis*, Ausgabe 30, Nr. 7 1073–1081, 2009; *Nerviano Medical Sciences*, Nerviano, Mailand, Italien, 2014, *http://carcin.oxfordjournals.org/content/30/7/1073.full.pdf*.

156 UT Southwestern Medical Center. »Oxygen – key to most life – decelerates many cancer tumors when combined with radiation therapy«, *ScienceDaily*, 23. Juli 2013, *www.sciencedaily.com/releases/2013/07/130723154959.htm*.

157 S. Thomas, M. Harding, S. C. Smith, J. B. Overdevest, M. D. Nitz, H. F. Frierson, S. A. Tomlins, G. Kristiansen, D. Theodorescu: »CD24 is an effector of HIF-1 driven primary tumor growth and metastasis«, *Cancer Research*, 2012, doi: 10.1158/0008-5472.CAN-11-3666, *http://www.sciencedaily.com/releases/2012/09/120913123516.htm*.

158 K. M. Rouschop, T. Van Den Beucken, L. Dubois, H. Niessen, J. Bussink, K. Savelkouls, T. Keulers, H. Mujcic, W. Landuyt, J. W. Voncken, P. Lambin, A. J. Van Der Kogel, M. Koritzinsky, B. G. Wouters: »The unfolded protein response protects human tumor cells during hypoxia through regulation of the autophagy genes MAP1LC3B and ATG5«, *Journal of Clinical Investigation*, 2009, doi: 10.1172/JCI40027.

159 M. Galluzzo, S. Pennacchietti, S. Rosano, P. M. Comoglio, P. Michieli: »Prevention of hypoxia by myoglobin expression in human tumor cells promotes differentiation and inhibits metastasis«, *Journal of Clinical Investigation*, 2009, doi: 10.1172/JCI36579.
160 Burnham Institute, »Unraveling How Cells Respond To Low Oxygen«, *ScienceDaily*, 9. August 2009, aufgerufen am 7. Februar 2014, *www.sciencedaily.com/releases/2009/08/090805164915.htm.*
161 M. von Ardenne: »Measurements and combat of stress effects (Übersetzung des Autors)«, *Zeitschrift für Alternsforschung*, 1981, 36(6): 473–487, *http://www.ncbi.nlm.nih.gov/pubmed/7336784.*
162 R. M. Leach, D. F. Treacher: »The pulmonary physician in critical care c 2: Oxygen delivery and consumption in the critically ill«, *https://www.ucl.ac.uk/anaesthesia/sites/anaesthesia/files/OxygenDeliveryConsumption.pdf*
163 *https://www.ucl.ac.uk/anaesthesia/sites/anaesthesia/files/OxygenDelivery Consumption.pdf*
164 »How Can We Overcome Tumor Hypoxia in Radiation Therapy?«, *Journal of Radiation Research*, 52, 545–556 (2011).
165 »Impact of early sepsis on oxygen delivery in the microvasculature«, *Critical Care*, 2005 (Sonderheft 1): P75.
166 »Influence of magnesium deficiency on the bioavailability and tissue distribution of iron in the rat«, *Journal of Nutritional Biochemistry*, Jahrgang 11, Ausgabe 2, 103–108.
167 *http://bloodjournal.hematologylibrary.org/cgi/reprint/44/4/583.pdf.*
168 *http://www.jbc.org/cgi/reprint/122/3/693.pdf.*
169 *http://www.agclassroom.org/teen/arspdf/family/2004/05lackenergy.pdf.*
170 Terwilliger und Brown, 1993; Takenhiko und Weber; Wood und Dalgleish, 1973.
171 *http://bloodjournal.hematologylibrary.org/cgi/reprint/44/4/583.pdf.*
172 *Annals of Internal Medicine*, 1971, 74 (4): 632–633.
173 »Hypoxia-Driven Immunosuppression: A new reason to use thermal therapy in the treatment of cancer?«, *International Journal of Hyperthermia*, 2010, 26(3): 232–246.

174 *https://www.ucl.ac.uk/anaesthesia/StudentsandTrainees/OxygenDeliveryConsumption.pdf.*

175 Alexander New; *Emergency Medicine Journal*, Februar 2006, 23(2): 144–146, doi: 10.1136/emj.2005.027458, *http://www.ncbi.nlm.nih.gov/pmc/articles/PMC2564043/.*

176 *http://en.wikipedia.org/wiki/Lacticacidosis.*

177 Keith Brewer: *Cancer, Its Nature and a Proposed Treatment*, 1997, Brewer Science Library, *http://www.mwt.net/~drbrewer/brew art.htm.*

178 A. E. Koehler, R. J. Reitzel: *The Effect of pH on the Oxygen Consumption of Tissues*, Huntington Memorial Hospital Harvard University. (Zur Veröffentlichung eingereicht, 15. Mai 1925)

179 »Sudden death during hyperbaric oxygen therapy: rare but it may occur«, *Journal of the Undersea and Hyperbaric Medical Society*, Januar/Februar 2010, 37(1):49–50, *https://www.ncbi.nlm.nih.gov/pubmed/20369652/.*

180 *http://www.ncbi.nlm.nih.gov/pubmed/10520649.*

181 Y. Henderson: »Carbon Dioxide«, *Encyclopedia of Medicine*, 1940.

182 H. D. Kiers, G. Scheffer, J. G. van der Hoeven, H. K. Eltzschig, P. Pickkers: »Immunologic Consequences of Hypoxia during Critical Illness«, *http://anesthesiology.pubs.asahq.org/article.aspx?articleid=2524652.*

183 »Hypoxia-Driven Immunosuppression: A new reason to use thermal therapy in the treatment of cancer?«, *International Journal of Hyperthermia*, 2010, 26(3): 232–246.

184 »The Emerging Facets of Non-Cancerous Warburg Effect«, *Frontiers in Endocrinology*, 23. Oktober 2017, *https://doi.org/10.3389/fendo.2017.00279.*

185 *http://www.medicalnewstoday.com/articles/159225.php.*

186 *The BMJ: British Medical Journal*, 7. November 1998, 317(7168): 1302–1306.

187 »Kohlendioxid – ein universeller Inhibitor der Bildung aktiver Sauerstoffformen durch die Zellen (Entschlüsselung eines Rätsels der Evolution)«, Artikel in Russisch; *Izvestiia Akademii nauk. Seriia biologicheskaia*, März/April 1997, (2): 204–217.

188 »Why is the partial oxygen pressure of human tissues a crucial parameter? Small molecules and hypoxia«, *Journal of Cellular and Molecular Medicine*, Juni 2011, 15(6): 1239–1253.

189 Ebd.

190 R. W. Mackenzie, P. W. Watt, N. S. Maxwell: »Acute normobaric hypoxia stimulates erythropoietin release«, *High Altitude Medicine & Biology*, Frühjahr 2008, 9(1): 28–37, doi: 10.1089/ham.2008.1043.

191 »Hypoxia-Driven Immunosuppression: A new reason to use thermal therapy in the treatment of cancer?«, *International Journal of Hyperthermia*, 2010, 26(3): 232–246.

192 *http://raypeat.com/articles/aging/altitude-mortality.shtml.*

193 Nicotinamid-Adenin-Dinukleotid, abgekürzt NAD^+, ist ein Coenzym, das in allen lebenden Zellen zu finden ist. Die Substanz ist ein Dinukleotid, da sie aus zwei Nukleotiden besteht, die durch ihre Phosphatgruppen verbunden sind. Ein Nukleotid enthält eine Adenin-Basis und das andere Nikotinamid. Im Stoffwechsel ist NAD^+ an Redoxreaktionen beteiligt und befördert Elektronen von einer Reaktion zur anderen. Das Coenzym liegt deshalb in Zellen in zwei Formen vor: NAD^+ ist ein oxidierender Wirkstoff, der Elektronen von anderen Molekülen aufnimmt und reduziert wird. Aus dieser Reaktion entsteht NADH, das dann als reduzierender Wirkstoff dient, um Elektronen abzugeben.

194 *http://www.rsc.org/Education/Teachers/Resources/cfb/transport.htm.*

195 *http://drsircus.com/world-news/climate/co2# edn5.*

196 *http://www.co2bath.com/top.htm.*

197 *http://www.utcomchatt.org/subpage.php?pageId=838.*

198 R. W. Mackenzie, P. W. Watt, N. S. Maxwell: »Acute normobaric hypoxia stimulates erythropoietin release«, *High Altitude Medicine & Biology*, Frühjahr 2008, 9(1): 28–37, doi: 10.1089/ham.2008.1043.

199 »Effect of diaphragmatic breathing on heart rate variability in ischemic heart disease with diabetes«, *Arquivos Brasileiros de Cardiologia*, Juni 2009, 92(6): 423–429, 440–447, 457–463.

200 »Treating cancer with amplitude-modulated electromagnetic fields: a potential paradigm shift, again?«, *British Journal of Cancer* (2012), 106, 241–242, doi: 10.1038/bjc.2011.576, *www.bjcancer.com.*

201 S. Kumar, K. K. Kesari, J. Behari: »The therapeutic effect of a pulsed electromagnetic field on the reproductive patterns of male Wistar rats exposed to a 2.45-GHz microwave field«, *Clinics* (Sao Paulo), 2011, 66(7): 1237–1245.

weitere Quellen

R. A. Passwater: *The New Supernutrition*, Pocket Books, NY (Mai 1991).

H. Oharazawa, T. Igarashi, T. Yokota et al.: »Protection of the retina by rapid diffusion of hydrogen: administration of hydrogen-loaded eye drops in retinal ischemia-reperfusion injury«, *Investigative Ophthalmology & Visual Science*, 2010, 51: 487–492, *http://www.mgwater.com/marxneut.shtml.*

»Oral magnesium supplementation in adults with coronary heart disease or coronary heart disease risk«, *Journal of the American Academy of Nurse Practitioners*, Dezember 2009, Jahrgang 21, Ausgabe 12, 651–657.

J. L. Saver, C. Kidwell, M. Eckstein, S. Starkman, stellvertretend für die an der FAST-MAG-Pilotstudie beteiligten Wissenschaftler, *Stroke*, 2004; 35: e106–108.

K. W. Muir: »Magnesium for neuroprotection in ischaemic stroke: rationale for use and evidence of effectiveness«, *CNS Drugs*, 2001, 15: 921–930.

Postgraduate Medical Journal, 2002, 78: 641–645, doi: 10.1136/pmj.78.925.641.

Medical Gas Research, 9. Januar 2019; 8(4): 144149, *https://www.molecularhydrogenstudies.com/inhalation-of-hydrogen-in-parkinsons-disease/.*

http://www.ncbi.nlm.nih.gov/pubmed/15885623.

T. Hashimoto, K. Nishi, J. Nagasao, S. Tsuji, K. Oyanagi, *Brain Research*, 4. März 2008; 1197: 143–51, *http://www.cannabis-med.org/english/bulletin/wwendbcannabisartikel.php?id=131#2.*

L. M. Resnick, R. K. Gupta, H. Gruenspan, M. H. Alderman, J. H. Laragh: »Hypertension and peripheral insulin resistance: possible mediating role of intracellular free magnesium«, *American Journal of Hypertension*, 3: 373–379, 1990, Medline.

J. Ma, A. R. Folsom, S. L. Melnick, J. H. Eckfeldt, A. R. Sharrett, A. A. Nabulsi, R. G. Hutchinson, P. A. Metcalf: »Associations of serum and dietary magnesium with cardiovascular disease, hypertension, diabetes, insulin, and carotid wall thickness: the ARIC study«, *Journal of Clinical Epidemiology*, 48: 927–940, 1985.

H. Rosolova, O. Mayer Jr., G. M. Reaven: »Insulin-mediated glucose disposal is decreased in normal subjects with relatively low plasma magnesium concentrations«, *Metabolism*, 49: 418–420, 2000, Medline.

Bildnachweis

Adobe Stock: everythingpossible (24), Viacheslav Yakobchuk (34), Photographee.eu (38), Pavlo Klymenko (53), everythingpossible (58), WavebreakmediaMicro (66), putilov_denis (76), Monkey Business (83), WavebreakMediaMicro (88), sudok1 (101), Syda Productions (105), Sergey Nivens (117), JonMilnes (121), aletia2011 (124), Anatomy Insider (141), Alexander Raths (148), gpointstudio (152), angel_nt (161), BillionPhotos.com (170), Zerbor (176), sudok1 (197), Subbotina Anna (201), Sergey Novikov (211), satyrenko (230), japhoto (255), alphaspirit (263), Antonioguillem (268), Sergey Nivens (272), edwardolive (285), juanrvelasco (287), phonlamaiphoto (297), gustavofrazao (342), Wolfilser (360)

Shutterstock: Naeblys (163), Valeri Luzina (190), Andrea Danti (207), Fer Gregory (227), stocknadia (229), Ivanka Kryzhanovskaya (245), BRM_Presidio (303), Matthias Pahl (319), Serg Zastavkin (331)